Dr. Alina Hübecker

Ayurveda
YOGA

Bibliografische Information der Deutschen Nationalbibliothek
Die Deutsche Nationalbibliothek verzeichnet diese Publikation in der Deutschen Nationalbibliografie. Detaillierte bibliografische Daten sind im Internet über http://d-nb.de abrufbar.

Für Fragen und Anregungen
info@rivaverlag.de

Wichtiger Hinweis
Dieses Buch ist für Lernzwecke gedacht. Es stellt keinen Ersatz für eine individuelle medizinische Beratung dar und sollte auch nicht als solcher benutzt werden. Wenn Sie medizinischen Rat einholen wollen, konsultieren Sie bitte einen qualifizierten Arzt. Der Verlag und die Autorin haften für keine nachteiligen Auswirkungen, die in einem direkten oder indirekten Zusammenhang mit den Informationen stehen, die in diesem Buch enthalten sind.

Originalausgabe
1. Auflage 2020
© 2020 by riva Verlag, ein Imprint der Münchner Verlagsgruppe GmbH
Nymphenburger Straße 86
D-80636 München
Tel.: 089 651285-0
Fax: 089 652096

Alle Rechte, insbesondere das Recht der Vervielfältigung und Verbreitung sowie der Übersetzung, vorbehalten. Kein Teil des Werkes darf in irgendeiner Form (durch Fotokopie, Mikrofilm oder ein anderes Verfahren) ohne schriftliche Genehmigung des Verlages reproduziert oder unter Verwendung elektronischer Systeme gespeichert, verarbeitet, vervielfältigt oder verbreitet werden.

Redaktion: Rolf Seyfried
Umschlaggestaltung: Manuela Amode
Umschlagabbildungen: Nils Schwarz, shutterstock/Laboko, shutterstock/Piamphon Chanpiam, shutterstock/Katika
Fotos: alle Fotos von Nils Schwarz außer: S. 37 iStock/fizkes, S. 48 shutterstock/vasanty, S. 128–133 shutterstock/Maya Kruchankova, S. 158–163 shutterstock/Tonktiti, S. 200–205 iStock/Martin Wahlborg, S. 238–243 iStock/kamisoka, S. 248 shutterstock/POLIGOONE, S. 252–253, 258–259, 264–265 iStock/vasantytf, S. 254 iStock/NataliaBulatova, S. 260 iStock/MundusImages, S. 271 Martin Theunissen
Illustrationen: S. 20, 22, 24, iStock/voinSveta, S. 33 Daniel Förster
Layout: Katja Muggli, www.muggli.de
Satz: Daniel Förster, Belgern
Druck: Firmengruppe APPL, aprinta Druck, Wemding
Printed in Germany

ISBN Print 978-3-7423-1191-7
ISBN E-Book (PDF) 978-3-7453-0843-3
ISBN E-Book (EPUB, Mobi) 978-3-7453-0844-0

Weitere Informationen zum Verlag finden Sie unter
www.rivaverlag.de
Beachten Sie auch unsere weiteren Verlage unter www.m-vg.de

Dr. Alina Hübecker

Ayurveda YOGA

Bringe dich ins Gleichgewicht mit den besten Übungen für dein Dosha

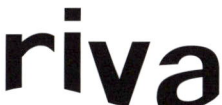

Inhalt

Vorwort 7

1 Ayurveda und Yoga – die perfekte Kombination für ein gesundes Leben 11

Was ist Ayurveda? 12
Alle Elemente vereint: Die Konstitutionstypen 13
Ayurveda-Yoga: Die Vorteile deiner individuellen Yogapraxis 35

2 Dein Weg zum perfekten Yoga-Flow 41

Was gibt es für dein Dosha zu beachten? 42
Wie sollte dein persönlicher Flow aufgebaut sein? 42
Achtsamkeit, Pranayama und Meditation 49
Warm-up: Der perfekte Start in deinen Flow 53
Cool-down für einen entspannten Ausklang 79
Das Beste kommt zum Schluss: Shavasana 96

3 Frühlingserwachen – startklar für das neue Jahr ... 99

Fit durch den Frühling 100
Deine Routinen frühlingstauglich gestalten 102
Deine Ernährung frühlingstauglich gestalten 103
Deine perfekten Frühlingsübungen 106
Vata: Dein Flow für den Frühling 128
Pitta: Dein Flow für den Frühling 130
Kapha: Dein Flow für den Frühling 132

4 Sommerzeit – strahle mit der Sonne 137

Zeit für Abkühlung 138
Deine Routinen sommertauglich gestalten 139

Deine Ernährung sommertauglich gestalten	141
Deine perfekten Sommerübungen	142
Vata: Dein Flow für den Sommer	158
Pitta: Dein Flow für den Sommer	160
Kapha: Dein Flow für den Sommer	162

5 Goldener Herbst – Zeit des Wandels   167

Zeit zum Loslassen	168
Deine Routinen herbsttauglich gestalten	170
Deine Ernährung herbsttauglich gestalten	173
Deine perfekten Herbstübungen	175
Vata: Dein Flow für den Herbst	200
Pitta: Dein Flow für den Herbst	202
Kapha: Dein Flow für den Herbst	204

6 Winterzeit – entspannt das Jahr beenden   209

Zur Ruhe kommen	210
Deine Routinen wintertauglich gestalten	212
Deine Ernährung wintertauglich gestalten	214
Deine perfekten Winterübungen	216
Vata: Dein Flow für den Winter	238
Pitta: Dein Flow für den Winter	240
Kapha: Dein Flow für den Winter	242

7 Yoga-Flows bei konstitutionsspezifischen Krankheiten   247

Vata-Störungen: Wenn der Gegenwind zu stark wird	248
Pitta-Störungen: Wenn sich das Feuer ausbreitet	254
Kapha-Störungen: Wenn Trägheit zur Krankheit wird	260
Übungsübersicht	268
Dankbarkeit – mehr als nur ein Wort	269
Über die Autorin	271

»No one ever made a difference
by being like everyone else.«

P. T. Barnum

Vorwort

Wie ist es, gesund zu sein? Fit und vital durchs Leben zu spazieren und sich allen Dingen gewappnet zu fühlen?

Wir leben in einer Welt, in der wir jederzeit medizinischen Rat bekommen. Wir bemerken ein Kratzen im Hals und können noch am selben Tag den Arzt unseres Vertrauens aufsuchen. Oder, noch besser, wir gehen einfach in die Apotheke und bekommen dort, ganz ohne ärztliche Begutachtung, das passende Gegengift zu unseren Beschwerden.

So kann man es nennen: Gegen-GIFT. Zu fast jedem Symptom gibt es eine geeignete Pille. Oft vergessen wir jedoch, dass Medikamente Nebenwirkungen haben. Die bei uns so beliebten Kopfschmerztabletten können beispielsweise nicht nur zu Magenschmerzen, sondern auch zu Nierenversagen führen. Natürlich passiert das nicht jedem. Aber dieses Beispiel zeigt, dass wir oft leichtsinnig Medikamente nehmen. Vor allem, wenn wir uns selbst therapieren, ohne einen Arzt aufzusuchen, kann das dramatische Folgen haben.

Schon früh im Medizinstudium habe ich mich gefragt, wieso wir eigentlich alle Symptome mit Tabletten behandeln. Ich habe in dieser Zeit mehr über Pharmakotherapie als über Prävention gelernt. Das hat mich traurig gemacht. Ich sah Patienten, die fast wöchentlich wieder ins Krankenhaus kamen, und fragte mich, warum unsere Therapien nicht anschlugen. Mittlerweile weiß ich, dass das Problem darin lag, dass wir Symptome reduzierten statt Ursachen zu behandeln. Viele Patienten hatten sich damit abgefunden, ein Leben »frei von Krankheit« zu führen. »Frei von Krankheit« ist schon einmal nicht schlecht, aber noch lange nicht sehr gut. Ich habe mich also gefragt: Wie wäre ein Leben in voller Gesundheit und Vitalität? Wie wäre ein Leben, in dem du jeden Tag voller Energie bist? Ein Leben, in dem du dein volles Potenzial ausleben kannst und sowohl körperlich als auch mental immer weiter über dich hinauswächst?

Vorwort

Ich fand die Idee, nicht nur den verschiedenen Krankheiten hinterherzurennen, ziemlich verlockend. Das Auftreten einer Krankheit zu verhindern, erschien mir nicht nur logisch, sondern auch unfassbar relevant für die Qualität des Lebens. Das bedeutet auch, dass man sich selbst als Schöpfer seines Lebens sieht und nicht nur als Opfer der Gegebenheiten.

Während meines Studiums habe ich begonnen, mich nach Alternativen umzuschauen. Die klassische Naturheilkunde mit ihren Verfahren wie beispielsweise dem Schröpfen hatte mein Interesse geweckt. Ich wollte für meine Patienten nicht nur eine Ansprechpartnerin zur Behandlung von Krankheiten sein, sondern auch eine Begleiterin, die ihnen hilft, ihre Gesundheit zu erhalten. Zur selben Zeit etwa erfuhr ich die Vorteile von Yoga und Achtsamkeitstraining am eigenen Leib. Ich praktizierte regelmäßig Yoga und entschied mich, nach dem Studium eine Yogalehrerausbildung zu machen. Zu diesem Zeitpunkt wusste ich noch nicht, wie sehr sich mein Leben und auch die Art, wie ich meine Patienten sehe, verändern sollten.

Yoga und Ayurveda sind sehr eng miteinander verknüpft und kommen nicht ohneeinander aus. In Indien traf ich einen indischen Arzt, der mit uns Konstitutionsanalysen durchführte. Ich fand es unglaublich spannend, mehr über mich und meinen Körper zu erfahren, und war Feuer und Flamme. Mir gefiel die Art und Weise, die Patienten individuell zu betrachten und so auch ein und dieselbe Erkrankung immer wieder individuell zu behandeln.

Wir sind alle unterschiedlich. Jeder Mensch hat die gleichen Organe, ähnliche Körperformen, und doch sind wir alle individuell. Jeder Mensch hat seinen eigenen Fingerabdruck! Wir ähneln uns und sind doch vollkommen einzigartig. Und genauso unterschiedlich sind die Ursachen unserer Krankheiten. Sollten nicht dann auch unsere Therapiekonzepte ganz individuell gestaltet sein?

Die Kombination von Ayurveda mit unserer westlichen Medizin ist eine unschlagbare Mischung, die für ein langes, glückliches und gesundes Leben sorgt. Nicht umsonst wird Ayurveda die Lehre vom langen und gesunden Leben genannt. Wir sollten nicht das eine oder das andere praktizieren, sondern die Vorteile von beiden Konzepten anwenden. Ayurveda ist für mich eine Lebensweise, die hilft, individuelle Stärken zu nutzen und gleichzeitig Schwächen zu akzeptieren.

Neben der Integration von Ayurveda in den Alltag ist auch die tägliche Yogapraxis in Kombination mit Achtsamkeitstraining ein wertvoller Bestandteil von Krankheitsprävention. Die Reduktion von Stress und die Verbesserung der Konzentrationsfähigkeit sind nur zwei der vielen Vorteile von Yoga und Achtsamkeit. Dank neuerer wissenschaftlicher Studien wissen wir, dass Yoga und Meditation auch das Risiko von Herz-Kreislauf-Erkrankungen reduzieren und das Immunsystem stärken können.

Es wird immer wieder Zeiten geben, in denen dein Körper oder dein Geist im Ungleichgewicht sind. Es wird immer wieder Zeiten geben, in denen du dich krank oder schlapp fühlst. Natürlich spielt in puncto Gesundheit auch die Genetik eine Rolle. Aber es gibt auch die Epigenetik: Wir wissen mittlerweile, dass wir durch unsere Ernährungsweise, durch Lebensgewohnheiten und körperliche Fitness spezielle Gene ein- oder ausschalten und damit die Wahrscheinlichkeit des Ausbruchs von Krankheiten beeinflussen können.

Du selbst hast die Kraft, über deine Gesundheit zu bestimmen, sie, das wichtigste Gut in deinem Leben, zu schützen. Niemand von uns möchte eine der bekannten Volkskrankheiten erleiden. Doch am Ende sitzen viele mit Bluthochdruck, Übergewicht oder Diabetes öfter beim Arzt als bei Freunden. An dieser Stelle habe ich eine gute Nachricht für dich: Es ist nie zu spät für eine Veränderung.

Dein Leben ist Veränderung. Du hast es in der Hand, dein Leben in Fülle und Gesundheit zu leben.

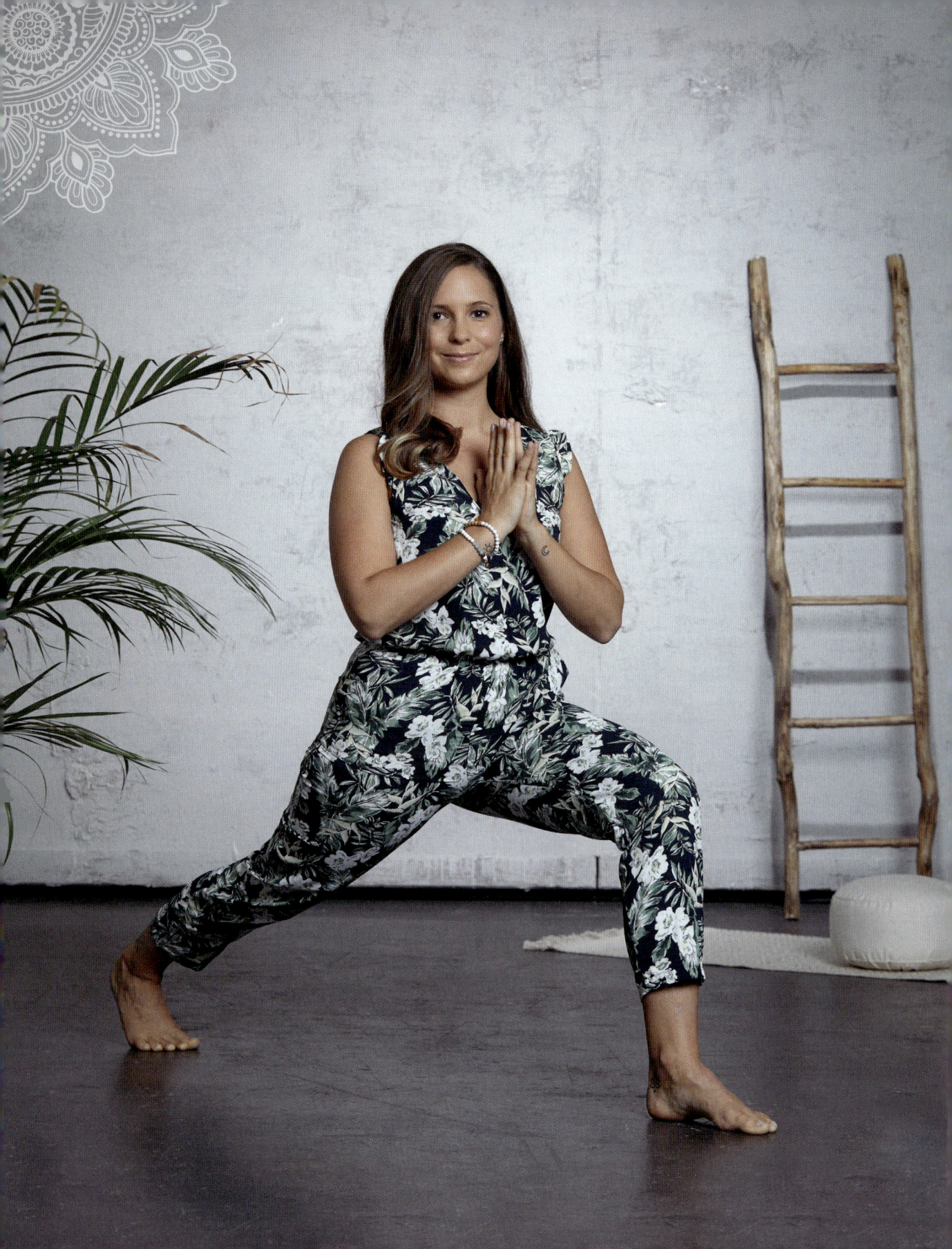

1

Ayurveda und Yoga

Die perfekte Kombination für ein gesundes Leben

Was wäre, wenn du ein Leben voller Gesundheit leben würdest? Wenn du aktiv an deiner Gesundheit mitarbeiten könntest? Und wenn du Yoga so nutzen würdest, dass es dich zu jeder Tages- und Jahreszeit gesundheitlich unterstützt? Ich habe da eine gute Nachricht für dich: Es ist möglich! Auf den nächsten Seiten erkläre ich dir, wie du mit Yoga und Ayurveda wieder Verantwortung für deine Gesundheit übernehmen und dadurch Krankheiten vorbeugen kannst.

Ayurveda und Yoga

Was ist Ayurveda?

Um zu verstehen, warum ein Leben nach den Erkenntnissen des Ayurveda und Yoga das Potenzial besitzt, dir zu einer neuen Art von Gesundheit zu verhelfen, musst du wissen, was Ayurveda bedeutet. Auf den nächsten Seiten erfährst du, was Ayurveda ist, wie du nach den Lehren des Ayurveda lebst und was diese mit Yoga und deiner Gesundheit zu tun haben. Du lernst, wie dein Körper funktioniert und wie du die Stärken und Schwächen deines Körpers erkennst. Du wirst verstehen, wie Krankheiten entstehen und welchen Einfluss Tages- und Jahreszeiten auf deinen Körper und deinen Geist haben können.

Wenn ich über Ayurveda spreche, höre ich oft die Antwort: »Ayurveda? Das kenn ich, das ist doch diese Pflanze!« Es tut mir dann fast leid, die euphorischen Gesichter enttäuschen zu müssen, um klarzustellen, dass Ayurveda nicht gleich Aloe vera ist. Und doch lauschen die meisten Personen ganz interessiert meinen Erklärungen über die indische Gesundheitslehre. Es fasziniert sie, ihre individuelle Körperkonstitution zu erkennen und dadurch mehr über sich selbst zu erfahren.

Ayurveda ist keine neue alternative Heilmethode, sondern eine jahrtausendelang angewendete Wissenschaft, die sich in den vergangenen Jahren dank großer Therapieerfolge und dem Wunsch nach einem ganzheitlichen Behandlungskonzept in große Teile der Welt ausgeweitet hat. Ayurveda umfasst das Wissen vom langen und gesunden Leben und wurde vor etwa 5000 Jahren erstmals verschriftlicht. Mittlerweile gibt es unzählige wissenschaftliche Studien, die die Wirkung der ältesten Heilkunde der Welt belegen.

Ayurveda setzt unseren Körper mit den Elementen der Natur in Beziehung und erschafft so ein ganzheitliches Konzept, das darauf abzielt, nicht nur Krankheit zu heilen, sondern auch Gesundheit zu erhalten. Im Ayurveda geht es darum, dass wir alle ein Teil des Makrokosmos sind und aus den fünf Grundelementen bestehen: Erde, Wasser, Feuer, Luft und Äther (Raum). Unser eigener kleiner Mikrokosmos, also zum Beispiel unsere Organe, sind durch diese Elemente geprägt und besitzen dadurch spezielle Eigenschaften. Ayurveda fasst diese Elemente zu Funktionseinheiten zusammen, zu den Doshas Vata, Pitta und Kapha.

Jede Zelle unseres Körpers besteht aus allen drei Doshas. Das individuelle Gleichgewicht der Funktionstypen macht uns zu einzigartigen Lebewesen. Jeder von uns hat seine ganz eigene DNA-Zusammensetzung und so auch seine eigene Dosha-Zusammensetzung. Wenn die Doshas in deinem Körper im Gleichgewicht sind, hast du das größte Potenzial zu vollkommener Gesundheit. Unsere Lebensweise (zum Beispiel Essgewohnheiten) kann dieses natürliche Gleichgewicht stören, sodass Krankheiten entstehen.

Ayurveda lehrt uns, dass wir selbst die Verantwortung für unsere Gesundheit tragen. Wir haben die Macht, unser Leben so zu gestalten, dass wir in Gesundheit und Glück leben. Ein Symptom ist ein Ausdruck des Körpers, dass etwas schiefläuft. Durch Ayurveda lernst du, diese Signale zu erkennen und anzuerkennen, dass es Zeit für eine Veränderung ist. Du kannst durch bewusste Entscheidungen in den Bereichen Ernährung, Lebensgestaltung, Sport, Ruhe und Entspannung deine Gesundheit beeinflussen. Ayurveda hilft dir dabei mit individuellen Empfehlungen zu Themen wie Yoga und Achtsamkeitsübungen (Meditation, Pranayama), Heilkräutern, Reinigungs- und Verjüngungsmaßnahmen und manueller Therapie. Wichtig bleibst aber bei all diesen Empfehlungen du. Du hast alles bereits in dir und kannst durch dieses ganzheitliche Gesundheitskonzept lernen, dir selbst und deiner Intuition wieder zu vertrauen und in deine volle Kraft zu kommen.

Alle Elemente vereint: Die Konstitutionstypen

Jedes Wesen dieser Welt besteht aus den Elementen unseres Kosmos: Erde, Feuer, Wasser, Luft und Äther. Im Ayurveda werden die Elemente zu drei Funktionsprinzipien zusammengefasst. Erde und Wasser bilden das Kapha-Dosha, Feuer und Wasser das Pitta-Dosha und Luft und Äther beschreiben das Vata-Dosha. Das hört sich für dich zu esoterisch an? Ich beweise dir, dass es das nicht ist!

Das Prinzip von Ayurveda lässt sich am Beispiel des Kniegelenks erklären. Kapha wird als Strukturprinzip bezeichnet. Erde ist das Element, das es in unserer Welt überhaupt möglich macht, Dinge zu formen. Hast du als kleines Kind einmal aus Tonerde und Wasser etwas gebastelt? Dann hast du etwas erschaffen, die Erde durch Wasser in eine Struktur gebracht. Kapha sorgt im Fall unseres Kniegelenks also mit den Elementen Erde und Wasser für die Stabilität und den Aufbau unseres Gelenks. Es zeigt sich in der Struktur des Knochens oder auch im Aufbau des Bandapparates.

Pitta steht für das Stoffwechselprinzip. Feuer und Wasser verkörpern die Verwertung von Nährstoffen. Ohne die Elemente von Pitta wäre die Versorgung des Gelenks nicht möglich. Das Feuer in uns kann mit Stoffwechsel oder Umsatz gleichgesetzt werden. Das Wasser der Gelenkflüssigkeit sorgt also nicht nur für die Federung und Dämpfung (Kapha), sondern auch für die Ernährung des Gelenkknorpels (Pitta).

Vata ist durch Luft und Äther (Raum) gekennzeichnet. Ohne den Antrieb der Luft und den Raum hast du keine Chance, dich zu bewegen; ohne die beiden Elemente wärst du nur ein starres Objekt. Deswegen teilt man Vata das Bewegungsprinzip zu. Hast du schon einmal einen aufgeschnittenen Knochen gesehen? Der Knochen gilt als eines der stärksten Gewebe unseres Körpers. Dennoch ist er innen nicht komplett ausgefüllt. Er besteht aus einem Netzwerk kleinster Knochenzellen, die durch Knochenkanälchen verbunden sind. Im Knochen selbst gibt es also Luft und Raum, um Bewegung und Informationsaustausch stattfinden zu lassen. Und was wäre erst dein Gelenkspalt ohne einen Spalt? Du würdest schneller an Arthrose (Gelenkabnutzung) erkranken, als dir lieb wäre.

Wir bestehen nicht nur aus diesen Elementen, wir bestehen nur wegen dieser Elemente. Erst aufgrund ihres Zusammenspiels kann unser Körper so funktionieren, wie er es Tag für Tag tut.

Elemente und Doshas

Dein Körper besteht also aus den fünf Elementen und ist durch die Funktionsprinzipien, die Doshas, in deinem Körper zu verschiedensten Vorgängen und Abläufen fähig. Jetzt wird es erst richtig spannend. Denn genauso, wie du einen ganz individuellen Fingerabdruck hast, so hast du auch eine ganz individuelle Zusammensetzung der Doshas. Du besitzt immer alle drei Doshas, aber wie viel Vata, Pitta oder Kapha wirk-

Alle Elemente vereint: Die Konstitutionstypen

	Vata	Pitta	Kapha
Elemente	Luft und Raum	Feuer und Wasser	Erde und Wasser
Prinzip	Bewegungsprinzip	Stoffwechselprinzip	Stabilitätsprinzip
Funktion	Katabol – abbauend	Metabol – umwandelnd	Anabol – aufbauend
Eigenschaften	Kalt, leicht, trocken, rau, beweglich, subtil, schnell	Heiß, scharf, feucht, flüssig, sauer, ausdehnend, durchdringend	Schwer, feucht, glatt, ölig, weich, langsam, stabil, grob

lich in dir steckt, ist einzigartig. Laut Ayurveda wird deine Grundkonstitution, deine Prakriti, schon bei der Zeugung festgelegt. Du bekommst Anteile von deiner Mutter und deinem Vater vererbt.

Was ich als Ärztin so besonders daran finde, ist, dass die gleiche Erkrankung bei zwei Menschen nicht unbedingt die gleiche Ursache haben muss. Dementsprechend kann und muss die Behandlung nicht in jedem Fall gleich sein. Wenn wir auf unsere Patienten einen ayurvedischen Blick werfen, können wir vielleicht auch jenen helfen, die auf die herkömmliche Therapie nicht ansprechen.

An dieser Stelle wieder ein kleines Beispiel, das Thema Übergewicht: Vata-Typen können genauso an Übergewicht erkranken wie Pitta- oder Kapha-Naturen, die Ursache ist aber eine andere. Patienten mit einem hohen Kapha-Anteil neigen von Natur aus zu Übergewicht. Hier liegt die Ursache oft in mangelnder Bewegung oder in falschen Essgewohnheiten. Bei einer Person mit einem sehr hohen Vata-Anteil kann das Übergewicht natürlich ebenfalls an der falschen Ernährung liegen. Oft sind aber noch andere Faktoren maßgebend, zum Beispiel Stress. Vata-Naturen haben oft Probleme, mit Stress umzugehen. Sie versuchen dann, das Vata in ihrem Körper durch das

Essen süßer Speisen zu reduzieren. Ganz unbewusst. Es kann aber ebenso sein, dass Erschöpfung zu mangelnder Bewegung geführt hat – gleiche Erkrankungen, unterschiedliche Ursachen und daher eben auch unterschiedliche Therapieansätze.

Durch das ayurvedische Wissen können wir nicht nur Therapien individualisieren. Du kannst dein Leben tatsächlich zu deinem ganz eigenen Leben machen. Höre auf, nach rechts und links zu schauen, denn das nützt dir absolut gar nichts! Niemand außer dir steckt in deinem Körper! Du musst selbst in dich hineinhorchen und entscheiden, was du heute brauchst, was dir heute guttut. Neben deinen täglichen Routinen und deiner Ernährung kannst du auch deine Yogapraxis ganz einzigartig gestalten.

- Du entscheidest, was du brauchst.
- Du entscheidest, ob dir gerade nach einer erdenden Yin-Stunde oder nach einer aktivierenden Vinyasa-Stunde ist.
- Du entscheidest, wie intensiv du welche Positionen ausführst.

Um das zu lernen, ist es wichtig, dich selbst gut kennenzulernen. Bevor ich dir erkläre, welche Eigenschaften die einzelnen Dosha-Typen haben, habe ich dir einen kleinen Testbogen vorbereitet, mit dem du in der Lage bist, deine Konstitution selbst herauszufinden.

Dosha-Testbogen

Mit diesem kurzen Fragebogen erfährst du, wie die verschiedenen Doshas in deinem Körper wirken. Du vereinst in deinem Körper immer alle drei Doshas, besitzt aber ein ganz individuelles Gleichgewicht. Fülle den Bogen aus und erfahre, wo die einzelnen Doshas in deinem Körper sitzen und welche Vor- und Nachteile sich hierdurch ergeben. Um deine komplette Konstitution und eine potenzielle Disbalance zu ermitteln, ist eine tiefer gehende Analyse notwendig. Wir konzentrieren uns jetzt vorwiegend auf deine körperlichen Merkmale, um im späteren Verlauf die verschiedenen Eigenschaften für deine ganz eigene Yogapraxis zu nutzen.

Alle Elemente vereint: Die Konstitutionstypen

Körperbau

A Du hast einen schmalen, leichten Körper.
B Du bist von Natur aus muskulös und athletisch gebaut.
C Dein Körper ist schwungvoll und stämmig gebaut.

Körpergröße

A Du bist eher klein.
B Du bist mittelgroß.
C Du bist groß.

Gelenke

A Deine Gelenke sind klein und schmal.
B Deine Gelenke sind mittelgroß.
C Deine Gelenke sind stabil und groß.

Haut

A Du hast eher dünne, trockene Haut.
B Du hast eine Mischhaut und immer die Neigung zu Rötungen und Unreinheiten gehabt.
C Du hast eine reine, weiche oder dicke Haut.

Haare

A Du hast dunkles, feines oder lockiges Haar, das oft schwer zu bändigen ist.
B Du hast leicht fettendes, glattes oder blondes Haar.
C Du hast kräftiges, volles Haar.

Gesicht

A Dein Gesicht ist schmal und länglich. Du hast eher asymmetrische Gesichtszüge.
B Dein Gesicht ist oval und du hast kantige Gesichtszüge.
C Dein Gesicht ist rundlich, symmetrisch und harmonisch.

Ayurveda und Yoga

Augen

A Du hast kleine, dunkle Augen, die nicht komplett geöffnet werden können.
B Du hast mittelgroße, leuchtende, blaue oder grüne Augen.
C Du hast große braune Augen mit langen Wimpern.

Lippen

A Du hast schmale Lippen.
B Du hast mittelgroße Lippen mit einem Lippenherz.
C Du hast große, füllige Lippen.

Zähne

A Deine Zähne sind länglich, klein und etwas schief.
B Deine Zähne sind quadratisch und gelblich.
C Deine Zähne sind groß, regelmäßig und weiß.

Hände

A Deine Hände sind klein und schmal, deine Handfläche ist eher länglich geformt.
B Deine Handfläche ist gleich lang wie breit und mittelgroß.
C Du hast große Hände. Deine Knochen sind eher nicht sichtbar.

Finger und Nägel

A Deine Finger sind knochig, schmal und länglich. Dein Nagelbett ist schmal und länglich.
B Du hast mittelgroße Finger mit einem gleich langen und breiten Nagelbett.
C Deine Finger sind breit und dein Nagelbett ist groß und breit.

Gewicht

A Du nimmst leicht ab und schwer zu.
B Du nimmst leicht ab und zu.
C Du nimmst leicht zu und schwer ab.

Alle Elemente vereint: Die Konstitutionstypen

Verdauung

A Deine Verdauung war den Großteil deines Lebens wechselhaft und empfindlich.
B Deine Verdauung war den Großteil deines Lebens regelmäßig und intensiv.
C Deine Verdauung war den Großteil deines Lebens träge und langsam.

Immunsystem

A Dein Immunsystem war den Großteil deines Lebens relativ schwach.
B Dein Immunsystem war den Großteil deines Lebens mittelstark.
C Dein Immunsystem war den Großteil deines Lebens stark und zuverlässig.

Sport

A Du bewegst dich gerne viel, hast aber eine mäßige Ausdauer.
B Du machst gerne Wettkampfsport und wächst über dich hinaus.
C Du bewegst dich langsam, aber ausdauernd.

Auswertung

Zähle deine Antworten zusammen. Hast du am öftesten A angekreuzt, hast du viel Vata in deiner Konstitution. Hast du viel B angekreuzt, besitzt dein Körper viel Pitta. Du hast am meisten C ausgewählt? Dann steckt besonders viel Kapha in dir. Die mentalen Eigenschaften sind für eine vollständige Konstitutionsanalyse ebenso wichtig wie die körperlichen. Charakterzüge ändern sich aber oft, Erziehung und Gesellschaft beeinflussen sie. Um deine ganz individuelle Yogapraxis zu finden, ist es wichtig, deine körperlichen Stärken und Schwächen zu kennen. Zu den körperlichen Eigenschaften erfährst du in den nächsten Abschnitten mehr.

Stärken und Schwächen der Doshas

Nun weißt du also, welches Dosha bei dir dominiert oder ob du vielleicht ein Mischtyp bist. Die folgende Beschreibung der Typen gibt dir wichtige Tipps für deine tägliche Yogapraxis. Beginnen wir mit dem Vata-Dosha – wir wollen die Ungeduld der Vata-Typen ja nicht überstrapazieren.

 ### Vata

Wir sprechen von einer Vata-Konstitution oder einem Vata-Typen, wenn in deinem Körper Vata gegenüber den anderen Doshas stark dominiert. Um die Konstitution zu erhalten, blicken wir auf alle unveränderlichen Eigenschaften deines Körpers, wie zum Beispiel Körpergröße, Gelenke oder Nagelform. Dieser Gesundheitstyp beschreibt damit deine Prakriti, deine unveränderliche Grundkonstitution. Vata ist geprägt durch Luft und Äther (Raum). Vata ist also ein sehr luftiges Element und gilt als das leichteste Dosha. Es wird schnell ins Ungleichgewicht gebracht, quasi durch jeden Windstoß. Der Körper eines Vata-Typen ist entweder sehr klein und zierlich oder sehr groß und schlaksig mit langen Extremitäten und schmalen Gelenken. So erscheinen auch Hände, Finger und Nägel oft lang und schmal. Sie besitzen tendenziell weniger Körpermasse, wodurch sich Gefäße, Muskeln oder Knochen deutlich zeigen. Die dünne Haut lässt oft Venen oder blaue Flecke durchscheinen. Die Gelenke sind häufig von Geburt an hyperflexibel und instabil. Außerdem kann bei Männern ein hervortretender Adamsapfel ein Zeichen des Vata-Doshas sein.

Hast du vielleicht zwei unterschiedliche Augenfarben? Oder eine wundervolle schiefe Nase? Das würde man ebenfalls als Teil des Vata-Doshas identifizieren. Asymmetrische Gesichtszüge zählen genauso zum Vata-Dosha wie schmale Lippen und kleine, schmale Zähne mit Zahnlücken. Dies sind keine Stigmata; es gibt kein Richtig oder Falsch, kein Urteil. Warum du trotzdem über deinen Körper und seine Beschaffenheit Bescheid wissen solltest? Weil du dich erstens dadurch besser verstehen wirst und weil du zweitens deinen Alltag dadurch individuell und für dich gesund gestalten kannst. Du kannst durch dieses Wissen eine gesunde und ganzheitliche Yogapraxis in deinem Leben etablieren. Eine Yogapraxis, die mehr ist als nur ein kleines Workout nebenbei.

Alle Elemente vereint: Die Konstitutionstypen

Was sind also die Stärken und Schwächen, die ein Mensch mit hohem Vata-Anteil in seiner Konstitution kennen sollte?

Die geringe Körpermasse kann in gedrehten Asanas (Yogapositionen) von Vorteil sein. Es bleibt Raum für Vorbeugen oder Twists, weil keine überflüssige Masse den Weg versperrt. Andererseits können aber zum Beispiel bei knienden Positionen durch mangelnde Weichteilunterstützung Schmerzen auftreten. Hier hilft dir eine Decke unter den Knien, um Verletzungen vorzubeugen. Durch eine oft geringe Muskelmasse können die Asanas nicht allzu lange gehalten werden. Zusätzlich können bei zu langem Verweilen in einer Position die ohnehin schon kleinen und teils instabilen Gelenke verletzt werden. Balanceübungen auf einem Bein können wegen der schmalen Gelenke eine große Herausforderung sein, aber dafür die Konzentration und Achtsamkeit des nervösen und unruhigen Vata-Typen stärken. Vata-Menschen haben sehr flexible Gelenke, was ihnen einen großen Bewegungsspielraum verschafft, aber auch zu Krankheiten wie Arthrose (Abnutzung) der Gelenke oder der Wirbelsäule beitragen kann. Hypermobilität zeigt sich im Yoga, wenn es um Rückbeugen oder Armbalancen geht. Wie schwebend können sich Vata-Typen in alle Richtungen verbiegen und meistern dadurch häufig auch schwierige, fortgeschrittene Asanas. Oft fehlt ihnen aber die Muskelkraft, um die Positionen sicher auszuführen. Bänder werden überdehnt und Ellenbogen, Knie und Rücken meist überstreckt. Darauf solltest du bei deiner Yogapraxis unbedingt achten!

Die schlechte Durchblutung der Vata-Typen äußert sich in kalten Händen und Füßen. Und auch die Gelenke werden nicht optimal versorgt. Deshalb ist ein gutes und umfangreiches Warm-up sehr wichtig für dich. Für das Shavasana, die Endentspannung, solltest du dir Decken und Kissen vorbereiten. Besonders anfällige Zentren der Vata-Typen sind das Becken und der Rücken. Sie neigen zu Schmerzen im Bereich des Ischiasnervs. Bei Stress reagieren Vata-Naturen mit Verspannungen entlang der Wirbelsäule, vor allem im Nacken- und Schulterbereich. Du solltest also bei deiner Yogapraxis einen besonderen Wert auf diese Muskelgruppen legen. Vata als Bewegungsprinzip hat oft Probleme, zur Ruhe zu kommen. Deswegen tendieren Vata-Typen dazu, fließende Vinyasa-Stunden dem erdenden Yin Yoga vorzuziehen – obwohl es manchmal sinnvoller wäre, sich ein bisschen zurückzunehmen und durch langsames Yoga Stille im Moment zu finden. Das Bewegungsprinzip manifestiert sich auch mental. Vata-Menschen sind sehr kreativ und haben deshalb das Potenzial zu einer inspirierenden und abwechslungsreichen eigenen Yogapraxis. Auf der anderen Seite kann es ihnen schwerfallen, ihre Gedanken zu ordnen und wirklich im Moment zu bleiben. Die Einkaufsliste ist dann genauso interessant wie ein Vogel, der am Fenster vorbeifliegt. Achtung, denn genau hier liegt hohes Verletzungspotenzial! Lerne, dich während deiner Praxis nur auf dich selbst zu konzentrieren und in dich hineinzuhören, ob das, was du tust, auch das ist, was du benötigst. Die große Chance für Vata-Typen besteht darin, dass sie durch die richtige Yogapraxis Krankheiten wie Schlaflosigkeit, innere Unruhe, Herzrasen oder auch Schwindel lösen können. Lerne, dich durch Bewegung ein Stück weit selbst zu heilen.

	Stärken	**Schwächen**
Körperlich	Große Flexibilität	Neigung zur Hyperflexibilität
	Geringe Körpermasse	Schwache, instabile Gelenke, geringe Muskelkraft
	Niedriges Verletzungsrisiko der Muskulatur durch große Flexibilität	Hohes Verletzungsrisiko der Gelenke durch Überlastung oder Überstreckung
Mental und emotional	Kreativität und Freude	Unruhe
	Leichter Zugang zu Meditation	Nervosität und Ängste

Pitta

Von Pitta geht eine große Kraft aus. Durch das Feuer-Element strotzen Pitta-Typen nur so vor Energie und möchten das auch gerne in ihr Workout integrieren. Sie sind meist mittelgroß und von sportlicher Statur. Mit einem guten Mittelmaß an Flexibilität und Kraft betreiben Pitta-Typen mit viel Ehrgeiz Leistungssportarten. Eine zu starke Belastung kann aber eine Instabilität der Gelenke fördern, die dann in (teils chronische) Entzündungen münden kann. Entzündungen sowohl im Magen-Darm-

Trakt als auch im Bewegungsapparat sind oft Ausdruck einer Pitta-Störung, also einer vermehrten Ansammlung des Pitta-Doshas in deinem Körper. Mit Yoga kannst du lernen, deinen Ehrgeiz vor der Tür zu lassen und dich vor Überforderung zu schützen. Pitta-Typen neigen zu öliger, weicher und oft auch zu feuchter Haut. Yogapositionen wie der herabschauende Hund fallen ihnen schwer, da Hände und Füße leicht von der Matte wegrutschen. Ein Handtuch in Reichweite und ein gutes, aber leichtes Warm-up der Hände und Füße können dir bei diesem Problem helfen. Pitta neigt zu Hitze und schnellem Schwitzen und sollte nicht schon zu Beginn zu stark angeregt werden. Die Hitze breitet sich auch im Verdauungstrakt aus. Stoffwechsel und Grundumsatz sind so gut, dass du vielleicht nicht ohne Essen in deine Yogastunde starten solltest. Natürlich ist eine Nahrungsaufnahme unmittelbar vor der Praxis auch nicht optimal. Doch körperliche Anstrengung mit nüchternem Magen kann zu Krankheiten wie Magenschleimhautentzündungen führen.

Pitta-Typen suchen oft nach einer Möglichkeit, ihre Energie rauszulassen. Daher bevorzugen sie genauso wie Vata-Typen eher dynamische Yogaklassen, bis hin zu Power Yoga. Sie wollen ihre Kraft einsetzen und ihre Stärke testen. Ihr Ehrgeiz steht ihnen aber oft im Weg. Versuche, dich in Stille zu üben und dadurch auch die spirituellen Wirkungen der Asana-Praxis zu spüren. Durch die richtigen Positionen kannst du zu mehr körperlicher und mentaler Entspannung finden. Du kannst zum Beispiel Meditationspausen in deine Praxis integrieren. Dafür bieten sich abkühlende Asanas wie sitzende Vorbeugen oder aber die Haltung des Kindes an.

Pitta spiegelt im Ayurveda das Stoffwechselprinzip wider. Die Leber ist das zentrale Stoffwechselorgan des menschlichen Körpers und liegt direkt unterhalb des Zwerchfells, im rechten Oberbauch. Sie spielt eine wichtige Rolle bei der Entgiftung fremder und körpereigener Giftstoffe. Ohne das nötige Feuer kann das Brennholz jedoch nicht verbrannt werden. Sitzende Twists können die Entgiftung unterstützen und zur Reinigung des Körpers beitragen. Neben der Asana-Praxis sind auch Meditation und Pranayama (Atemübungen) wichtig für den Pitta-Typen. Dies hilft dir dabei, auch unverdauten Emotionen Raum zu geben und zu mehr Ausgeglichenheit und innerer Ruhe zu finden.

Warum das gerade für dich als Pitta-Typ so wichtig ist? Weil du dazu neigst, deine Energie gegen dich selbst zu richten, dich selbst permanent herauszufordern und Überforderung als normal zu betrachten. Dadurch können nicht nur Magengeschwüre, sondern auch typische Burn-out-Syndrome entstehen. Durch Meditation lernst du, Überforderung von Herausforderung zu unterscheiden. Du lernst, wann es Zeit ist, dich entspannt zurückzulehnen. Yoga kann für Pitta-Menschen also eher eine emotionale als eine körperliche Herausforderung sein. Die Kontrolle von Emotionen und der Abbau von negativen Emotionen sind aber nicht zu unterschätzen. Unsere mentale Gesundheit beeinflusst unser körperliches Wohlbefinden in sehr großem Ausmaß. Ohne einen gesunden Geist ist unser Körper nicht einmal halb so leistungsfähig.

	Stärken	Schwächen
Körperlich	Gute Flexibilität	Feuchte, schwitzige Hände und Füße
	Gute Muskelkraft	Hohes Verletzungsrisiko durch übermäßigen Ehrgeiz
	Viel Energie	Zu starke Belastung kann Instabilität der Gelenke fördern
Mental und emotional	Klarer Geist	Wut
	Disziplin und Konzentration	Ehrgeiz

Kapha

Kapha-Typen haben meist eine große Statur. Ihr Gewebe ist sehr gut ausgebildet. Das bedeutet nicht, dass alle Kapha-Menschen ein paar Kilos zu viel auf den Hüften haben. Es bedeutet vielmehr, dass sie sowohl große und gut entwickelte Knochen als auch Muskeln besitzen. Die Veranlagung, schnell an Masse zuzulegen, ist vorhanden, aber auch im positiven Sinne. Sie können genauso gut Fettmasse wie

Alle Elemente vereint: Die Konstitutionstypen

Muskelmasse aufbauen. Kapha steht deshalb besonders für Struktur und Stabilität. Ihre Körperformen strahlen Harmonie aus und auch in ihren Gesichtszügen findest du diese Sinnlichkeit wieder. Die Proportionen des Körpers erscheinen einfach sehr harmonisch. Die Gelenke sind groß und stabil, wodurch es Kapha nicht schwerfällt, Asanas wie Armbalancen lange zu halten. Brustkorb und Schultern sind kräftig und breit. Die Flexibilität ist durch die starke Gewebemasse meist eingeschränkt und es dauert mehrere Atemzüge, bis der Kapha-Typ die Endposition erreicht. Die Gelenke und Faszien müssen erst weich werden, um Asanas zu vertiefen. Trägheit und Schwere hindern den Kapha-Menschen oft daran, dynamische Flows auszuüben. Ist er aber einmal motiviert und in Schwung gebracht, läuft alles wie von allein. Durch sparsame, langsame Bewegungen bewahrt sich Kapha wichtige Kraft und hat damit das längste Durchhaltevermögen.

Kapha-Naturen müssen manchmal extra motiviert werden, um sich Anstrengungen hinzugeben, weil sie eigentlich mit ihrem Istzustand ziemlich zufrieden sind. Yoga kann dabei helfen, einer ungewollten Gewichtszunahme oder Antriebslosigkeit vorzubeugen. Als Fels in der Brandung fällt es Kapha-Typen nicht schwer, mehrere Minuten still zu meditieren oder im Shavasana voll und ganz zu entspannen.

	Stärken	Schwächen
Körperlich	Starke, stabile Gelenke	Geringe Flexibilität
Körperlich	Gute Muskelkraft	Viel Körpermasse
Körperlich	Hohe Ausdauer	Langsame Körperbewegungen und Trägheit
Mental und emotional	Geduld vor allem in Lernprozessen	Weniger Antrieb zur Bewegung
Mental und emotional	Hingabe und Vertrauen	Extrem konfliktscheu, hinterfragt die Asanas im Kurs nicht

Mischtypen

Du fragst dich die ganze Zeit schon, was mit den Menschen ist, die kein so eindeutiges Testergebnis haben? Die vielleicht sogar alle drei Doshas gleich stark verankert haben? Wenn dein Testergebnis nicht ganz eindeutig ausgefallen ist, bist du ein Mischtyp.

Jegliche Kombination ist möglich: Vata-Pitta, Vata-Kapha, Pitta-Kapha und nicht zu vergessen die Tridosha-Konstitution. Das Besondere an den Tridosha-Typen ist, dass sie Eigenschaften aus zwei oder sogar allen drei Doshas in ziemlich ähnlichen Anteilen vereinen. Als Mischtyp musst du deine Yogapraxis öfter den Gegebenheiten anpassen. Zunächst ist es wichtig, die körperlichen Vor- und Nachteile der einzelnen Doshas zu kennen, um dies auf deinen eigenen Körper übertragen zu können. Wenn du beispielsweise ein Vata-Kapha-Typ bist, kannst du schmale, instabile Handgelenke haben, aber dafür stabile Hüften und Beine. Dadurch hast du Vorteile in stehenden Positionen und vielleicht Probleme bei Armbalancen. Die körperliche Komponente der einzelnen Typen kannst du also an deinem eigenen Körper ablesen. Es gibt aber auch mentale Einflüsse, die du bei deiner Yogapraxis beachten solltest. So haben Vata-Pitta-Typen eine starke Lebensenergie und erkennen deswegen oft schwer ihre Grenzen. Das kann dazu führen, dass du dich beim Yoga schnell überforderst, wodurch wiederum das Verletzungsrisiko steigen kann.

Die folgende Tabelle zeigt dir die Eigenschaften der Mischtypen. Dort findest du nicht nur die körperlichen und mentalen Merkmale, wenn du dich im Gleichgewicht befindest, sondern auch, wie sich Ungleichgewichte auswirken. Außerdem siehst du noch einmal, was die einzelnen Mischtypen aus dem Gleichgewicht bringt und wie du im Yoga Anpassungen vornehmen kannst.

Vata-Pitta-Typen sollten beim Yoga immer darauf achten, sich nicht zu überfordern. Du hast gerade sehr viel Stress in der Arbeit? Dann komme beim Yoga runter! Durch sitzende Asanas kannst du dich mit der Erde verbinden und dein überhöhtes Vata ausgleichen.

Alle Elemente vereint: Die Konstitutionstypen

	Körperliche Merkmale	Mentale Merkmale, wenn du im Gleichgewicht bist	Was dich aus dem Gleichgewicht bringt	Mentale Merkmale, wenn du aus dem Gleichgewicht bist	Anpassungen nach Jahreszeiten
Vata-Pitta	Mittelgroß Zierlich bis muskulös Hände und Füße mal warm, mal kalt	Große Lebensenergie Ideenreichtum mit guter Umsetzungskraft Kreativität mit Organisation starke Selbstreflexion	Übermäßige Unruhe und Ablenkung Stress (auch positiver!) Situationen, die große Aufregung verursachen Nervosität Actionfilme und laute Musik	Schnelle Erschöpfung bis hin zu Burn-out Überforderung	Im Herbst erhitzende und beruhigende Yogapositionen ausüben, um Vata zu besänftigen Im Sommer kühlende Asanas wählen, um Pitta zu reduzieren
Pitta-Kapha	Groß und stabil Warme Hände Schwitzt weniger als reiner Pitta-Typ Sportlich ausdauernd	Loyal Starker Gerechtigkeitssinn Traditionell Klar strukturiert und erfolgsorientiert	Übermäßiger Ehrgeiz Zu viele Aktivitäten Maximale körperliche Belastung oder zu wenig Bewegung	Stur Jähzornig Wutausbrüche	Im Winter und Frühjahr erhitzende Asanas wählen, um Kapha zu reduzieren Im Sommer kühlend arbeiten, um Pitta zu reduzieren
Vata-Kapha	Leicht vs. schwer Stark kälteempfindlich Meist groß und schlank	Liebevoll Wohlwollend, selbstlos Höflich Introvertiert Nachdenklich	Vata wird erhöht durch zu viele wechselnde Eindrücke und zu viel Stress Kapha wird erhöht durch zu wenige Eindrücke und zu viel Ruhe	Grübeln Lethargie Depression	Im Herbst zur Ruhe kommen und ab dem Frühling richtig auspowern
Tridosha	Von allem etwas Mittelgroß Kräftige Statur	Lebensfroh Tatkräftig Bodenständig Anpassungsfähig Starke Selbstreflexion	Alles, was die einzelnen Doshas aus dem Gleichgewicht bringen kann	Entscheidungsunfreudig Lassen sich durch andere beeinflussen	Am besten passt du dich immer der jeweiligen Jahreszeit an

Pitta-Kapha-Typen sind ausdauernd und können gerne Power Yoga machen. Wichtig ist für dich, dein Ego vor der Tür zu lassen. Du bist zwar stabil gebaut, aber wenn du dich überforderst, kannst auch du dich verletzen. Hast du gerade viele Konflikte zu lösen oder bist wütend, kann dir eine langsame Yogapraxis mit vielen Vorbeugen Abkühlung verschaffen.

Vata-Kapha-Typen haben den Vorteil, dass sich ihre Doshas meist gegenseitig ausgleichen. Lerne, in dich hineinzuhorchen, um zu spüren, was du gerade brauchst. Hast du den ganzen Tag nur gesessen? Dann ab auf die Yogamatte in einen richtig fließenden Flow. Oder bist du vergangene Woche von A nach B gereist? Dann spendet dir eine langsame, achtsame Yogapraxis neue Kraft.

Als Tridosha-Typ hast du alle Möglichkeiten. Dir fällt es leicht, dich anzupassen, was für eine geleitete Yogastunde gar nicht schlecht ist. Egal, wie die Stunde war, du wirst dich gut fühlen. Deine große Aufgabe ist deine eigene Yogapraxis. Es fällt dir schwer, dich für Asanas zu entscheiden. Auch für dich ist es also wichtig, dich wieder mit deiner Intuition zu verbinden und so einen besseren Zugang zu deinen Wünschen und Träumen zu bekommen. Was die Jahreszeiten betrifft, ist es für dich günstig, immer in die entgegengesetzte Richtung zu arbeiten. Das bedeutet, im Sommer kühlende Asanas zu wählen, im Herbst einer erdenden Praxis nachzugehen und dich im Frühjahr richtig auszupowern. Im Winter ist eine Mischung aus erdenden und trotzdem erhitzenden Übungen am besten geeignet.

Agni und Ama

Neben den Doshas gibt es zwei weitere Prinzipien, die wichtig sind, um zu verstehen, wie dein Körper arbeitet, wie Krankheit entsteht und wie du deinen Körper mit Yoga dabei unterstützen kannst, gesund und leistungsstark zu leben. Im Ayurveda ist das Agni die wichtigste Kraft deines Körpers, um alles Mögliche zu verdauen. Ama hingegen ist einer der wichtigsten Gründe dafür, dass Körperfunktionen eingeschränkt sind und Krankheiten entstehen. Durch Yoga kannst du dein Agni stärken und deinen Körper und deinen Geist von Ama befreien.

Agni

Agni bedeutet transformierende Kraft und wird oft als Verdauungsfeuer bezeichnet. Natürlich ist es kein richtiges Feuer, sondern eher das Prinzip des Umsatzes, des Stoffwechsels und der Verdauung unserer Nahrung. Die Nahrungsbestandteile werden aufgespalten und können so für lebenswichtige Prozesse in unserem Körper verwendet werden. Toxische Substanzen unserer Nahrung und andere Abfallprodukte unseres Körpers können dadurch verbrannt oder ausgeschieden werden. Auch die emotionale Verdauung übernimmt dein Agni. Vielleicht hast du schon einmal bemerkt, dass sich deine Verdauung ändert, wenn deine emotionale Situation bewegt ist. Bei Frauen schlägt Stress häufig auf das gastrointestinale System. Sie reagieren dann mit Stuhlunregelmäßigkeiten oder Änderungen des Appetits.

Die Stärke deines Verdauungsfeuers wird von deiner Konstitution beeinflusst. Im gesunden Zustand besitzt Vata eine wechselnde, kleine Flamme, wohingegen sich bei Pitta meist ein durchgehend großes Feuer entfacht. Kapha hat ein sehr schwaches Agni und kann durch zu häufige Mahlzeiten geschwächt werden.

Neben deiner Konstitution gibt es noch viele andere Faktoren, die sich auf dein Agni auswirken. Du kannst Agni durch die Wahl deiner Nahrung, die Portionsgrößen und die Esszeiten stärken oder schwächen. Auch die Jahreszeiten und die Uhrzeiten spielen eine große Rolle. Dazu kommen wir später.

Ama

Was passiert aber, wenn dein Agni nicht so gut arbeitet, wenn du nicht alle Nahrungsbestandteile vollständig verdaust? Dann kann es zu einem Nährstoffmangel kommen. Wenn deine Nahrung zu lange in deinem Verdauungssystem verweilt, führt das zu Gärungsprozessen, Fäulnis und Übersäuerung, was wiederum die Darmflora und sogar deinen ganzen Körper ins Ungleichgewicht bringen kann.

Unverdaute Nahrungsreste können sich als giftige Substanzen in den Kanälen deines Körpers ablagern und dadurch Krankheiten verursachen. Diese unverdauten Nahrungsreste werden als Ama bezeichnet. Ama entsteht aber nicht nur durch falsche Ernährungsweise oder ein geschwächtes Agni. Auch in deiner Umwelt findest du überall Einflüsse von Ama, zum Beispiel in Form von Medikamenten, Umweltgiften und Abgasen. Gerade die mentalen Entstehungsfaktoren von Ama sind interessant. Sowohl Emotionen wie Trauer, Ärger oder Angst als auch das Unterdrücken natürlicher Bedürfnisse können zur Ansammlung von Ama führen und dadurch zur Krankheitsentstehung beitragen. Mit Yoga oder Achtsamkeitstraining kannst du deine Gesundheit verbessern.

Agni	Ama
Verdauungsfeuer	Nahrungsmittelrückstände
Reguliert Körperwärme	Bleibt im Körper, wenn Nahrung nicht vollständig verdaut wird
Verdauung von Nahrung	Belastet deinen gesamten Körper
Verarbeitung von Eindrücken und Emotionen	Ursache vieler Erkrankungen

Es ist wichtig für dich zu wissen, ob sich in deinem Körper schon zu viel Ama angesammelt hat. Das erkennen selbst Ayurveda-Anfänger leicht: Leidest du unter Appetitlosigkeit? Verspürst du oft eine starke Erschöpfung und ein Schweregefühl nach dem Essen? Fühlst du dich in der letzten Zeit generell sehr müde und weißt nicht genau, woran es liegen könnte? Das könnte Ama sein, das sich in deinem Körper angesammelt hat. Auch ein starker, nicht lösbarer Zungenbelag oder häufiges Jucken am ganzen Körper können auf Ama hinweisen. Wenn sich Ama in deinem Bewegungsapparat ablagert, kann sich dein Körper zusätzlich steif anfühlen. Ein weiteres wichtiges Anzeichen sind Veränderungen deines Stuhls: Ist dieser klebrig oder stinkt?

Alle Elemente vereint: Die Konstitutionstypen

Anzeichen einer Ama-Belastung	Vorhanden?
Dicker Zungenbelag	
Mundgeruch	
Starker, unangenehmer Geruch aus den Körperöffnungen	
Häufiges Jucken	
Appetitlosigkeit	
Klebriger Schleim oder Speichel	
Klebriger Stuhl	
Sinkender Stuhl in der Toilette	
Steifigkeit	
Müdigkeit	
Schweregefühl nach dem Essen	

Erkennst du dich wieder? Wenn du mehr als drei dieser Symptome hast, solltest du über eine Ama-Kur nachdenken oder dich ayurvedisch beraten lassen.

Ingwer-Trinkkur zur Ama-Behandlung

In unserer Welt sind wir so vielen äußeren Einflüssen ausgesetzt, dass jeder von uns zeitweise Ama ausbildet. Wenn du etwas dagegen ausprobieren willst, empfehle ich dir eine Ingwer-Trinkkur. Sie ist eine sehr milde Form der Ama-Behandlung und kann eigentlich von fast jedem durchgeführt werden. Starte mit einem Gramm Ingwer in 200 Milliliter Wasser zweimal täglich. Wenn du das ganz gut verträgst, kannst du die Dosis auf zwei Gramm zweimal täglich steigern. Optimalerweise trinkst du dein Ingwerwasser eine halbe Stunde vor dem Essen. Du solltest die Ingwer-Trinkkur zwei Wochen durchführen. Beobachte dich während dieser Zeit ganz genau. Bemerkst du einen Unterschied? Du solltest auf diese Kur verzichten, wenn du Magenschmerzen bekommst oder zu Entzündungen im Magen-Darm-Trakt neigst. Die Trinkkur ersetzt natürlich keine gesunde, doshagerechte Ernährung, aber sie kann ein guter Start in dein gesünderes Leben sein.

Einfluss der Jahres- und Tageszeit

Jahres- und Tageszeit haben mehr Einfluss auf deine Gesundheit, als du vielleicht denkst. Hast du schon einmal von der Winterdepression gehört? Wenn die Tage im Winter kürzer und dunkler werden, übermannt manche Menschen diese Form der Depression. Sie leiden dann unter Antriebslosigkeit und vermehrter Müdigkeit. Oft kommt ein extremer Heißhunger auf Süßes dazu, was es meistens noch schlimmer macht.

In jeder Jahreszeit herrschen andere Umstände. Im Frühling ist die Luft noch etwas kühl und feucht, aber die Sonne kann sich hier und dort schon einmal einen Weg durch die Wolken bahnen. Der Sommer ist von Hitze oder starken Sommergewittern geprägt. Jede Jahreszeit unterliegt den ganz natürlichen Einflüssen unseres Kosmos. So wie wir alle Elemente in unseren Körpern vereinen, so wirken auch in der Natur

Alle Elemente vereint: Die Konstitutionstypen

alle Elemente. Erde, Feuer, Wasser, Luft und Raum sind zu den verschiedenen Jahreszeiten unterschiedlich stark aktiv. Deshalb haben auch die Doshas innerhalb der Jahreszeiten einen individuellen Anteil. Wenn in der Natur ein Dosha ansteigt, ändert sich auch für dich einiges!

Wie stark der Einfluss der Jahreszeiten auf dein Gleichgewicht ist, hängt davon ab, welcher Konstitutionstyp du bist. In den nächsten Kapiteln gebe ich dir einen tieferen Einblick in die einzelnen Jahreszeiten und ihre Einflüsse. Vorher beschäftigen wir uns aber mit den Elementen zu den verschiedenen Tageszeiten. Denn auch hier gibt es einiges zu beachten. Du kannst den Tag in drei Abschnitte einteilen.

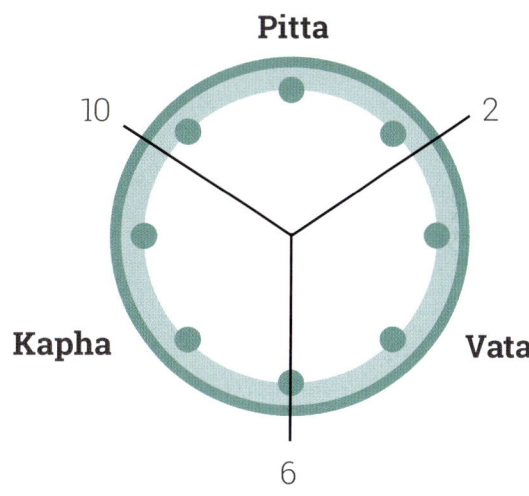

Vata	Kapha	Pitta
2–6 Uhr	6–10 Uhr	10–14 Uhr
Optimale Zeit zum Aufstehen, für Meditation und eine leichte Yogapraxis, große Flexibilität	Beginne den Tag mit Bewegung und einer späten, leichten Mahlzeit, beste Zeit zum Lernen	Beste Verdauung von Nahrung, beste Zeit für deine größte Mahlzeit
14–18 Uhr	18–22 Uhr	22–2 Uhr
Me-Time, Kreativität, leichte Bewegung, leichtes Abendessen, große Flexibilität	Vorbereitung auf den Schlaf, Abendroutinen	Beste Verdauung von Emotionen, Erfahrungen und Konflikten, Regeneration
Herbst bis in den frühen Winter	Winter und Frühjahr	Sommer bis in den frühen Herbst

Jedes Dosha dominiert zweimal täglich während jeweils vier Stunden. Von sechs bis zehn Uhr herrscht das Kapha-Dosha vor. Kapha-Typen kann es dadurch schwerfallen, aus dem Bett zu kommen. Sie brauchen mehr Motivation, um richtig in Schwung zu kommen. Vielleicht hast du auch schon bemerkt, dass du morgens länger brauchst, und planst dir deshalb ein bisschen Extrazeit zwischen Aufwachen und Arbeit ein. Vata-Typen kann die morgendliche Kapha-Zeit ganz guttun. Sie fühlen sich nach dem Aufstehen geerdet und sind morgens etwas produktiver als nachmittags.

Ab zehn Uhr am Vormittag startet dann die Pitta-Zeit. Dein Verdauungsfeuer nimmt zu und wenn Pitta um zwölf Uhr seinen Höhepunkt findet, ist die beste Zeit für dein Mittagessen. Wenn du einmal Lust auf etwas Ungesundes hast, solltest du es dir am besten in der Pitta-Zeit gönnen. Da hat dein Körper die meiste Kraft, auch ungesunde Lebensmittel zu verstoffwechseln. Wenn sich Pitta im Außen erhöht, erhöht es sich auch in dir. Personen mit einem hohen Pitta-Anteil in der Konstitution können deshalb zur Mittagszeit sehr ungehalten und streitlustig werden. Diskussionen oder Streitgespräche solltest du also besser nicht in der Pitta-Zeit führen, vor allem nicht mit leerem Magen.

Um 14 Uhr geht die Pitta-Zeit langsam über in die Vata-Zeit. Diese Phase des Tages ist durch allerlei Bewegung geprägt, nicht nur rein körperliche. Auch Gedanken springen jetzt hin und her. Die Konzentration kann nachlassen, dafür aber Raum für Kreativität geben. Es fällt uns leichter, mit anderen Menschen zu kommunizieren. In gewisser Weise benötigst du gerade jetzt ein paar Wohlfühleinheiten. Kapha-Typen können in dieser Zeit richtig gut zu Bewegung motiviert werden, wohingegen Vata-Typen zu Nervosität neigen. Dieser inneren Unruhe kann mit einer süßen, aber gesunden Zwischenmahlzeit entgegengewirkt werden.

Der Abend von 18 bis 22 Uhr ist wieder von Kapha dominiert. In dieser Zeit solltest du langsam zur Ruhe kommen und die Schwere des Doshas arbeiten lassen. Kapha kann dir zu einer guten Nacht und ruhigem Schlaf verhelfen. Vielleicht hast du schon einmal bemerkt, dass du deinen müden Punkt überwunden hast? Das kann passieren, wenn du die Kapha-Zeit verpasst und dein Pitta wieder ansteigt. Außerdem kannst du nach zehn Uhr auch wieder Hunger bekommen. In meinen 24-Stunden-Diensten war die abendliche Pitta-Zeit ein kleiner Segen, denn während dieser Zeit konnte ich eine zusätzliche Mahlzeit zu mir nehmen, die mir Kraft und Ausdauer für den Rest der Schicht gab.

Von zwei bis sechs Uhr morgens dominiert Vata erneut und kann vor allem bei Personen mit einem hohen Vata-Anteil zu Schlafstörungen führen. Du kannst aber auch die Vata-Zeit für einen guten Start in den Morgen nutzen. Meistens sind wir wacher und fühlen uns leichter, wenn wir noch in der Vata-Zeit aufstehen. Ein kleiner Yoga-Flow oder eine Meditation können dich perfekt auf den Tag vorbereiten. Natürlich ist das nicht für jede Konstitution etwas. Ich werde dir noch genau zeigen, was für dich die beste Lösung ist.

In den nachfolgenden Kapiteln erkläre ich dir, wie du deine Yogapraxis an die Tages- und Jahreszeit anpasst und wie du das Wissen um den Einfluss der Zeiten nutzen kannst, um mit Yoga Krankheiten vorzubeugen.

Ayurveda-Yoga: Die Vorteile deiner individuellen Yogapraxis

Was macht Yoga mit deinem Körper? Neben einer körperlichen Fitness, die man durch die Asanas von ganz allein aufbaut, kann Yoga noch viel mehr. Yoga ist kein Sport, kann aber durchaus anstrengend sein und deine Gesundheit verbessern. Neben den Yamas und Niyamas des Yoga, den Verhaltensregeln im Umgang mit unserer Umwelt, anderen Lebewesen und uns selbst, gibt es noch sechs weitere Stufen, die gemeinsam als achtgliedriger Yoga-Pfad bezeichnet werden. Die einzelnen Stufen zu erläutern, würde in diesem Buch zu weit gehen. Ich kann dir aber wirklich empfehlen, dich damit auseinanderzusetzen, denn so erlangst du ein tieferes Wissen über die Ursachen festgefahrener Verhaltensmuster, von Leid und Krankheit.

Auch die Asana-Praxis, also dein Yoga-Flow, gehört zu den acht Stufen des Yoga. Damit kannst du einerseits deine körperliche Fitness steigern und andererseits energetische Blockaden in deinem Körper lösen. Dein Körper ist ständig in Bewegung. Sei es das Blut, das über deine Arterien deinen Körper kontinuierlich mit Sauerstoff versorgt, oder seien es die Nervenzellen, die ununterbrochen miteinander interagieren. Ein Neuron kann sich mit 100 000 bis 200 000 Fasern anderer Nervenzellen austauschen. Im Extremfall kann die Erregungsleitung ein Tempo von 120 Metern pro Sekunde erreichen.

Um Informationen auszutauschen und zu verarbeiten, gibt es unzählig viele Zentren im Körper. Ein ganz wichtiges Energiezentrum ist unser Herz. Das magnetische Feld des Herzens ist sogar 5000-mal stärker als das des Gehirns. Kennst du das Broken-Heart-Syndrom? Es kann nach emotional stark belastenden Ereignissen auftreten. Die Patienten haben alle Symptome eines Herzinfarktes inklusive EKG-Veränderungen und Erhöhung der Herzenzyme im Labor. Trotzdem haben sie keinen richtigen Herzinfarkt. Das Herz reagiert lediglich auf diesen hohen Stress und heilt in den meisten Fällen auch ohne Komplikationen aus. Die Energiezentren unseres Körpers können also durch emotionalen Stress, aber auch durch eine ungesunde Lebensweise blockiert werden. Informationen können dann weniger gut durch unseren Körper geleitet werden und es bilden sich Blockaden.

Diese Blockaden kannst du mithilfe einer geeigneten Asana-Praxis lösen. Du kannst durch deine Praxis sogar präventiv Blockaden entgegenwirken. Dein Körper bleibt im Fluss, Informationen werden verarbeitet, Stress wird reduziert, die Widerstandsfähigkeit gegenüber Krankheit erhöht und deine Leistungsfähigkeit und Gesundheit bleiben erhalten. Wichtig ist, dass du nicht irgendwelche Asanas machst, sondern dein individuelles Yoga. Damit möchte ich nicht sagen, dass eine Yogaklasse in deinem Lieblingsstudio die falsche Wahl ist! Aber du solltest trotzdem lernen, deine ganz eigene Praxis in dein Leben einzubinden. Denn nur du bist in deinem Körper, nur du kannst entscheiden, was dir heute guttut, was du heute benötigst. Durch das ayurvedische Wissen kannst du Asanas spezifischer einsetzen und sie zur Gesundheitsprävention nutzen.

Ich werde dir die verschiedenen Körperstellungen in den nächsten Kapiteln näherbringen und dir erklären, wann du welche Asana am besten machst. Denn jede Stellung hat eine eigene Wirkung auf deinen Körper und dadurch einen individuellen Nutzen.

Ayurveda-Yoga: Die Vorteile deiner individuellen Yogapraxis

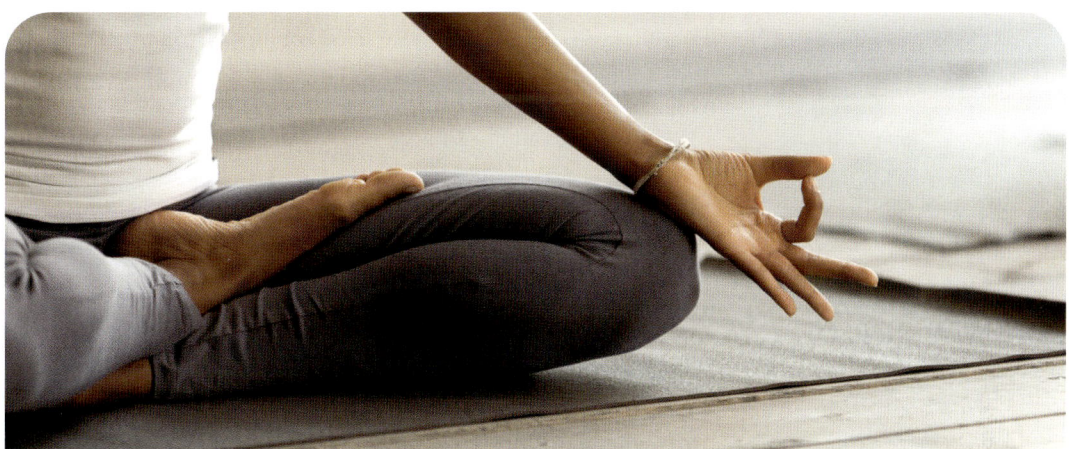

Die Funktion deines Atems

Eine Frage, die mich in den Anfängen meiner Yoga-Laufbahn immer beschäftigt hat, war, wieso eigentlich so viel Wert auf den Atem gelegt wird. Und ich glaube, ein Großteil meiner Yogakurs-Teilnehmer kann die ständige Aufforderung zur Ein- und Ausatmung kaum mehr hören. Aber es ist so wichtig! Unsere Atmung ist das, was uns am Leben hält. Ohne Atmung würde unser Körper nicht mit Sauerstoff versorgt werden und schlicht und einfach nicht funktionieren. Im Durchschnitt atmen wir rund 26 000-mal pro Tag. Im Yoga nehmen wir aber nicht nur Sauerstoff über den Atem auf, sondern auch Prana (Lebensenergie). Wir nehmen Neues auf und lassen Altes gehen. Durch Stress, Verspannungen, ungünstige Körperhaltungen oder schlechte Angewohnheiten atmen wir oft viel zu flach, sodass wir zu wenig Sauerstoff erhalten und schnell ermüden und erschöpft sind.

So weit, so gut. Aber warum soll man beim Yoga tief atmen oder gar besondere Atemübungen ausführen? Einer der Gründe ist, dass unser Atem immer in genau diesem Moment stattfindet. Wenn wir uns auf unseren Atem konzentrieren, sind wir im Jetzt. Dadurch schaffst du es, Stress zu reduzieren und für einen Augenblick nur zu sein. Du musst über nichts anderes nachdenken, nichts erledigen. Dein Atem hat außerdem einen direkten Einfluss auf deinen emotionalen Zustand. Hast du schon einmal bemerkt, dass du bei Wut oder Trauer anders atmest als abends auf dem Sofa? Das hängt damit zusammen, dass deine Atmung durch das vegetative Nervensystem beeinflusst wird. Und: Deine Atmung beeinflusst das vegetative Nervensystem.

Das vegetative Nervensystem ist das autonome Nervensystem, das in der Lage ist, deinen Körper ohne bewusste Steuerung des Gehirns den unterschiedlichen Lebenssituationen anzupassen. Man unterscheidet den sympathischen und den parasympathischen Teil. Das hat nichts mit Sympathie zu tun, sondern mit der Kampf-oder-Flucht-Reaktion. Früher hat uns dieses autonome Nervensystem dabei geholfen zu entscheiden, ob wir kämpfen oder flüchten müssen. Heute wissen wir, dass es bei Stress unseren Herzschlag erhöht und unsere Atmung beschleunigt. Wenn wir tief und in Ruhe atmen, können wir über unser Zwerchfell das parasympathische Nervensystem aktivieren und dadurch Stress vermindern. Außerdem können wir dadurch unsere Verdauung verbessern. Denn wenn der Parasympathikus aktiv ist, wird unserem Körper vermittelt, dass er genug Zeit zum Verdauen hat. Wenn deine Verdauung gut funktioniert, kann dein Körper Nährstoffe aufnehmen und verwerten und Giftstoffe ausscheiden. Deine Gesundheit wird so verbessert.

In der Asana-Praxis willst du deinen Körper nicht überfordern. Deine Atmung kann dir helfen, deine Grenzen zu erkennen. Denn wenn du nicht mehr tief ein- und ausatmen kannst, dann bist du zu weit gegangen. Dann wirst du nicht mehr von deiner Yogapraxis profitieren, sondern deinen Körper in einen Stresszustand versetzen, der zu Blockaden, einer schlechteren Verdauung und infolgedessen zu Krankheit führen kann.

Pranayama (die yogischen Atemübungen) kann auch außerhalb der Asana-Praxis ausgeführt werden. Neben der Kontrolle deines Atems und der Beruhigung deines Nervensystems kannst du durch Pranayama deine Doshas ins Gleichgewicht bringen. Es gibt Techniken, die eine kühlende Wirkung besitzen und dadurch dein Pitta reduzieren. Genauso gibt es auch erhitzende oder besonders beruhigende Atemübungen. Ich habe dir in den nächsten Kapiteln meine vier liebsten Übungen unter Berücksichtigung der Jahreszeiten zusammengestellt. So hast du für jede Jahreszeit ein Pranayama, das dir hilft, deinen Körper in Balance zu halten.

Im Ayurveda geht es nicht darum, deinen Konstitutionstyp zu bestimmen und stumpf irgendwelchen Empfehlungen zu folgen. So einfach ist Gesundheit leider nicht. Es geht vielmehr darum, deinen Körper kennenzulernen und herauszufinden, was dir wirklich guttut. Deshalb ist es so wichtig, deine individuelle Yogapraxis aufzubauen, mit allem, was dazugehört. Wenn du zum Beispiel erkennst, dass du zu instabilen Gelenken neigst, wirst du dich weniger überfordern und besser auf bestimmte Asanas vorbereiten. Wenn du zu innerer Hitze neigst, wirst du öfter verschiedene Pranayama-Techniken anwenden. Durch dein Wissen über den Einfluss von Tages- und Jahreszeit wirst du deine Praxis individualisieren können, um vollständig von ihr zu profitieren. Die Kombination von Yoga und Ayurveda ist sehr sinnvoll, weil sie dir ermöglicht, deinen Körper vor Krankheit zu schützen und in Gesundheit und Balance zu halten.

Den Körper lesen lernen

Wir sind in unserem Alltag darauf getrimmt, uns mit unserer Umwelt zu beschäftigen. Beim Autofahren müssen wir beispielsweise gleichzeitig in den Rückspiegel blicken, die Gangschaltung betätigen, den Verkehr vor uns nicht aus den Augen verlieren und den Blinker setzen. Unser Gehirn verarbeitet all diese Informationen innerhalb weniger Sekunden. Hast du dich schon einmal gefragt, wie du dich in dieser Situation fühlst? Welche Muskeln dein Körper gerade anspannt? Ob du vielleicht sogar deine Zähne aufeinanderpresst? Wir sind so viel im Außen, dass wir vergessen haben, auf unser Innerstes zu hören. Wir können es. Aber es bedarf ein bisschen Übung. Habe den Mut, mithilfe von kleinen Achtsamkeitsübungen wieder in deinen Körper zu kommen. Lerne, die Signale deines Körpers richtig zu deuten. Kopfschmerzen müssen nicht immer mit Tabletten behandelt werden, denn sie sind meist nicht das eigentliche Problem. Genauso wenig sind Übelkeit und Durchfall Ursprung einer Erkrankung, sondern in den meisten Fällen ein Symptom. Und dieses Symptom gilt es nicht zu bekämpfen. Es gilt, tiefer hinzuhören, zu fragen, warum es gerade jetzt auftritt. Ob im Alltag oder in deiner Yogapraxis: Vertraue auf deinen Körper und darauf, dass er dir Zeichen gibt, wenn du dich überforderst und wenn du noch ein bisschen mehr geben kannst.

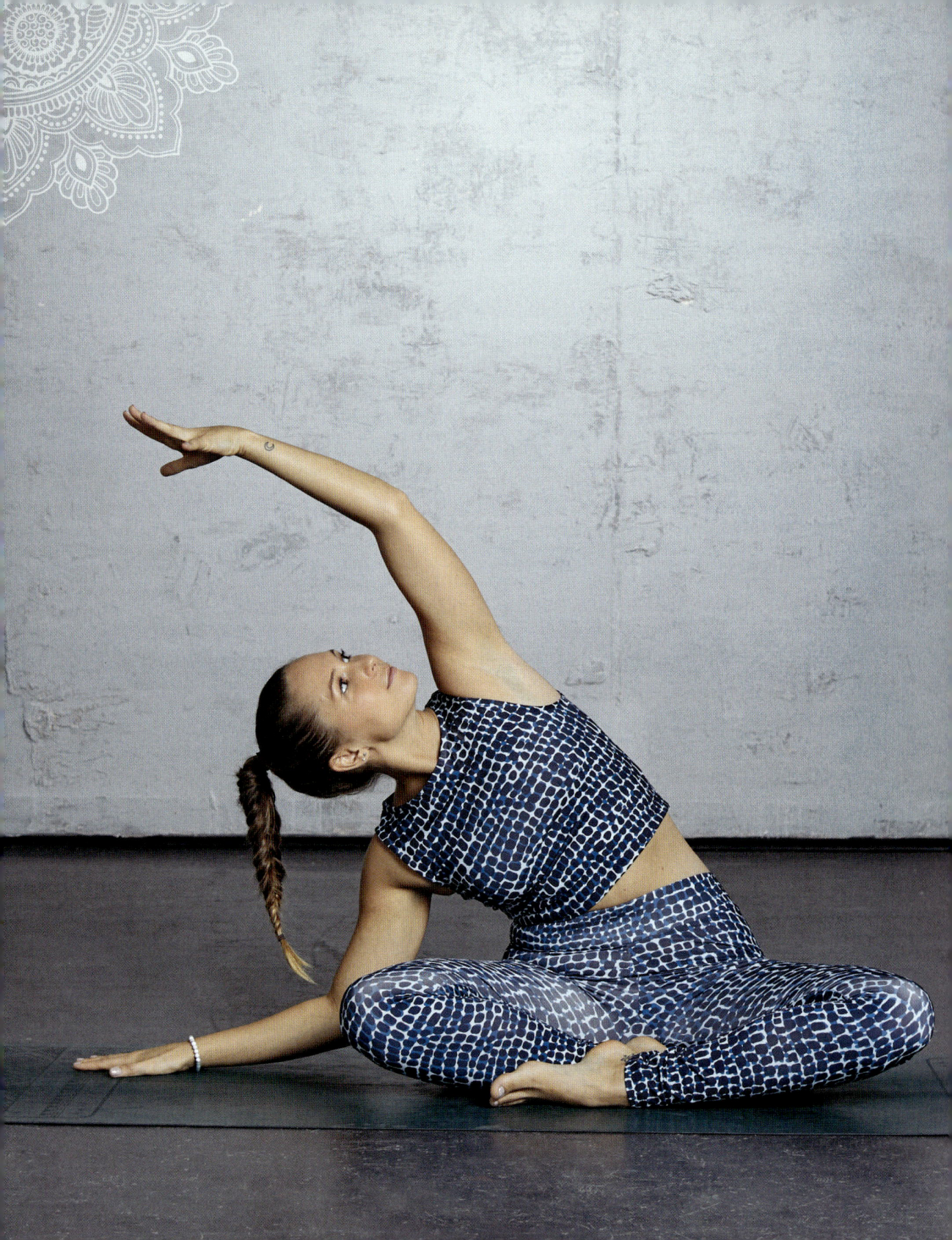

Dein Weg
zum perfekten Yoga-Flow

Um optimal in deinen Yoga-Flow zu starten,
habe ich dir auf den nächsten Seiten eine kleine Übersicht
über die wichtigsten Elemente zusammengestellt.

Was gibt es für dein Dosha zu beachten?

Ayurvedisch solltest du immer beachten, ob du gerade im Gleichgewicht bist oder eher nicht. Es geht darum zu erkennen, was gerade auf dich einwirkt. Nehmen wir an, du machst in der Vata-Zeit von 14 bis 18 Uhr einen sehr fließenden Flow mit viel Bewegung. Wenn du jetzt sowieso schon einen großen Vata-Anteil in deiner Konstitution aufweist, solltest du den restlichen Abend so gestalten, dass du dich in der nachfolgenden Kapha-Zeit richtig gut erden kannst. Du hast nämlich mit deiner Praxis dein Vata-Dosha erhöht. Um nicht außer Balance zu geraten, musst du dieses ausgleichen.

Nehmen wir an, du machst denselben Flow morgens in der Kapha-Zeit von sechs bis zehn Uhr. Du reduzierst dadurch Kapha. Wenn du jetzt viel Kapha in deiner Konstitution aufweist, musst du aufpassen, dass du dein Dosha nicht zu stark unterdrückst. Denn auch das kann zu Krankheiten führen. Deshalb solltest du zusätzlich versuchen, über Ernährung oder andere Routinen dein Kapha wieder auszuleben. Es geht also immer darum zu erkennen, was du gerade benötigst – und darum zu sehen, welche Konsequenzen dein Handeln hat. Ausgleichen oder Ausleben ist hier das Stichwort.

Mit ein bisschen Übung wirst du nicht mehr darüber nachdenken müssen, was du gerade wie praktiziert hast und was es dann in deinem Körper auslöst. Du wirst bald lernen, intuitiv zu entscheiden, was du brauchst.

Wie sollte dein persönlicher Flow aufgebaut sein?

Es gibt verschiedene Ansichten, wie eine Yogapraxis aufgebaut sein soll. Ich persönlich beginne meine Praxis sehr gerne mit einer kleinen Meditation. Je nach Konstitution, Tages- und Jahreszeit und vielem mehr kannst du die Länge und Intensität der Meditation anpassen. Der Vorteil einer Meditation zu Beginn deiner Praxis ist, dass du erst einmal auf der Matte ankommst. Du hast die Möglichkeit, für einen Moment auf Pause zu drücken und zur Ruhe zu kommen. Es ist dann egal, was an dem Tag passiert ist oder was du noch geplant hast. Du kannst deine Gedanken ordnen und dich auf deine Praxis einstimmen. Außerdem kannst du dein Nervensystem beruhigen und deine Konzentration auf die Yogastunde lenken.

Nach der Meditation stimme ich meinen Körper mit Pranayama wieder auf Bewegung ein. Durch die Atemübungen füllt sich dein Körper mit frischer Luft, frischem Sauerstoff und somit auch mit neuer Energie. Auch hier ist die individuelle Auswahl entscheidend.

Bewegung und Atmung im Einklang

Ein Pranayama, das du in jedem Falle lernen solltest, ist die Ujjayi-Atmung, auch siegreicher Atem, Darth Vader oder Meeresrauschen genannt. Sie wird während des Yoga-Flows durchgeführt und stellt sicher, dass du die ganze Klasse über tief und bewusst atmest. Mit Ujjayi schaffst du es, tiefer in den Bauch zu atmen, und hörst außerdem sofort, ob du dich gerade überforderst oder nicht. Dein Körper kann nur dann alle Vorzüge der Asanas ausschöpfen, wenn du dabei noch tief atmen kannst.

Ich gebe zu, ich hatte bis zu meiner Yogalehrerausbildung selbst Schwierigkeiten, diesen tiefen Atem über die gesamte Stunde beizubehalten. Aber das ist nicht schlimm! Die Hauptsache ist, dass du es immer wieder versuchst und geduldig und verständnisvoll mit dir bist. Ärger bringt dir hier überhaupt nichts, denn dadurch verkrampft sich dein Körper erneut, was eine Stressreaktion auslöst, die sich dann wiederum negativ auf deine Gesundheit auswirkt.

Wie führst du nun die Ujjayi-Atmung durch? Du hast sicher schon einmal einen Spiegel oder eine Brille angehaucht, um sie zu reinigen. Dabei verengst du deine Stimmbänder etwas, wodurch die Öffnung, durch die die Luft strömt, kleiner wird. Stell dir einmal einen Gartenschlauch vor. Du wässerst gerade deine Blumen im Garten. Doch irgendwie reicht der schwache Wasserstrahl nicht aus, um auch die hintersten Blumen zu erreichen. Was machst du? Richtig, du verschließt den Schlauch ein wenig, sodass das Wasser durch eine kleinere Öffnung fließen muss. Das Wasser kann dann weiter spritzen. Genauso verhält es sich mit deiner Lunge. Durch die Verengung deiner Kehle kannst du deutlich tiefer in die Lunge atmen. Deine Ein- und deine Ausatmung werden länger und du hast die Möglichkeit, deinen Atemzug wirklich auszunutzen. Der Ujjayi-Atem hilft dir also dabei, deine Atmung ruhig, gleichmäßig und tief fließen zu lassen. Dadurch kannst du deine Bewegungen langsam und fließend ausführen, ohne den Körper in einen Stresszustand zu versetzen.

Du musst hauchend atmen. Führe einmal deine Hand vors Gesicht. Stell dir vor, sie sei ein Spiegel, den du anhauchen möchtest. Hauche mit geöffnetem Mund in deine Hand. Das funktioniert schon ganz gut, oder? Versuche es noch einmal und schließe während des Hauchens langsam deinen Mund. Vielleicht spürst du jetzt, dass die Luft ganz natürlich aus deiner Nase herausströmt. Wenn du wieder einatmest, versuche, deine Kehle weiterhin eng zu halten. Meist gelingt uns das bei der Ausatmung deutlich besser als bei der Einatmung. Aber ich denke, das Prinzip hast du jetzt verstanden. Probiere es ein wenig aus. Vielleicht kannst du zu deiner Ujjayi-Atmung schon kleine Bewegungen etablieren, beispielsweise einen Arm einatmend heben und ausatmend senken. Gib deinem Nervensystem Zeit, neue Verknüpfungen zu erstellen und zu lernen, wie dein Körper diese anwenden soll.

Beginne mit Bewegung

Nach deinem Pranayama ist dein Körper bereit, noch stärker in Bewegung versetzt zu werden. Um deinen Körper optimal auf die Asanas und die Sonnengrüße vorzubereiten, solltest du ein kleines Warm-up durchführen. Dieses kann aus einfacheren Asanas bestehen, wie zum Beispiel der Wirbelsäulenmobilisation mit Katze-Kuh, oder aus Bewegungen, die dein Körper aktuell benötigt. Vielleicht fühlt sich dein Körper heute besonders steif an und du möchtest dich einfach schlangenartig zu Musik in alle Richtungen bewegen? Lass dich von der Musik und deiner Intuition leiten, aber gestalte das Warm-up nicht zu anstrengend. Versuche, schon beim Aufwärmen zu erkennen, was dein Körper heute braucht.

Um in eine Art meditative Bewegung zu kommen, kannst du mit einigen Sonnengrüßen starten. Unter Sonnengruß versteht man eine dynamische Übungsabfolge im Rhythmus deines Atems. Sonnengrüße gelten in den meisten Yogarichtungen nicht als Aufwärmprogramm. Es braucht auch für angeblich einfache Positionen wie die Kobra einiges an Körperkontrolle und Muskelkraft – wenn man sie korrekt ausführen möchte. Mit den Sonnengrüßen wird dein Kreislauf in Schwung gebracht und dein Körper auf weitere Asanas vorbereitet. Alle Muskeln werden gestärkt und gedehnt. Für Vata-Typen ist es nichtsdestotrotz unerlässlich, vor dem herabschauenden Hund die Handgelenke aufzuwärmen.

Die Sonnengrüße werden dich auch durch den Hauptteil deiner Praxis begleiten. Durch den Sonnengruß können einzelne Asanas miteinander verknüpft und zu einem richtigen Flow zusammengesetzt werden. Es ist nicht notwendig, immer einen gesamten Sonnengruß durchzuführen, um in eine neue Position zu kommen. Manchmal reicht es auch, in den herabschauenden Hund zurückzukehren und sich von dort aus der zweiten Seite zu widmen. Wichtig ist nur, dass du bei allen Asanas, die man beidseitig ausführen kann, auch beide Seiten machst, um in Balance zu bleiben. Den Hauptteil deiner Yogapraxis nenne ich den Haupt-Flow. Hier sind deiner Fantasie keine Grenzen gesetzt. Im späteren Verlauf wirst du lernen, welche Asanas du hier machen kannst und welchen Nutzen die einzelnen Positionen in Bezug auf deine Konstitution haben.

Kurz vor Schluss der Praxis solltest du deinen Körper und deinen Geist auf Entspannung einstellen. Meist bieten sich in diesem Abschnitt sitzende Asanas an, vor allem sitzende Vorbeugen, oder auch liegende Asanas. Diese haben eine erdende Wirkung, sodass dein Körper erneut zur Ruhe kommen kann. Cool-down-Übungen kannst du auch während deiner Hauptpraxis nutzen, um Momente der Entspannung einzubauen. Ein Augenblick Ruhe kann dir helfen, deine Atmung wieder zu kontrollieren, dein Nervensystem zu beruhigen und in dich zu gehen – zu spüren, ob du dich noch forderst oder schon überforderst.

Das Wichtigste zum Schluss: Shavasana

Das Zauberwort jeder Yogastunde. Ich kenne keinen Yogaschüler, der sich am Ende meiner Stunde nicht über das Wort »Shavasana« – oder auch Endentspannung – freut. Shavasana ist die letzte Asana deiner Yogapraxis und sollte niemals ausgelas-

Fehler vermeiden

Einer der häufigsten Fehler, den fast jeder Anfänger macht, ist, sich zu überlasten. Sie wollen in der Yogastunde im Studio nicht auffallen und machen jede Position mit, ohne über Konsequenzen nachzudenken oder in sich hineinzuspüren. Zugegeben, anfangs ist es schwierig, auf den Körper zu hören, weil wir es gewöhnt sind, uns mit Dingen im Außen zu beschäftigen. Aber genau das unterscheidet Yoga von typischen Sportarten. Es geht nicht darum, der oder die Beste zu sein. Es geht darum, die bestmögliche Erfahrung für dich mitzunehmen. Es geht darum, Zeit nur mit dir zu verbringen. Und es geht darum zu lernen, was dir in jedem einzelnen Moment guttut und was nicht.

Ein weiterer typischer Fehler ist, ohne ordentliches Warm-up in deine Praxis zu starten. Versuche, deinen Körper zuerst an Bewegung zu gewöhnen. Dann intensiviere die Bewegung und deine Praxis Schritt für Schritt. Aus ayurvedischer (und medizinischer) Sicht solltest du außerdem darauf achten, vor deiner Praxis mindestens eine Stunde nichts zu essen. Du überforderst sonst deinen Körper und behinderst deine Verdauung; die Nahrung bleibt zu lange im Magen, sodass Fäulnisprozesse in Gang kommen und sich erneut Ama bildet.

Ein letzter Fehler, auf den ich dich hinweisen möchte, ist die Art und Weise, wie du deine Hände während der Yogapraxis einsetzt. Wenn du deine Finger auf der Matte zu nahe zueinander bringst, hast du eine weniger große Auflagefläche, als wenn du sie spreizt, und dein Gewicht belastet die Handgelenke zu stark. Handgelenksschmerzen bis hin zur Arthrose sind dann die Folge. Achte also immer darauf, deine Finger richtig weit aufzufächern und jeden einzelnen Finger (und jeden Fingerballen) fest in die Matte zu pressen, um deine Handgelenke zu entlasten.

sen werden. Vermutlich ist es sogar die wichtigste und zugleich schwierigste Asana. Denn deine Aufgabe ist, einfach mal nichts zu tun. Das kann sehr schwerfallen. Aber genau hier liegt der Knackpunkt. Denn Yoga ist nicht das, was passiert, wenn du dich bewegst. Yoga ist vielmehr das, was mit dir passiert, wenn du still bist. Du kannst es dir vorstellen wie einen Muskel, den du trainierst. Der Muskel wird nicht beim Training größer und stärker, sondern in der Regeneration. Shavasana ist eine richtige Tiefenentspannung. Stresshormone werden abgebaut, sodass nicht nur der Körper zur Ruhe kommt, sondern auch der Geist. Schmerzen und chronische Müdigkeit werden reduziert und dein Immunsystem wird gestärkt. Zusätzlich schüttet dein Körper Glückshormone aus, wodurch du dich nach der Yogastunde wie neugeboren fühlst.

Welche Hilfsmittel du (wie) verwenden kannst

Um dich in deinem Flow perfekt zu unterstützen, gibt es verschiedene Hilfsmittel (Props), die du in ganz unterschiedlicher Weise nutzen kannst.

Da du zwei Hände besitzt, gibt es Yogablöcke meist im Doppelpack. Ich arbeite am liebsten mit Korkblöcken, weil sie sowohl stabil als auch flexibel sind. Blöcke aus Kunststoff eignen sich besonders gut für Yin Yoga, weil sie etwas mehr nachgeben als Korkblöcke und sich dadurch angenehmer an deinem Körper anfühlen. Blöcke aus Holz sind sehr stabil und hart. Deshalb sind sie besonders gut geeignet für Fortgeschrittene im Yin Yoga, um die Reize zu erhöhen (Achtung: Verletzungsgefahr für Anfänger!) oder für Anfänger im Hatha Vinyasa Yoga. Sie verleihen deiner Praxis allein durch ihr Material Stabilität. Wackelige Positionen wie den Halbmond oder das gedrehte Dreieck kannst du mit diesen Blöcken gut unterstützen.

Blöcke (oder Hilfsmittel im Allgemeinen) sind nicht nur da, um dich zu unterstützen, bestimmte Asanas auszuführen, sondern auch, um Positionen tiefer erlebbar zu machen. Beim Yin Yoga können dir Blöcke beispielsweise helfen, tiefer in die Rückbeuge zu gehen. Ich sehe in meinen Stunden oft Yogis, die schief in einer Asana hängen, anstatt sich durch einen Block zu behelfen. Manchmal ist das Unwissenheit, oft jedoch hält uns unser Ego davon ab, Hilfe anzunehmen: »Ich werde das ja wohl auch so schaffen, die anderen können das ja schließlich auch ohne Block!« So oder so ähnlich hört sich dann die Stimme in unserem Kopf an. Vor allem Menschen mit einem hohen Pitta-Anteil steht ihr Ehrgeiz manchmal im Weg. Unsere Angst davor, nicht gut genug oder gar anders oder schwächlich zu sein, hält uns davon ab, uns Unterstützung zu erlauben. Ich verrate dir jetzt etwas: Irgendwann in deinem Leben wirst du Hilfe benötigen. Du kannst nicht alles allein schaffen und das musst du auch nicht. So wie es im Yogaraum unzählige Blöcke gibt, so gibt es im Alltag unzählige Menschen, die bereit sind, dir unter die Arme zu greifen. Trau dich, Hilfe anzunehmen!

Das Yogaband, auch Yogagurt genannt, ist eines meiner liebsten Props. Ob in Vorbeugen, Rückbeugen oder für Umkehrhaltungen, der Yogagurt hilft dir immer, Dinge zu erreichen, die ohne ihn unmöglich wären. Auf den nächsten Seiten werde ich dir immer wieder zeigen, wie du das Band einsetzen kannst. Menschen mit einem

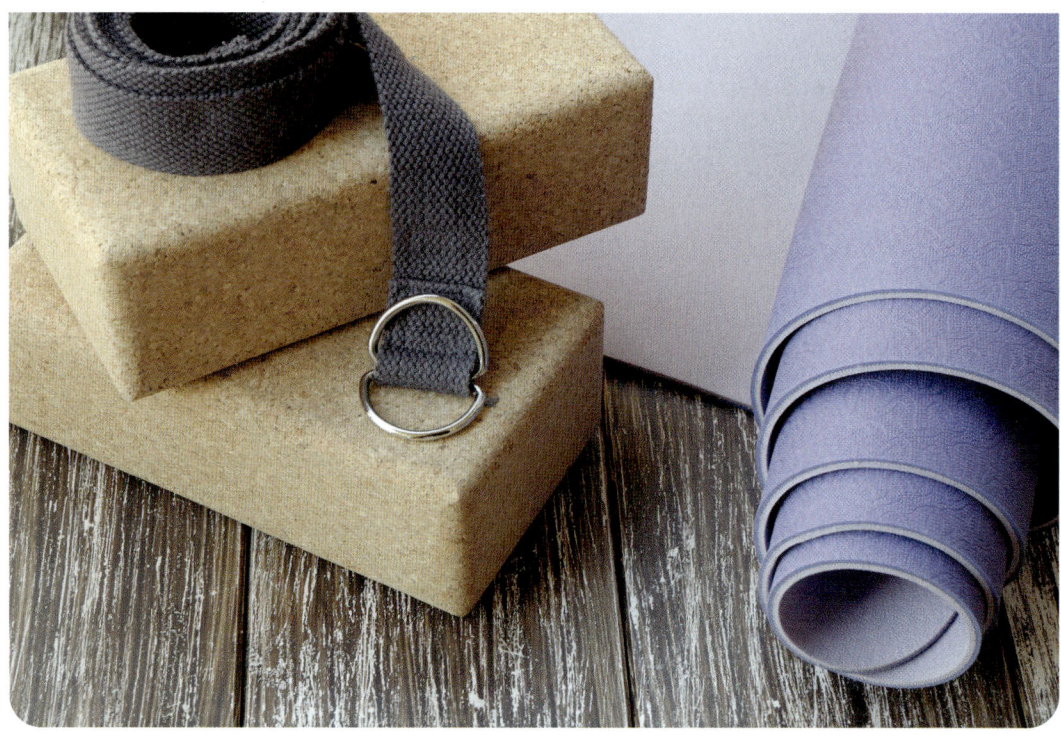

hohen Kapha-Anteil haben oft durch ihre stabilen und starken Gelenke und ihr festes Gewebe Schwierigkeiten damit, in Vorbeugen zum Beispiel die Füße zu greifen. Mit dem Band und etwas Geduld kannst du tiefer in die Dehnung kommen. Alternativ zum Gurt kannst du einige Positionen auch mit einem Handtuch oder Schal ausführen.

Neben dem Gurt und den Blöcken gibt es auch eine Vielzahl an Kissen (Bolster) unterschiedlichster Größen und Formen. Ich benutze Kissen meistens in der Eingangsmeditation, für Warm-up-Übungen und für Shavasana. Auch Rückbeugen und Umkehrhaltungen wie der passive Schulterstand können gut mit Kissen unterstützt werden. Im Yin Yoga sind Bolster das ideale Hilfsmittel. Der Körper kann sich anschmiegen, wodurch du dich komplett entspannen und loslassen kannst. Größe und Form der Kissen sind Geschmackssache, du musst für dich selbst entscheiden, was zu dir und deinem Körper passt. Für Menschen mit einem hohen Vata-Anteil in der Konstitution oder gar einer Vata-Störung können Kissen eine richtige Wohltat sein. Durch sie wird der leichte Vata-Körper angenehm getragen und gleichzeitig geerdet.

Mache dich vor deiner Praxis mit den Hilfsmitteln bekannt und probiere einzelne Asanas damit nach einem angemessenen Warm-up aus. Halte sie während der Yogastunde immer neben deiner Matte bereit.

Achtsamkeit, Pranayama und Meditation

Achtsamkeit und Meditation habe ich in den letzten Kapiteln immer wieder angeschnitten. Was bedeuten sie für deinen Körper, für deinen Alltag, für deine Gesundheit?

Beim Achtsamkeitstraining lernst du, den Moment beziehungsweise deinen momentanen Zustand wahrzunehmen, ohne ihn zu bewerten. Ende der 1970er-Jahre entwickelte der Molekularbiologe Jon Kabat-Zinn auf der Basis jahrtausendealter buddhistischer Erkenntnisse ein Achtsamkeitstraining namens Mindfulness-Based Stress Reduction, kurz MBSR, um chronischen Schmerzpatienten eine Schmerzreduktion zu verschaffen. Sie hängen oft in einem Teufelskreis fest. Durch Gedanken wie »Die

Schmerzen sind heute wieder ganz schrecklich – ich bin krank, ich werde nicht gesund und ich muss mich schonen« werden negative Gefühle und Handlungen manifestiert und der Schmerz verstärkt. Mit MBSR wird dieser Teufelskreis durchbrochen. Die körperlichen Zeichen werden erkannt und akzeptiert, jedoch nicht bewertet. Durch den Einsatz von Magnetresonanztomografie (MRT), ein medizinisches Bildgebungsverfahren, haben Forscher am Bender Institute of Neuroimaging an der Universität Gießen bewiesen, dass regelmäßiges Meditieren bestimmte Gehirnbereiche verändert. Der Mandelkern, der als Sitz unseres Angstzentrums gilt, verkleinert sich und der Hippocampus, der für unsere Gedächtnisfunktion verantwortlich ist, wächst. Im orbifrontalen Kortex konnte eine Zunahme der grauen Hirnsubstanz festgestellt werden. In diesem Bereich findet die Entscheidung statt, wie wir Situationen beurteilen und wie wir emotional darauf reagieren.

Das sind nur einige wenige Beispiele, wie Achtsamkeit auf unseren Körper wirken kann. Pranayama hilft dir, während der Asanas die Aufmerksamkeit bei dir zu halten und einzuschätzen, was dein Körper gerade benötigt. Es hilft dir, Unterforderung von Überforderung zu unterscheiden.

Genau das ist es, was Yoga vom Dehnen unterscheidet. Im Yoga geht es nicht darum, dich besonders zu dehnen oder auf Parkbänken die ausgefallensten Handstände zu machen. Das mag zwar schön aussehen und hat Yoga mit Sicherheit in unserer Gesellschaft hipper gemacht. Aber es geht um viel mehr. Es geht darum, deine Achtsamkeit zu steigern, auch im Alltag. Deine Stressresilienz erhöht sich und du kannst entspannt dein volles Leistungspotenzial ausschöpfen. Dein Körper und dein Geist werden ins Gleichgewicht gebracht.

Ich werde immer wieder gefragt, wie man richtig meditiert, doch es gibt kein Richtig oder Falsch. Meditation und auch andere Achtsamkeitsübungen können und sollten individuell sein. Wenn du einen hohen Vata-Anteil in dir trägst, fällt es dir vielleicht schwer, deine Gedanken zur Ruhe zu bringen, vor allem, wenn du in einem komplett stillen Raum sitzt. Denn dann hörst du jedes kleinste Geräusch oder lässt deine Gedanken immer lauter werden. Für den Anfang ist es sinnvoll, eine geführte Meditation zu machen oder leise Hintergrundmusik zu hören. Auch ein Mantra, auf das du dich konzentrierst, kann dir helfen, nicht von deinen Gedanken übermannt zu wer-

Achtsamkeit, Pranayama und Meditation

den. Wenn Vata-Typen sehr gestresst oder erschöpft sind, empfiehlt sich eine Meditation im Liegen, um näher an der Erde zu sein und so ein Gefühl von Stabilität und Sicherheit herzustellen.

Kapha-Typen sollten auf eine liegende Meditation besser verzichten. Das würde den Kapha-Anteil, also Trägheit und Schwere, nur unnötig erhöhen. Wenn Kapha-Typen aus dem Gleichgewicht geraten sind und eine Vata-Störung entwickelt haben, sieht die Welt aber wieder anders aus. Im Allgemeinen jedoch solltest du als Kapha-Mensch eine sitzende Meditation vorziehen. Auch eine Gehmeditation in der Natur kann für Kapha-Typen vorteilhaft sein. Durch die Bewegung und die frische Luft kommt der Kreislauf in Schwung und kurbelt den Stoffwechsel an.

Wenn du einen hohen Pitta-Anteil in deiner Konstitution hast, kann Meditation anstrengend für dich sein. Pitta neigt dazu, sehr ehrgeizig zu sein und sich durch Disziplin und Intelligenz nach oben zu arbeiten. Um Ziele zu erreichen, sind sie oft mit ihrer Umwelt beschäftigt, anstatt sich mit Emotionen und inneren Konflikten auseinanderzusetzen. Bei Achtsamkeitsübungen können dann unterdrückte Emotionen zum Vorschein kommen. Ängste tarnen sich nicht selten als Wut. Genau deswegen kann Meditation für Pitta-Menschen ein Gewinn sein. Pitta-Typen haben eine schnelle Auffassungsgabe und können durch Achtsamkeitsübungen einen Zugang zu ihren wahren Wünschen bekommen.

Für die Meditationen und die Pranayama-Übungen empfehle ich die folgenden zwei sitzenden Varianten.

Sukhasana

In Sukhasana, dem Schneidersitz, sitzt du fest mit beiden Sitzbeinhöckern auf dem Boden. Die Knie fallen nach außen, die Füße liegen voreinander. Die Hände liegen auf den Knien oder in deinem Schoß. Achte darauf, deine Wirbelsäule ganz aufrecht zu halten. Ziehe das Kinn ein Stückchen näher Richtung Brustbein, um die Halswirbelsäule leicht zu strecken. Du solltest möglichst bequem sitzen, ohne die Position zu oft ändern zu müssen. Wenn du dich etwas erhöht auf eine Decke oder ein Kissen setzt, kannst du dich aus dem Becken heraus besser aufrichten.

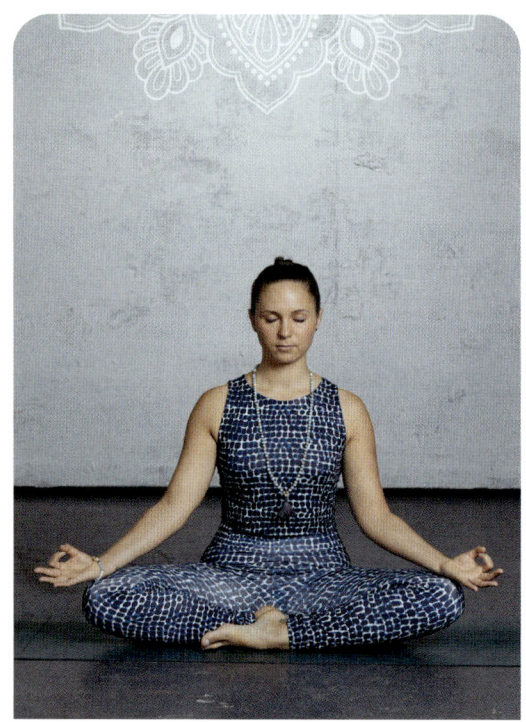

Unterstützter Fersensitz

Diese Variante ist vor allem für Männer geeignet, die von Natur aus eine geringere Hüftöffnung haben. Auch bei Knieproblemen ist der Fersensitz die bessere Wahl. Dabei sitzt du mit dem Gesäß etwas erhöht auf einem Kissen. Beide Füße zeigen nach hinten, die Hände liegen entspannt ab. Je höher du sitzt, desto geringer fällt der Druck auf deine Kniegelenke aus. Achte darauf, dass du eine aufrechte Position einnehmen kannst, ohne dich zu stark anzuspannen.

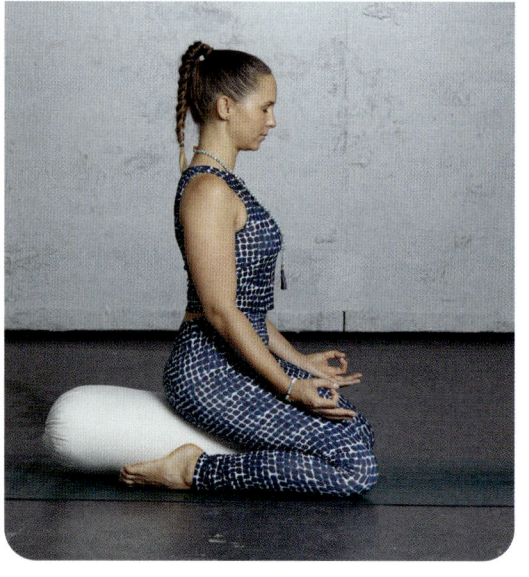

Warm-up: Der perfekte Start in deinen Flow

Für den Start in deinen Flow zeige ich dir meine zwölf liebsten Aufwärmübungen. Für jede Muskelgruppe und vor allem für jedes Gelenk sind geeignete Positionen dabei. So kannst du dein Warm-up in den nächsten Monaten an deine körperlichen Bedürfnisse anpassen. Achte auch beim Aufwärmen schon auf eine tiefe und gleichmäßige Atmung. Dadurch kannst du einerseits dein Nervensystem beruhigen und andererseits einer Überlastung vorbeugen.

Hast du einen hohen Vata-Anteil in deiner Konstitution? Dann solltest du dir für das Warm-up genug Zeit nehmen. Jedes kleine, instabile Gelenk deines Körpers darf mit langsamen Bewegungen auf deine Yogapraxis vorbereitet werden. Hat dein Test einen hohen Pitta-Anteil ergeben? Dann solltest du das Warm-up eher verkürzen. Das liegt einerseits daran, dass die Gelenke von Pitta dazu neigen, schnell zu weich und dadurch instabil zu werden. Andererseits kann sich zu starke Hitze entwickeln, was in zu schneller Erschöpfung münden kann. Dein Testergebnis zeigt ein dominantes Kapha? Dann darfst du das Warm-up etwas anstrengender gestalten, um den Kreislauf in Schwung zu bringen. Deine Gelenke können ruhig etwas weicher werden, sodass dir später einige Asanas leichter fallen.

Symbole

Zu Beginn jeder Übung siehst du, wie die Position auf die verschiedenen Doshas wirkt:

+/- = ausgleichend
+ = erhöhend
- = reduzierend

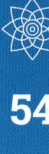

Dein Weg zum perfekten Yoga-Flow

Katze-Kuh

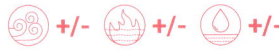

Mit dieser Übung mobilisierst du deine Wirbelsäule. Von unten nach oben wird jeder einzelne Wirbel bewegt. So steigerst du die Flexibilität deines ganzen Rückens.

1. Die Ausgangsposition ist der Vierfüßlerstand. Platziere deine Hände unterhalb deiner Schultern und deine Knie unterhalb deiner Hüfte. Deine Fußrücken liegen auf der Matte, die Unterschenkel sind parallel zueinander.
2. Für die Kuh-Position atme ein und senke den Bauch nach unten. Ziehe dabei die Wirbelsäule in die Länge und die Schulterblätter zueinander. Hebe deinen Kopf an, der Blick ist nach vorn gerichtet. Deine Hüfte bleibt stabil über den Knien.
3. Atme aus und ziehe den Bauchnabel zur Wirbelsäule. Kippe dein Becken nach vorn. Von der Lendenwirbelsäule aus rundet sich dein Rücken bis zu den Halswirbeln. Dein Kinn zieht Richtung Brustbein. Presse dich mit deinen Fingern und deinen Knien nach oben.
4. Wiederhole diese Übung zum Aufwärmen ein paarmal in deinem eigenen Atemrhythmus.

Vata: Nimm dir zu Beginn deiner Praxis Zeit, auf der Matte anzukommen. Führe Katze-Kuh in langsamen und achtsamen Bewegungen aus.

Pitta: Diese fließende Übung ist genau der richtige Start für deine Yogapraxis. Durch häufige Wiederholungen wärmst du deine Wirbelsäule komplett auf und kannst dich vor allem auf Vor- und Rückbeugen gut vorbereiten.

Kapha: Regelmäßig durchgeführt, profitierst du von der verbesserten Flexibilität deiner Wirbelsäule.

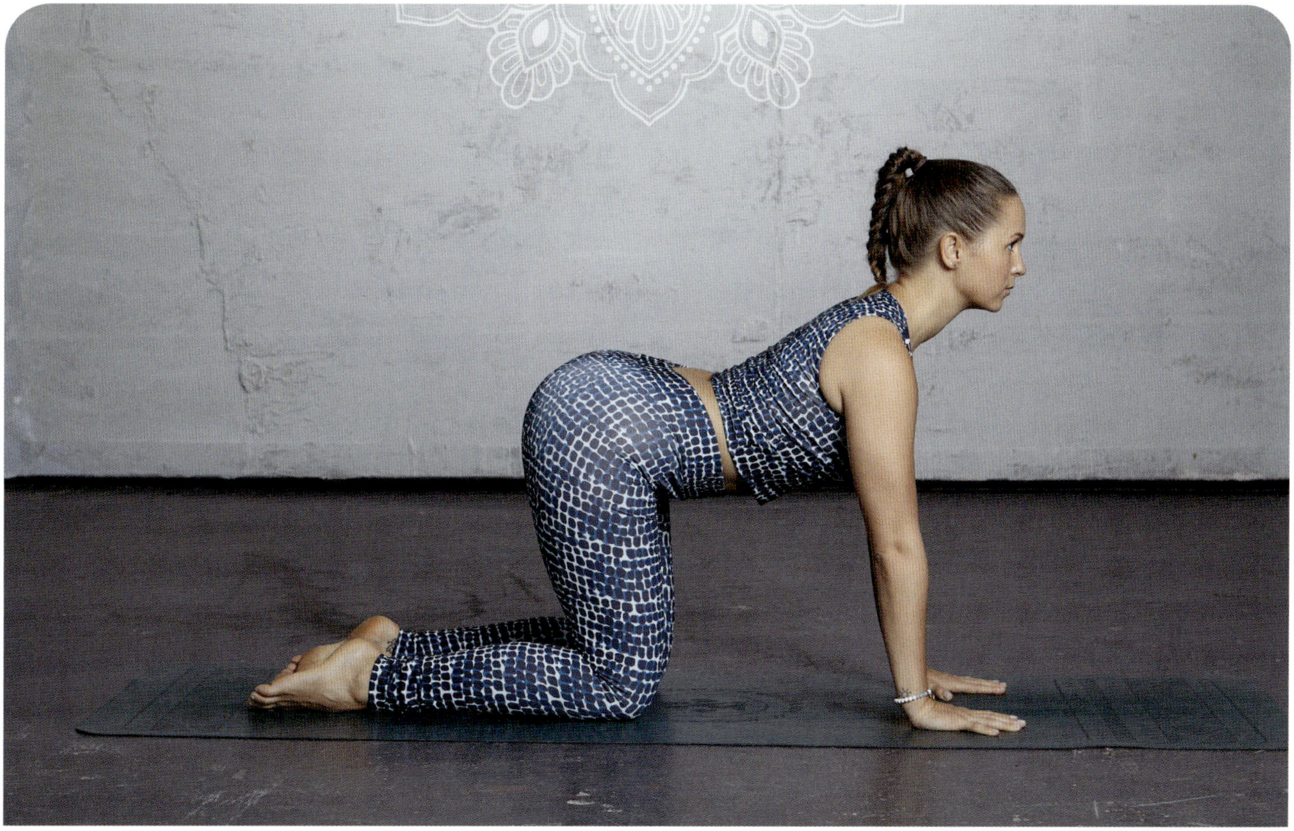

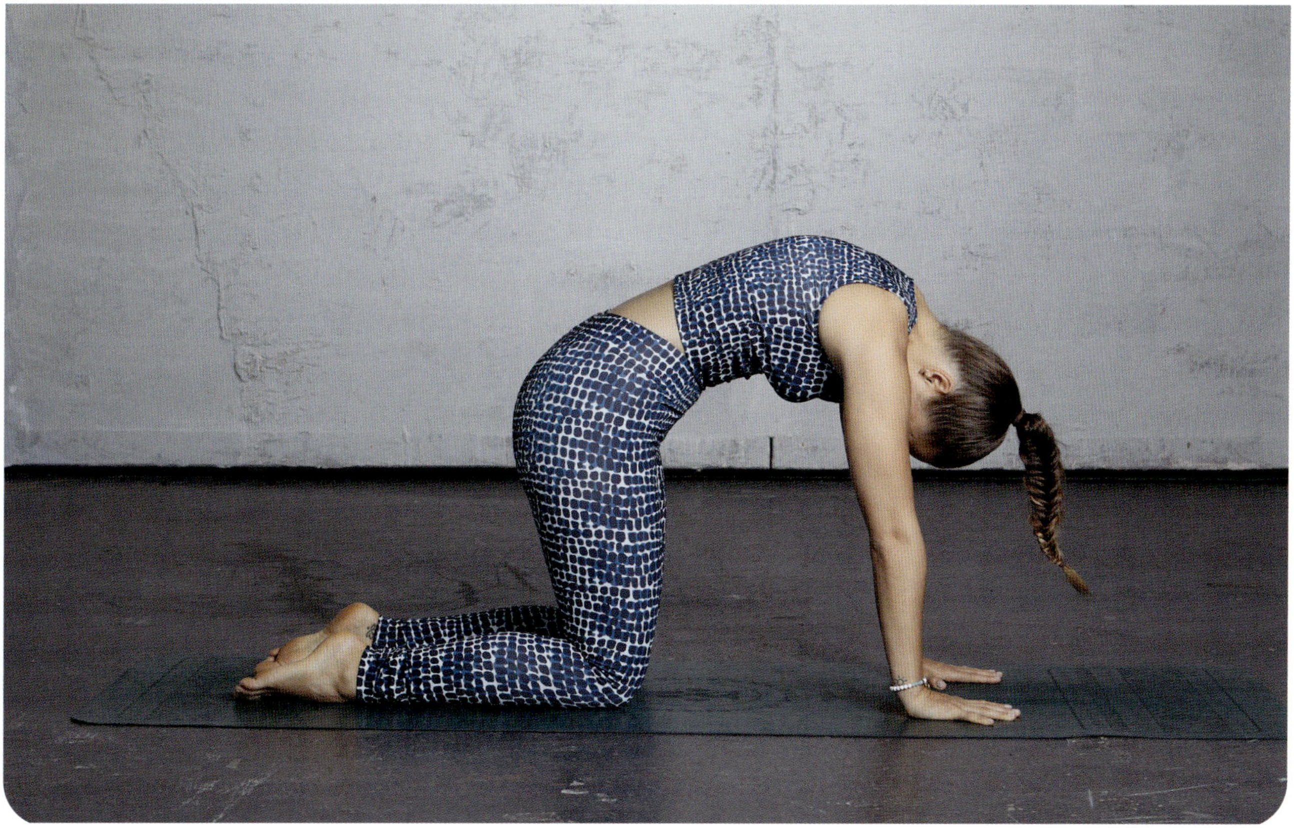

Gedrehte Vorbeuge

Auch diese Warm-up-Übung dient der Mobilisation deiner Wirbelsäule. Du beanspruchst dabei dein Gleichgewichtsorgan und dehnst deine Beinrückseiten und deine Brust. Also ein richtiger Allrounder.

1. Starte in der stehenden Vorbeuge. Deine Beine sind geschlossen und dein Oberkörper ist nach vorn gebeugt.
2. Verschränke einatmend deine Finger hinter dem unteren Rücken und öffne den Brustkorb, indem du deine Hände nach oben Richtung Decke ziehst.
3. Beuge mit der nächsten Ausatmung zuerst das linke Bein und drehe den Oberkörper zur rechten Seite auf. Deine Hände ziehen weiter weg von deinem Körper, sodass du einatmend den Brustkorb noch etwas weiter öffnest.
4. Drehe dich mit der nächsten Einatmung wieder in die Mitte zurück, um dann in der Ausatmung das rechte Knie zu beugen und dich zur linken Seite aufzudrehen. Du kannst die Positionen auch länger halten und sie ein paarmal wiederholen. Nimm dir ausreichend Zeit, deine Wirbelsäule durchzubewegen.

> **Vata:** Die Öffnung deines kleinen Brustkorbs kann dich für eine tiefe Atmung während deiner Yogapraxis vorbereiten.
>
> **Pitta:** Drehung, Balance und Herzöffnung – das ist eine herausfordernde Mischung, die dein feuriges Temperament gern annimmt.
>
> **Kapha:** Im ersten Moment kann die Vorbeuge in Kombination mit der sanften Drehung ungewohnt oder sogar unangenehm sein. Nach einiger Zeit wirst aber auch du die Vorteile spüren.

Warm-up: Der perfekte Start in deinen Flow

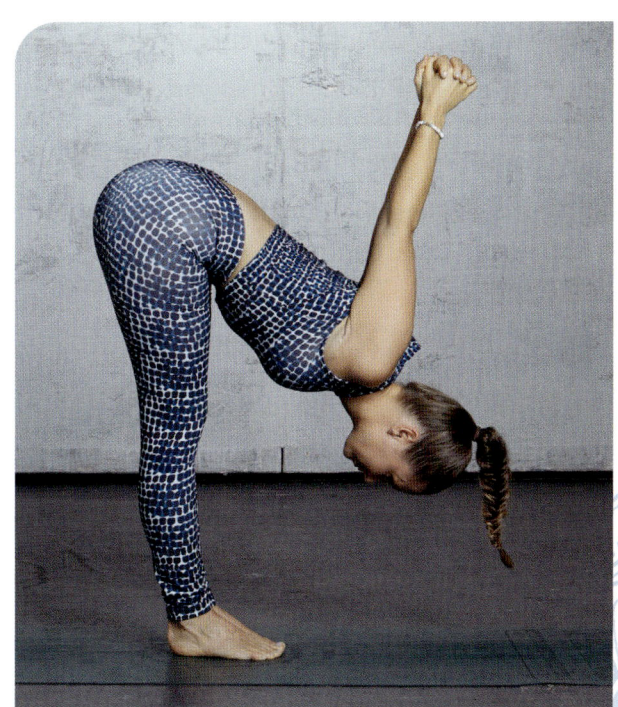
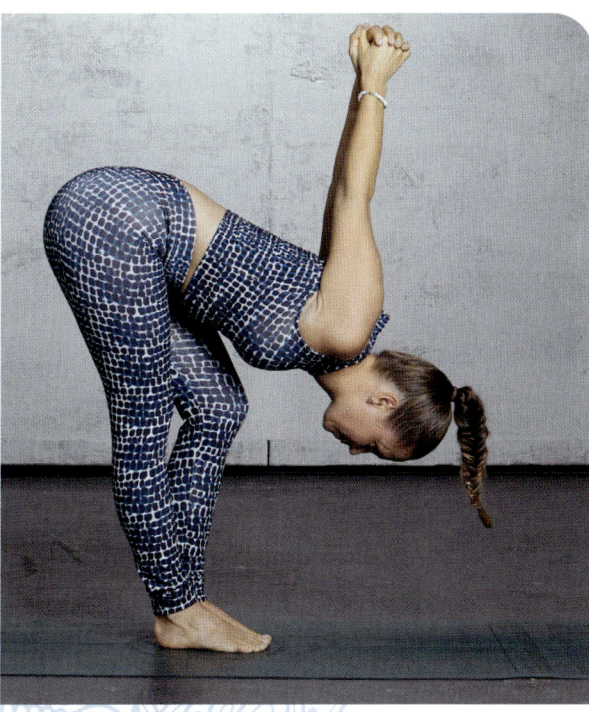
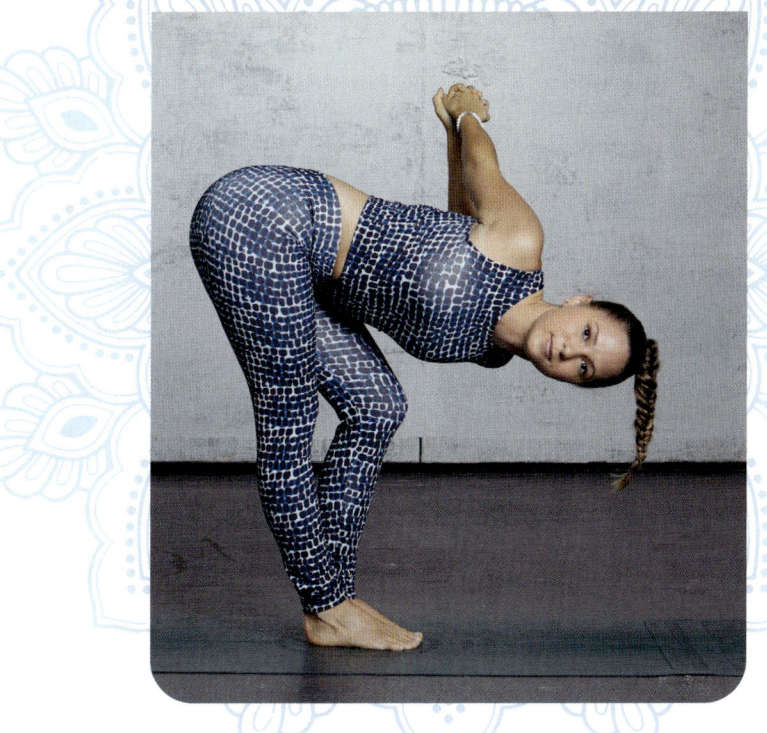

Dein Weg zum perfekten Yoga-Flow

Schulterdehnung

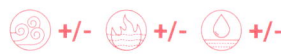

Durch das sitzende Arbeiten am Schreibtisch oder den ständigen Blick aufs Smartphone haben wir oft starke Verspannungen zwischen den Schulterblättern. In dieser Übung dehnst du genau diesen Bereich auf und bewegst auch deine Wirbelsäule durch.

1. Du beginnst im Vierfüßlerstand: deine Hüfte über den Knien, deine Schultern über den Handgelenken. Deine Zehen sind aufgestellt.
2. Hebe mit der Einatmung den linken Arm nach oben und drehe deinen Oberkörper zur linken Seite. Dein Gewicht bleibt gleichmäßig zwischen deiner rechten Hand und deinen Knien verteilt. Die Hüfte bleibt stabil über den Knien.
3. Führe ausatmend den linken Arm unter dir durch und lege die Schulter und die linke Schläfe auf der Matte ab. Den rechten Arm kannst du über deinem Kopf ausgestreckt mit der Handfläche nach unten auf der Matte ausstrecken. Die Wirbelsäule bleibt in dieser Position ganz lang. Verweile hier für ein paar Atemzüge und spüre die Dehnung zwischen deinen Schulterblättern. Wechsle dann die Seite.

> **Vata:** Du neigst zu Verspannungen im Schulter- und Nackenbereich. Diese Übung ist eine Wohltat für deinen Körper.
>
> **Pitta:** Dein Kopf hat in dieser Stellung Kontakt zur Erde. Versuche, alle Gedanken gehen zu lassen und dich nur auf deine Atmung zu konzentrieren.
>
> **Kapha:** Verweile nicht zu lange in der Schulterdehnung. Die leichte Umkehrhaltung könnte zu Schleimansammlungen im Bereich der Nasennebenhöhlen führen. Wähle eine fließende Variante, bei der du rasch die Seiten wechselst.

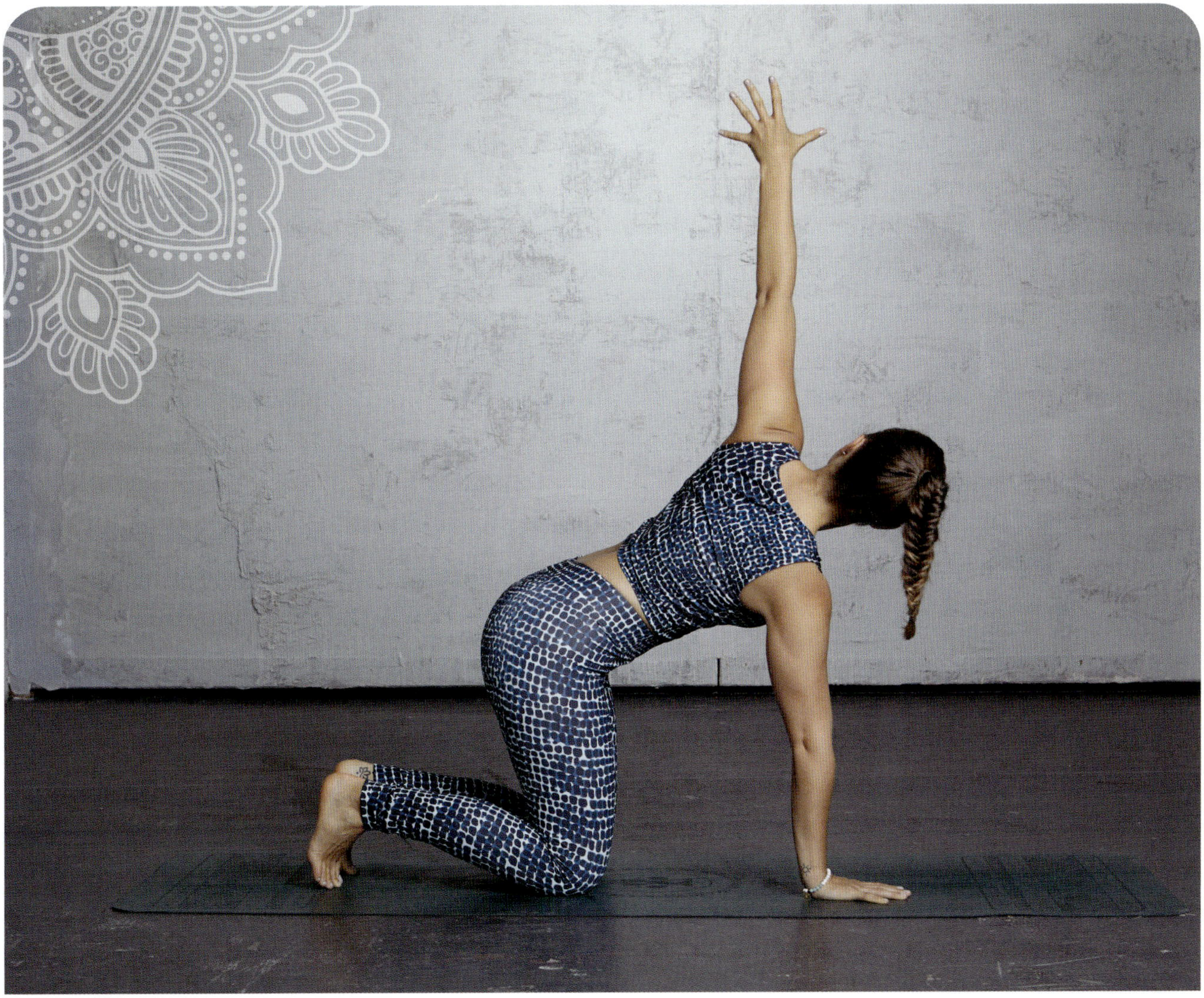

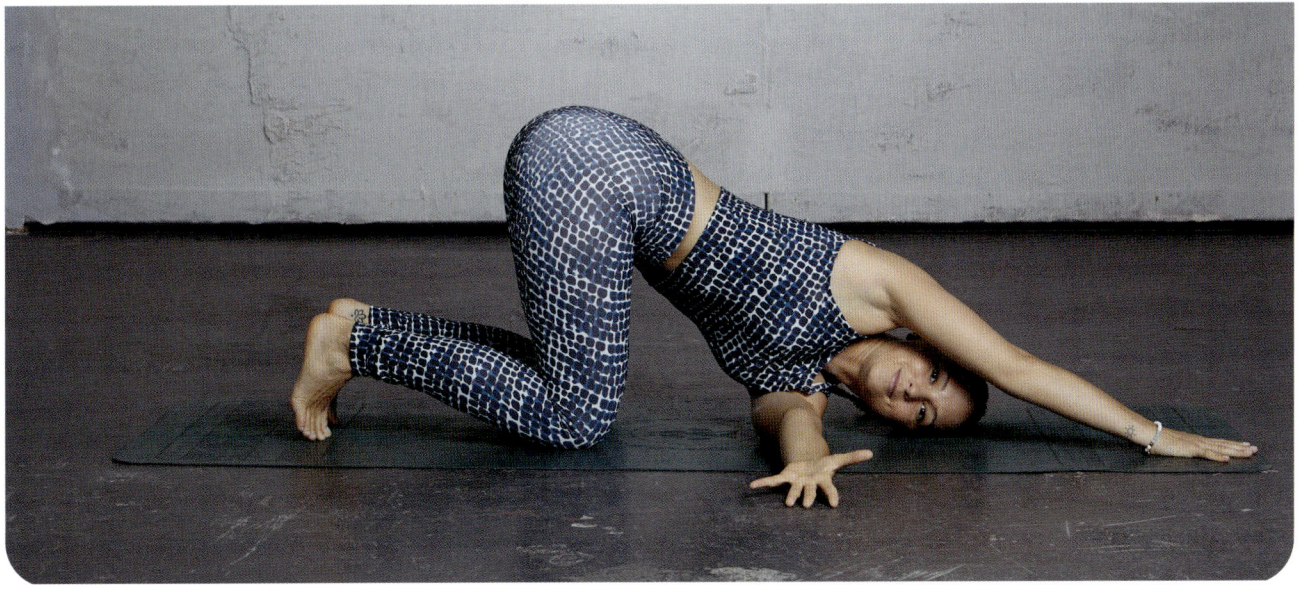

Starke Katze

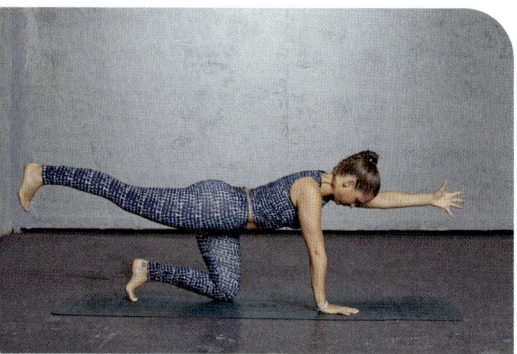

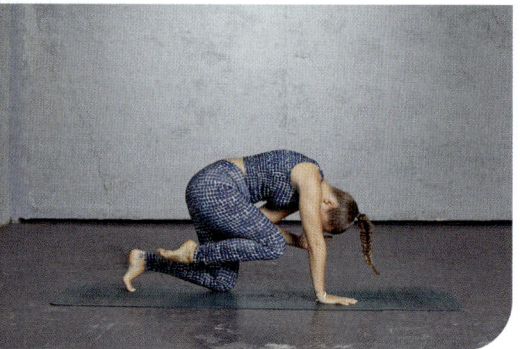

Die starke Katze ist eine Intensivierung von Katze-Kuh. Hier wird nicht nur deine Wirbelsäule mobilisiert, sondern auch deine Körpermitte aktiviert.

1. Beginne im Vierfüßlerstand mit aufgestellten Zehen.
2. Atme ein und strecke einen Arm nach vorn und das gegenüberliegende Bein nach hinten aus. Deine Ferse zieht nach hinten und deine Zehen ziehen zu dir. Strecke dich ganz lang und balanciere auf einer Hand und dem gegenüberliegenden Bein.
3. Ziehe mit der Ausatmung deinen Bauchnabel Richtung Wirbelsäule und bringe Knie und Ellenbogen unter dir zusammen. Werde ganz klein und runde deine Wirbelsäule so gut du kannst.
4. Wiederhole die Übung mindestens dreimal auf jeder Seite, um deine Wirbelsäule gut zu mobilisieren und Kraft in deiner Körpermitte aufzubauen.

Vata: Achte auf deine Handgelenke. Entlaste sie, indem du mehr Druck in deine Finger und Fingerballen bringst.

Pitta: Diese Übung bezieht den gesamten Körper mit ein und erfordert Kraft. Wenn dir sowieso schon warm ist, verzichte lieber auf die starke Katze.

Kapha: Du aktivierst deine Körpermitte und regulierst durch die tiefe Bauchatmung deine Verdauung.

Warm-up: Der perfekte Start in deinen Flow

Gestreckte Welpen-Haltung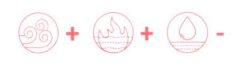

Fehlhaltungen betreffen häufig nicht nur den oberen Rücken, sondern auch den Brustkorb. Wir gehen und sitzen nicht aufrecht, sondern fallen mit unseren Schultern immer wieder nach vorn. Mit dieser Übung kannst du deine verengte Brust wunderbar aufdehnen. Sie eignet sich besonders gut als Vorbereitung für Rückbeugen. Durch die aufgestellten Zehen und die angespannten Oberschenkel wird viel Druck von den Kniegelenken genommen. Sollte das nicht ausreichen, kannst du dir eine Decke unter die Knie legen.

1. Starte im Vierfüßlerstand mit aufgestellten Zehen.
2. Öffne deine Knie etwas weiter als hüftbreit und wandere langsam mit den Händen nach vorn.
3. Lege das Kinn auf die Matte und senke deine Brust Richtung Matte. Wenn du Probleme in der Halswirbelsäule hast, lege lieber deine Stirn auf die Matte. Atme ein paarmal tief ein und aus. Mit jeder Ausatmung sinkst du mit der Brust tiefer Richtung Matte.

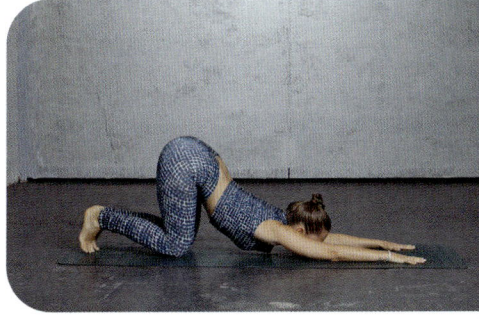

Vata: Lass dir Zeit, deinen Brustkorb Richtung Erde zu bringen. Anfangs kann es sich einfach zu eng anfühlen.

Pitta: Versuche, in dieser Position entspannt weiterzuatmen, und verkrampfe nicht im Schulter-/Nacken-Bereich.

Kapha: Die Öffnung deines Brustkorbs verbessert deine Atmung. Die Aktivität deines Körpers in dieser Position wirkt belebend und vitalisierend.

Schultermobilisation

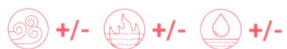

Unsere Schulter ist das beweglichste Gelenk unseres Körpers. Und dennoch ist bei vielen Menschen genau dieses Gelenk versteift. Wir bewegen uns im Alltag viel zu wenig, gerade unsere Schultern. Deswegen ist diese Übung perfekt, um Flexibilität und Bewegungsumfang zu steigern.

1. Finde eine aufrecht sitzende Position, nimm dein Yogaband und spanne es waagrecht knapp über deinem Schoß. Deine Arme sind schräg nach unten ausgestreckt und bilden mit deinem Band ein Dreieck.
2. Atme ein und hebe deine Arme gestreckt nach oben über den Kopf. Das Band sollte immer unter Zug sein. Dein Oberkörper bleibt stabil und aufrecht.
3. Führe die Arme mit der Ausatmung nach hinten und senke sie wieder ab. Bringe einatmend die Arme erneut nach oben und ausatmend nach unten vor deinen Körper. Lass deine Arme dabei die ganze Zeit gestreckt und führe die Übung ganz langsam in deinem Atemrhythmus aus. Du kannst die Augen schließen, um komplett ins Spüren zu kommen. Wenn du ein paar Runden durchgeführt hast, kannst du das Band enger nehmen.

> **Vata:** Deine flexiblen Gelenke erlauben es dir, das Band schon zu Beginn etwas enger zu nehmen.
>
> **Pitta:** Lass deinen Ehrgeiz vor der Tür. Durch achtsame und langsame Bewegungen schützt du dich selbst vor Verletzungen.
>
> **Kapha:** Diese Übung hilft dir, mehr Flexibilität in deinem stabilen Schultergürtel aufzubauen.

Warm-up: Der perfekte Start in deinen Flow

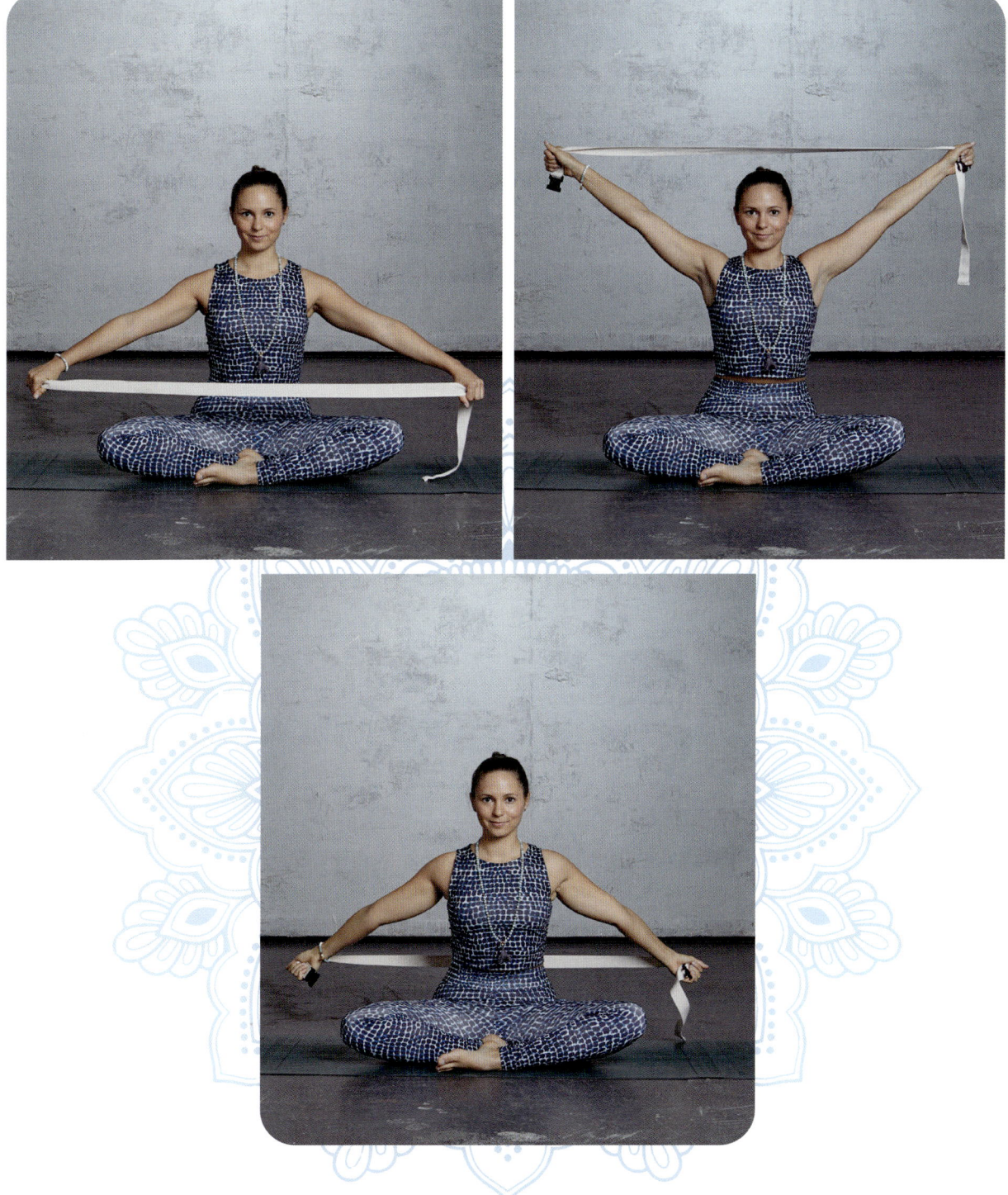

Handgelenksmobilisation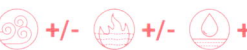

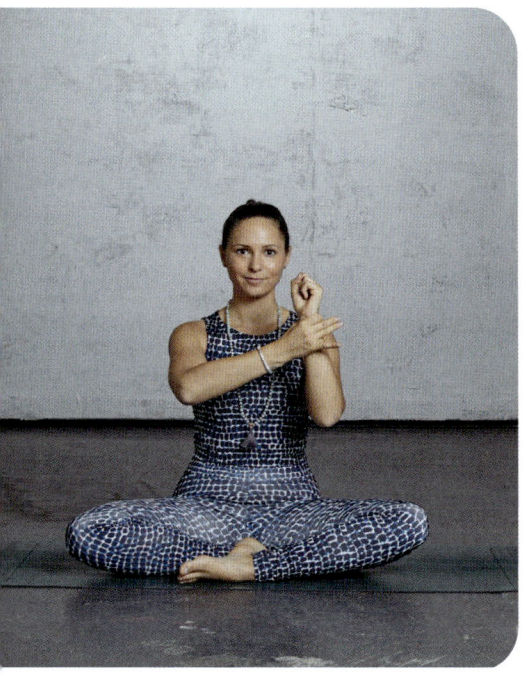

Um dich optimal auf deinen Yoga-Flow vorzubereiten, solltest du nicht nur die großen Gelenke aufwärmen, sondern auch deine Hand- und Fußgelenke.

Neben dem Aufwärmen solltest du immer darauf achten, deine Finger in jeder Position weit aufzufächern. Jeder einzelne Finger und jeder kleine Ballen an der Wurzel deiner Finger sollte die Matte berühren. Dadurch entlastest du deine Handgelenke und beugst Schmerzen und Arthrose vor.

1. Greife mit der rechten Hand um dein linkes Handgelenk. Bilde mit der linken Hand eine Faust und kreise diese ganz langsam in eine Richtung. Atme dabei gleichmäßig ein und aus.
2. Wechsle die Richtung.
3. Wiederhole die Übung mit der anderen Hand.

> **Vata:** Für den Vata-Typen ist es sehr wichtig, die Handgelenke aufzuwärmen. Als Vata-Mensch neigst du zu kleinen, schwachen Handgelenken, deshalb solltest du nie aufs Aufwärmen verzichten.
>
> **Pitta:** Die Gelenke eines dominanten Pitta-Typs können bei zu starker Aufwärmung instabil werden, finde daher die für dich richtige Intensität.
>
> **Kapha:** Du hast stabile Kapha-Handgelenke? Dann arbeite vor allem an der Flexibilität, indem du verschiedene Dehnübungen durchführst.

Sitzender Twist

Deine Wirbelsäule kann sich in so ziemlich alle Richtungen verbiegen. Drehungen erhöhen die Flexibilität deiner gesamten Wirbelsäule und lösen gleichzeitig Verspannungen in deiner Körpermitte. Für den sitzenden Twist startest du erneut in Sukhasana (Schneidersitz).

1. Hebe mit der Einatmung deine Arme nach oben und strecke dich lang.
2. Drehe dich ausatmend zu einer Seite und führe die Arme nach unten. Greife mit der vorderen Hand das gegenüberliegende Knie.
3. Richte dich mit der Einatmung noch etwas mehr auf.
4. Drehe dich ausatmend noch ein bisschen mehr zur Seite. Wiederhole die Übung auf der anderen Seite.

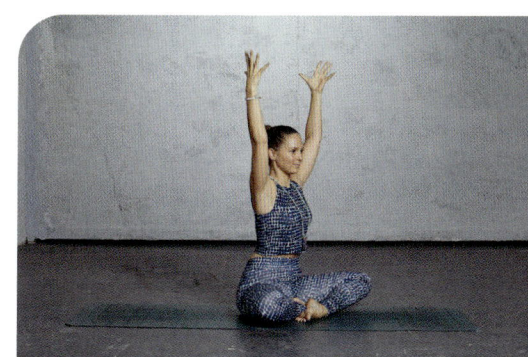
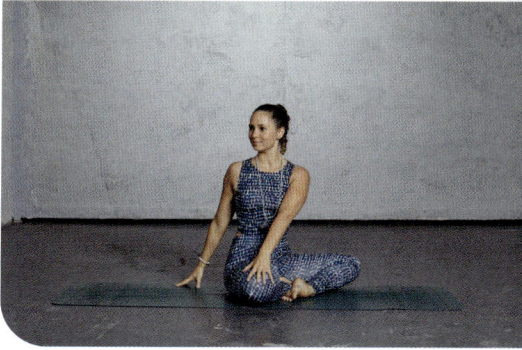

Vata: Diese sanfte Drehung kann dir helfen, Verspannungen und Ängste zu lösen.

Pitta: Solltest du unter akuten Entzündungen der Wirbelsäule leiden, verzichte lieber auf dieses Asana.

Kapha: Tiefe, gleichmäßige Atemzüge in den Bauch helfen dir, deine Verdauung zu aktivieren.

Hüftmobilisation

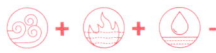

Die Hüfte ist eine zentrale Stelle im Körper. Sind die Hüften in ihrer Beweglichkeit eingeschränkt, ist es auch der untere Rücken. Aufgrund der energetischen Verbindung zwischen Kiefer und Hüften können durch Sitzen hervorgerufene Verspannungen und Verkürzungen zu Kieferproblemen führen. Umgekehrt verkrampft sich die Hüfte, wenn wir unter Stress ständig den Kiefer anspannen. Die Hüfte gilt im Yoga zudem als Epizentrum unserer Emotionen.

1. Setze dich aufrecht hin, die Beine nach vorn ausgestreckt. Lege den rechten Fuß in die linke Ellenbeuge und umarme den Unterschenkel. Verschränke die Hände vor dem Unterschenkel, während dein anderes Bein gestreckt bleibt.
2. Wiege den Unterschenkel langsam hin und her und atme dabei gleichmäßig ein und aus. Löse dein Bein und führe die Übung auf der anderen Seite aus.
3. Für die zweite Variante bleiben beide Beine gestreckt. Greife den rechten Fuß und halte die Brust aufrecht. Die Schulterblätter bleiben nah zusammen. Erreichst du den Fuß nicht, umgreife den Unterschenkel. Atme tief ein.
4. Ziehe ausatmend den Fuß Richtung Ohr und strecke dein Bein einatmend wieder.

> Vata: Diese beiden Übungen zur Hüftmobilisation sollten für dich kein Problem darstellen.
>
> Pitta: Wie erwähnt, stecken in unseren Hüften viele Emotionen. Wundere dich also nicht, wenn du Gefühle wie Wut verspürst.
>
> Kapha: Die Hüfte ist ein Gelenk, das zum Großteil durch straffe Bänder stabilisiert ist. Diese Stabilität kann dich behindern. Durch eine regelmäßige Mobilisation kannst du die Flexibilität in den Hüften erhöhen.

Warm-up: Der perfekte Start in deinen Flow

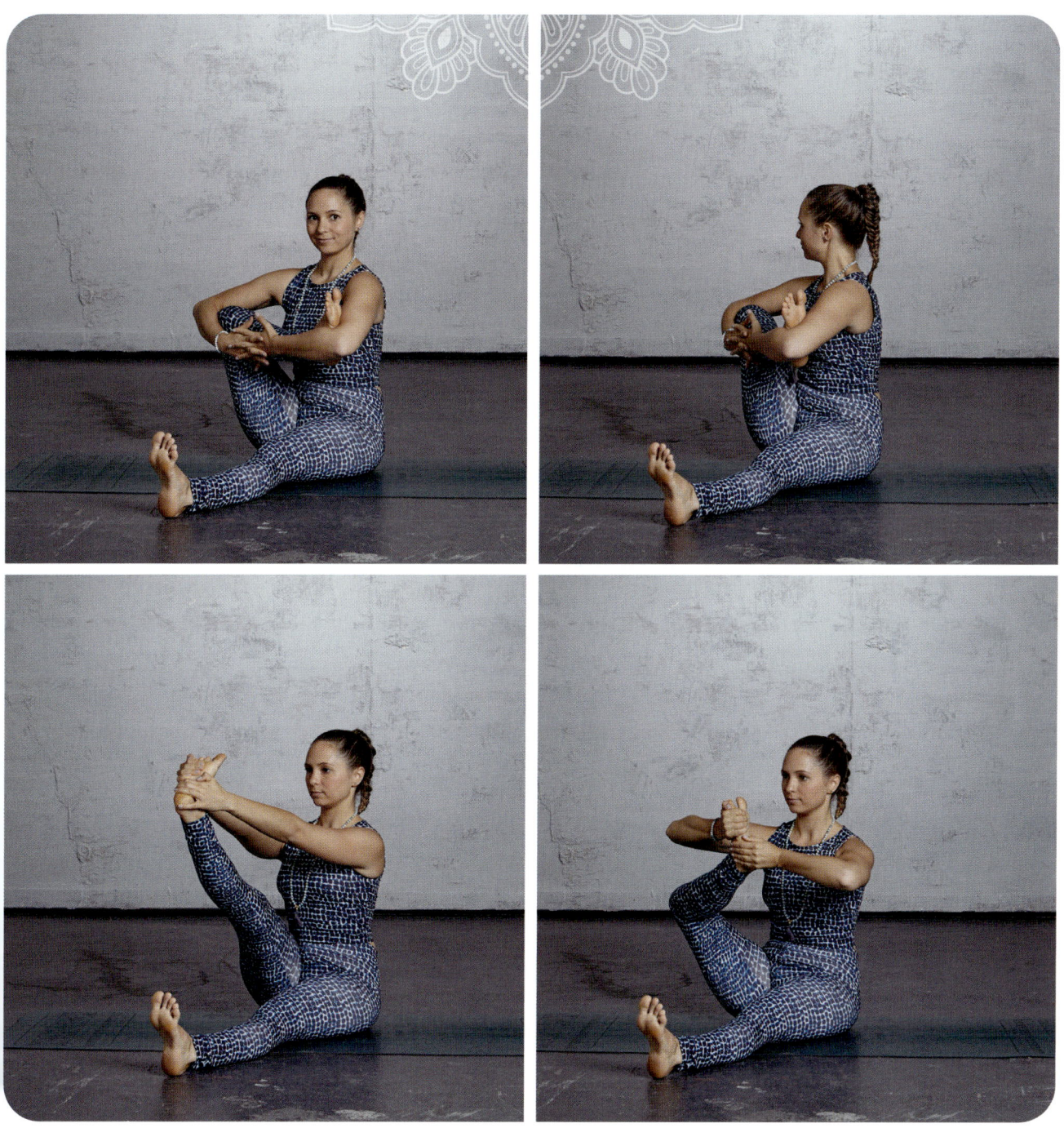

Sitzende Seitbeuge

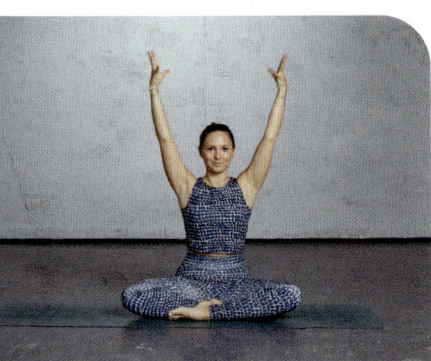

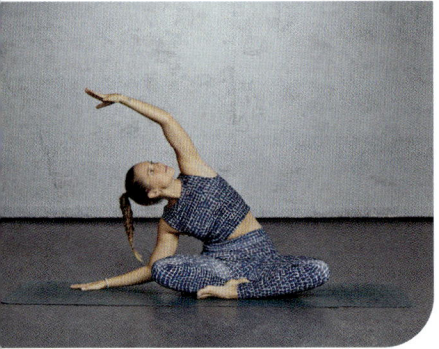

Neben der Beugung, Streckung und Rotation ist die Seitdehnung die letzte wichtige Bewegungsrichtung unserer Wirbelsäule. Vor allem im Sitzen kannst du kontrolliert deine Flanken dehnen und die Wirbelsäule zur Seite neigen. Ausgangsposition ist wieder Sukhasana. Achte darauf, dass zu jeder Zeit beide Gesäßhälften am Boden bleiben.

1. Dein Oberkörper ist aufrecht. Atme ein und hebe die Arme über den Kopf. Versuche, deine Körpermitte stabil zu halten und nicht nach vorn oder nach hinten zu kippen.
2. Neige dich mit der Ausatmung zur rechten Seite. Nimm deinen linken Arm über den Kopf und versuche, deine Schulter nach hinten zu schieben, um deine Brust zu öffnen und deine Flanke gut zu dehnen.
3. Komme einatmend zurück zur Mitte und neige dich mit der Ausatmung zur anderen Seite. Du kannst etwas länger in der Seitbeuge verweilen oder die Übung fließend durchführen.

Vata: Wenn dir die Seitbeuge sehr leichtfällt, kannst du dich auf einen Block setzen, um den Abstand zum Boden zu erhöhen. Vermeide die Seitbeuge, wenn du dich sehr gestresst fühlst, weil sie dein Vata erhöhen kann.

Pitta: Die Seitbeuge hat eine kühlende Wirkung und ist daher vor allem im Sommer gut.

Kapha: Die Dehnung deiner Flanken öffnet den Brustkorb auf ungewohnte Art und Weise und kann überschüssigen Schleim in den Bronchien reduzieren.

Warm-up: Der perfekte Start in deinen Flow

Stehende Seitbeuge

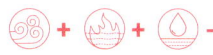

Sich morgens nach dem Aufwachen erst einmal zu strecken und zu rekeln, ist gar keine schlechte Idee, denn durch die Öffnung der Flanken, also dem Bereich zwischen Hüfte, Zwischenrippenmuskulatur und Brustkorb, schaffst du Raum für tiefe Atemzüge. Du verhilfst deinem Körper so zu neuer Energie und belebst dich am Morgen. Genau das Gleiche passiert, wenn du die stehende Seitbeuge machst.

1. Beginne aufrecht in der Bergposition, die Beine sind geschlossen.
2. Bringe einatmend die Arme über die Seiten nach oben und deine Handflächen zueinander. Optional kannst du die Finger auch ineinander verschränken.
3. Neige dich ausatmend nach rechts, nimm die Schultern nach hinten und öffne die Brust. Bleibe hier für einige Atemzüge.
4. Atme ein, komme zur Mitte zurück und beuge dich mit der nächsten Ausatmung zur anderen Seite.

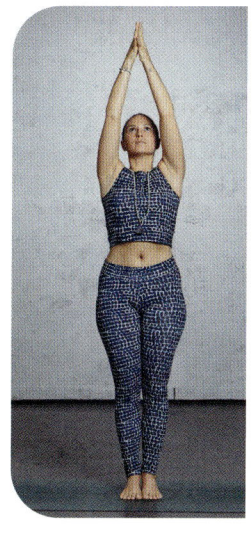
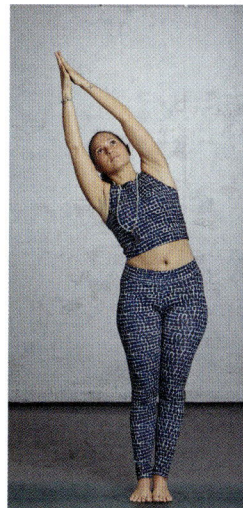

Vata: Mit der Seitbeuge kannst du deinen kleinen, engen Brustkorb öffnen und die tiefere Atmung genießen.

Pitta: Du benötigst hier Kraft aus deiner Körpermitte. Vermeide zu langes Verweilen in der Position und verkrampfe dich nicht.

Kapha: Du wirst von der tieferen Atmung und der Mitarbeit deiner Bauchmuskeln stark profitieren.

Dein Weg zum perfekten Yoga-Flow

Zehendehnung

Unsere Füße besitzen mehrere Energiepunkte, sogar mehrere Energiebahnen. Mittlerweile wissen wir, dass die sogenannten Fußreflexzonen in Verbindung mit unseren Organen stehen. Wenn wir barfuß laufen, aktivieren wir diese Punkte und lösen Blockaden in unserem Körper. Im Ayurveda nennen wir diese Energiezentren Marma-Punkte. Durch den Druck auf diese Punkte und das Lösen der Blockaden können wir unsere Selbstheilungskräfte aktivieren. Das kannst du auch mit nachfolgender Übung erreichen.

1. Komme in den Kniestand, stelle die Zehen auf und setze dich langsam auf deine Fersen. Versuche, jeden einzelnen Zeh mit in die Dehnung zu nehmen. Atme gleichmäßig ein und aus und verweile einige Momente in dieser Position.
2. Bringe zum Ausgleich die Fußrücken auf die Matte zurück und lege deine Hände hinter dir auf die Matte, die Fingerspitzen zeigen nach vorn. Aktiviere deine Bauchmuskeln und hebe die Knie.
3. Atme ein paarmal tief ein und aus, bevor du die Position wieder auflöst. Du kannst die Übung beenden, indem du in den Vierfüßlerstand zurückkehrst und deine Fußrücken abwechselnd auf die Matte klopfst.

> **Vata:** Die Aktivierung der Marma-Punkte in deinen Füßen kann unterdrückte Emotionen lösen.
>
> **Pitta:** Konzentriere dich nicht auf das unangenehme Gefühl in deinen Füßen, sondern beobachte deinen Atem. Du kannst hier lernen, deine Emotionen zu kontrollieren.
>
> **Kapha:** Die Aufdehnung deiner Fußsohlen kann anfangs sehr schmerzhaft sein. Taste dich langsam an diese Übung heran.

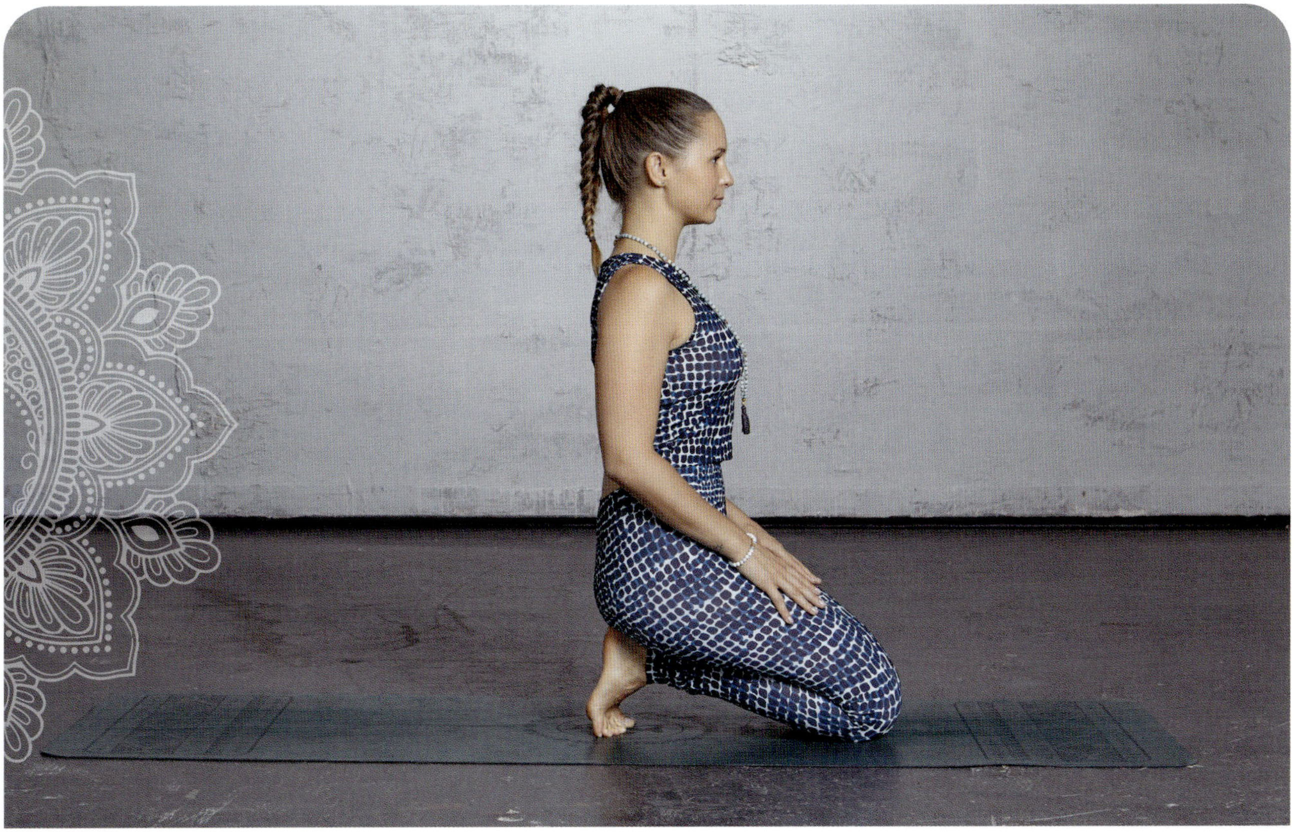

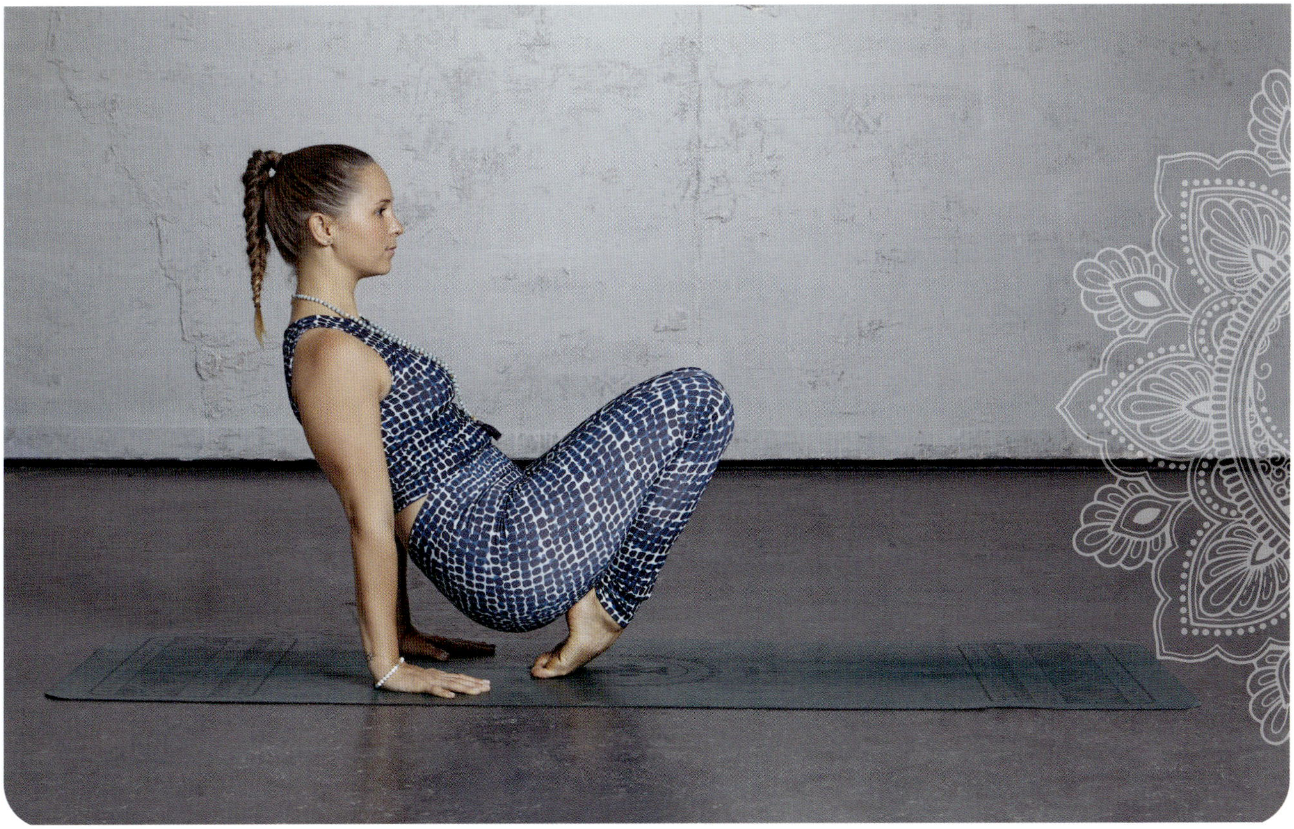

Sonnengruß A

Wie schon bei den Aufwärmübungen werde ich dir bei den einzelnen Asanas des Sonnengrußes zeigen, worauf du mit deiner Konstitution achten musst. Wenn du einen hohen Vata-Anteil hast, solltest du versuchen, die Abfolge besonders langsam durchzuführen und deine Atemzüge in die Länge ziehen. Finde Ruhe in deiner Praxis, um innere Unruhe und Stress abzubauen. Wenn du deinen Körper stärken willst, kannst du zum Beispiel das Brett länger halten, bevor du dich absenkst. Achte nur darauf, dich nicht zu überfordern.

Um dein Pitta-Feuer im Zaum zu halten, darfst du während deiner Praxis immer wieder kleine Pausen einbauen. Im Sonnengruß bietet es sich an, einige Zeit in der Kobra oder im herabschauenden Hund zu verweilen. Du kannst aber auch auf dem Rückweg von der Kobra in den herabschauenden Hund einen Zwischenstopp in der Kindposition einbauen. Deiner Fantasie sind hier keine Grenzen gesetzt.

Du hast einen hohen Kapha-Anteil? Dann solltest du schnellere, fließendere Bewegungen bevorzugen. Kapha-Naturen lieben stetige und gleichmäßige Bewegungen. Nur durch körperliche Bewegung kommen auch dein Kreislauf und dein Stoffwechsel in Bewegung. Deine Verdauung verbessert sich, du stärkst dein Immunsystem und förderst die Ausleitung von Giftstoffen. Versuche, nicht allzu viele Pausen einzulegen.

Tipp

Hast du stark verkürzte Beinrückseiten? Dann lass deine Knie zu Beginn der Praxis gebeugt und lege deinen Bauch auf deinen Oberschenkeln ab. Im Verlauf werden deine Beinrückseiten immer weicher, sodass du mit der Zeit die Beine durchstrecken kannst.

Warm-up: Der perfekte Start in deinen Flow

1. Starte in der Bergposition am vorderen Rand der Matte. Deine Beine sind geschlossen. Aktiviere deine Oberschenkel, indem du deine Kniescheiben nach oben ziehst, sowie deine Körpermitte. Ziehe den Bauchnabel zur Wirbelsäule, das Steißbein schiebst du Richtung Boden. Die Fingerspitzen ziehen Richtung Boden, gleichzeitig hebst du das Brustbein und lässt die Schulterblätter nach unten fließen. Der hintere Scheitelbereich zieht hinauf, damit sich der Nacken streckt.
2. Führe mit der Einatmung deine Arme über die Seiten nach oben. Auch dein Blick geht nach oben. Deine Schultern sind entspannt, weit weg von den Ohren.
3. Atme aus und beuge deinen Oberkörper aus der Hüfte nach unten. Platziere deine Hände auf dem Boden. Beuge die Knie, falls du den Boden nicht erreichst. Dein Kopf und dein Nacken bleiben entspannt. Dein Gewicht ist mehr auf den Vorfüßen als auf den Fersen.
4. Atme ein und bringe den rechten Fuß weit nach hinten. Dein Rücken bleibt lang und dein Blick ist nach vorn gerichtet. Verteile dein Gewicht auf beide Beine.
5. Presse mit der Ausatmung deine Hände in die Matte und führe den anderen Fuß ebenso nach hinten. Komme in den herabschauenden Hund und schiebe dein Becken nach hinten oben und deine Fersen Richtung Boden. Dein Rücken und deine Beine sind gestreckt, du rotierst deine Oberarme nach außen.
6. Rolle einatmend über deine Zehen nach vorn in die Brettposition. Deine Schultern sind über den Handgelenken.
7. Atme aus und bringe Knie, Brust und Kinn zur Matte. Dein Gesäß bleibt in der Luft. Deine Ellenbogen bleiben eng am Körper.
8. Schließe mit der Einatmung die Beine, lege dein Schambein und deine Fußrücken auf die Matte und hebe die Brust für die Kobra. Dein Blick ist nach vorn auf den Boden gerichtet, um deine Halswirbelsäule zu strecken.
9. Stelle ausatmend deine Zehen auf, bringe dein Gesäß zurück zu den Fersen und strecke dann langsam deine Beine, um in den herabschauenden Hund zurückzukommen.
10. Atme ein und bringe dein rechtes Bein nach vorn zwischen deine Hände in den Ausfallschritt.
11. Atme aus und stelle den linken Fuß wieder neben den rechten. Dein Oberkörper ist erneut vorgebeugt in der ganzen Vorbeuge.

12. Richte dich einatmend mit geradem Rücken auf und strecke deine Arme wieder nach oben.
13. Führe deine Arme mit der Ausatmung erneut nach unten und beende den Sonnengruß mit der Bergposition. Wiederhole ihn mehrfach, um deinen Kreislauf in Schwung zu bringen.

Varianten

Am Anfang fällt es oft schwer, das Bein vom herabschauenden Hund wieder nach vorn zwischen die Hände zu bringen. Diese zwei Varianten helfen dir dabei.

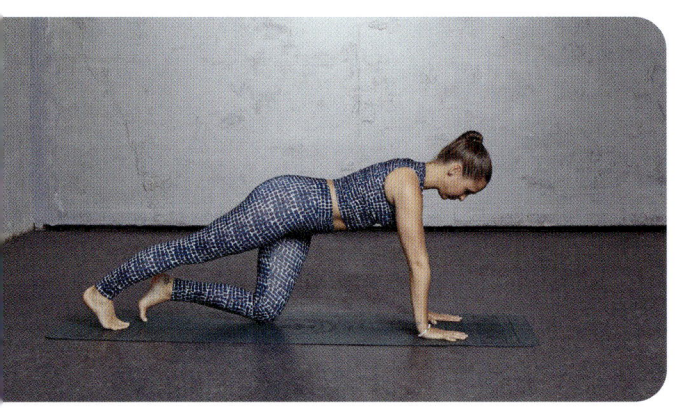

Bei der ersten Variante legst du ein Knie auf der Matte ab. Dann führst du das andere Bein nach vorn und greifst dein Sprunggelenk mit deiner Hand.

Dadurch kannst du deinen Fuß auf die Höhe deiner Hände bringen. Du legst beide Hände zurück zur Matte und hebst dein Knie wieder vom Boden an, um dein hinteres Bein erneut durchzustrecken.

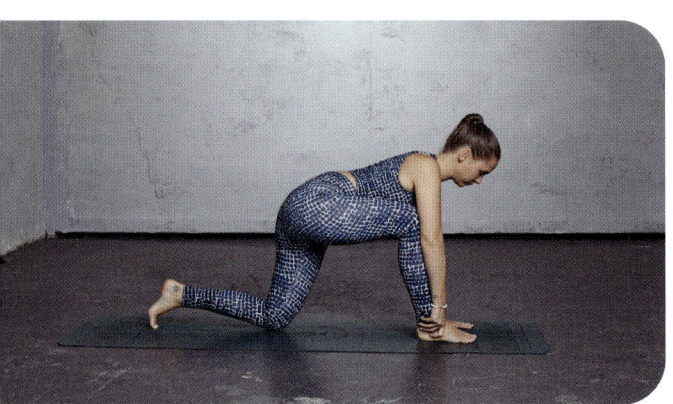

Wenn du die erste Variante schon gut beherrschst, kannst du einen Schritt weitergehen. Du bringst zuerst dein Knie nah zur Brust. Von hier aus löst du langsam dein Handgelenk von der Matte und schaffst es dadurch, deinen Fuß abzusetzen. Das gibt dir mehr Raum für dein Bein.

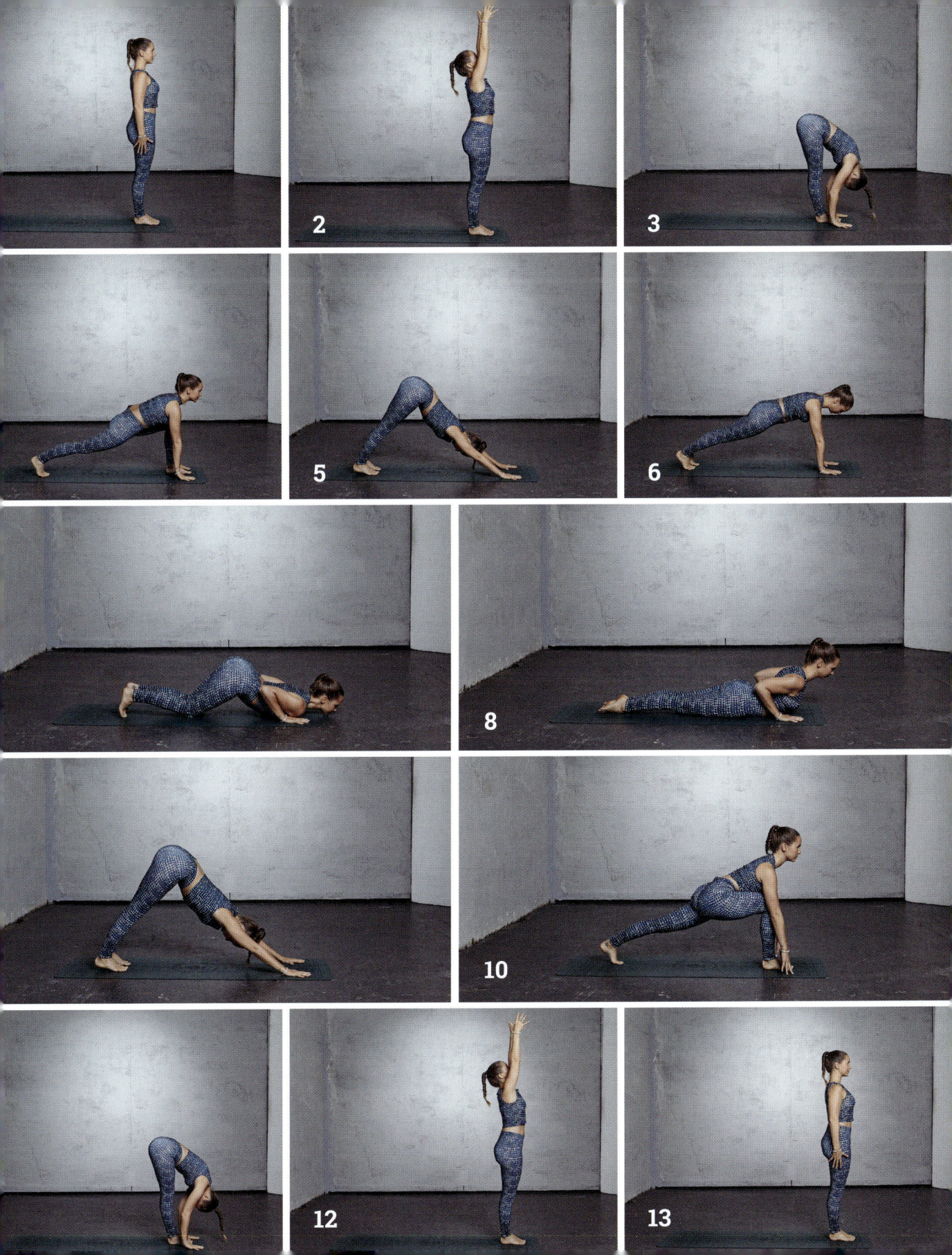

Sonnengruß B

Der Sonnengruß B ist etwas anspruchsvoller. Er besteht aus neun verschiedenen Asanas, die dich ganz schön ins Schwitzen bringen können. Stress dich nicht, wenn dich der Sonnengruß B zunächst überfordert. Du kannst deinen Körper Schritt für Schritt an die neue Belastung gewöhnen. Gehe liebevoll und geduldig mit dir um, du wirst es früher oder später schaffen.

1. Beginne wie beim Sonnengruß A in der Bergposition.
2. Beuge einatmend für die siegreiche Stellung deine Knie und ziehe deine Fingerspitzen Richtung Matte. Von hier aus hebe deine Brust nach oben an und strecke deine Arme nach oben.
3. Atme aus, strecke deine Beine wieder und senke deinen Oberkörper nach unten für die ganze Vorbeuge.
4. Hebe mit der Einatmung deinen Oberkörper an, bis der Rücken lang und flach ist. Deine Fingerspitzen können die Matte berühren oder du platzierst sie an deine Schienbeine oder Oberschenkel. Wenn du keine Probleme mit der Halswirbelsäule hast, richte deinen Blick nach vorn.
5. Atme aus und gehe mit zwei Schritten nach hinten in die Brett-Position.
6. Senke deinen Körper ab in Chaturanga Dandasana. Beuge deine Ellenbogen, bis sie im rechten Winkel sind. Versuche, dich nicht tiefer abzusenken, um Kraft zu sparen und deine Gelenke zu schützen. Deine Ellenbogen bleiben eng am Körper.
7. Atme ein, lege deine Fußrücken auf die Matte und hebe deine Brust nach vorn oben in den heraufschauenden Hund. Nur deine Fußrücken und deine Hände berühren die Matte. Bleibe im gesamten Körper aktiv, vor allem in der Körpermitte, um den unteren Rücken zu schützen.
8. Hebe ausatmend dein Becken nach hinten oben, stelle die Füße auf und komme in den herabschauenden Hund. Dein Gewicht ist gleichmäßig auf Hände und Füße verteilt.
9. Drehe deine linke Ferse nach innen und steige mit dem rechten Fuß nach vorn zwischen die Hände. Atme ein und richte den Oberkörper auf in den Krieger I. Die Arme sind nach vorn ausgestreckt. Beide Hüftknochen zeigen nach vorn.

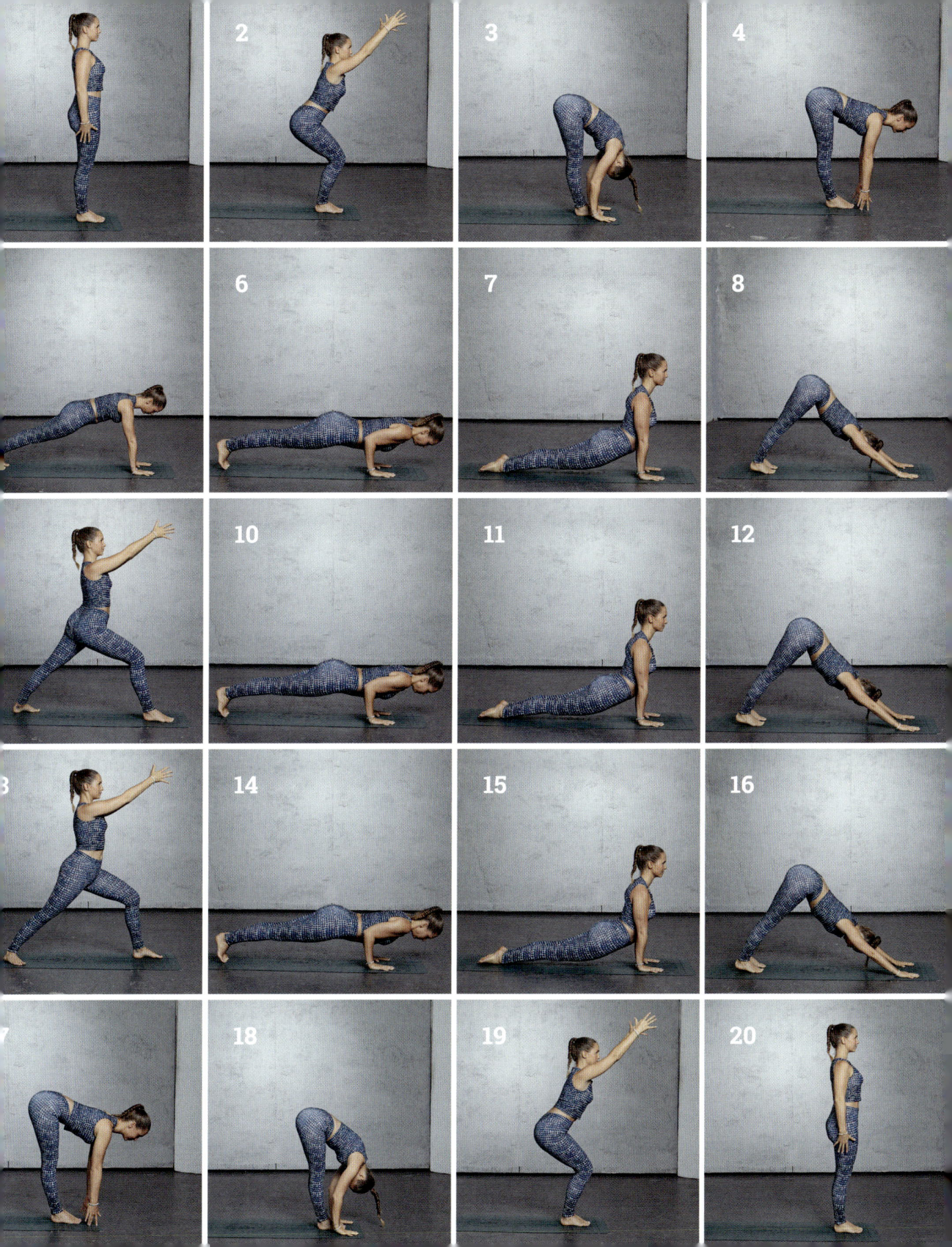

10. Bringe mit der Ausatmung die Handflächen zurück auf den Boden neben den linken Fuß, steige damit zurück und senke deinen Körper ab für Chaturanga Dandasana.
11. Atme ein und hebe dich in den heraufschauenden Hund.
12. Drücke dich ausatmend zurück in den herabschauenden Hund.
13. Drehe die rechte Ferse nach innen und steige mit dem linken Fuß nach vorn zwischen die Hände. Atme ein und richte deinen Oberkörper auf in den Krieger I. Deine Arme sind nach vorn ausgestreckt. Beide Hüftknochen zeigen nach vorn.
14. Atme aus, steige zurück und senke dich ab in Chaturanga Dandasana.
15. Hebe einatmend deinen Körper in den heraufschauenden Hund.
16. Presse dich mit der Ausatmung zurück in den herabschauenden Hund.
17. Atme ein und komme in zwei Schritten nach vorn zwischen deine Hände. Der Rücken ist wieder halb hoch angehoben und dein Blick nach vorn gerichtet.
18. Senke ausatmend den Oberkörper in die ganze Vorbeuge.
19. Beuge mit der Einatmung die Knie, bringe dein Gewicht in die Fersen und richte den Oberkörper auf, um zurück in die siegreiche Stellung zu kommen. Deine Arme sind wieder nach oben ausgestreckt.
20. Beende den Sonnengruß B mit der Bergposition, indem du ausatmend die Beine streckst und die Arme nach unten führst.

Tipp

Wenn du schon fortgeschrittener bist und deine Arme kräftig sind, kannst du versuchen, in Chaturanga zu springen. Dafür musst du mehr Gewicht in die Arme bringen. Um deine Beine kontrolliert nach hinten zu schwingen, benötigst du einiges an Bauchspannung. Die Landung sollte mit gebeugten Ellenbogen erfolgen, um deine Gelenke zu schützen. Als Vata-Typ solltest du auf den Sprung eher verzichten oder dich zumindest ganz langsam herantasten. Deine schmalen Gelenke können hierbei schnell überlastet werden. Richtige Profis können in Chaturanga noch ein Bein anheben und so durch die Sequenz fließen. Hebe das Bein dafür schon im herabschauenden Hund an und komme so nach vorn in die Brett-Position. Bringe deinen Fuß erst im herabschauenden Hund wieder auf die Matte. Hier musst du vor allem darauf achten, dein Gewicht gleichmäßig auf die drei verbliebenen Auflagepunkte zu verteilen.

Cool-down für einen entspannten Ausklang

Für dein Cool-down habe ich 13 Übungen ausgewählt, die du deinen Bedürfnissen anpassen kannst. Am Ende deiner Praxis stehen vor allem erdende Elemente, die deinen Körper beruhigen. Für Vata-Typen ist diese Phase besonders wichtig. Schließe deine Augen, verbinde dich mit der Erde und konzentriere dich auf deine Atmung. Das beruhigt und gibt deinem Körper seine natürliche Schwere zurück.

Pitta-Typen kann es schwerfallen, mit einer ruhigeren Serie abzuschließen. Doch gerade für sie ist es wichtig, nach der Anstrengung zur Ruhe zu kommen und in sich zu gehen. Emotionen bekommen Raum, überschüssiges Feuer kühlt ab. Pitta-Typen sollten sich nach der Yogapraxis entspannt und erleichtert fühlen.

Für Kapha-Typen kann die Cool-down-Phase kürzer sein. Sie sollten eher sitzende statt liegende Positionen wählen, damit sie nach der Stunde nicht in eine Trägheit fallen. Hier ist es wichtig, die Balance zwischen Aktivität und Passivität zu finden. War der Flow sehr anstrengend, benötigt auch Kapha eine erdende Schlusssequenz.

Kindposition

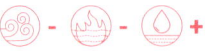

Die Kindposition ist nicht nur gut geeignet, um deinen Körper nach der Yogapraxis abzukühlen, sondern auch, um während des Flows Abkühlung zu finden und dich zu erden. Sie ist hilfreich, wenn du deine Atmung einfangen musst und sie wieder gleichmäßig ein- und ausfließen lassen möchtest. Die Kindposition kann dir auch helfen, dich auf den Schlaf vorzubereiten. Eine kraftvolle Yogapraxis powert dich aus und reduziert dein Gedankenkarussell. Die Kindposition am Ende verbindet dich mit der Erde und wirkt beruhigend.

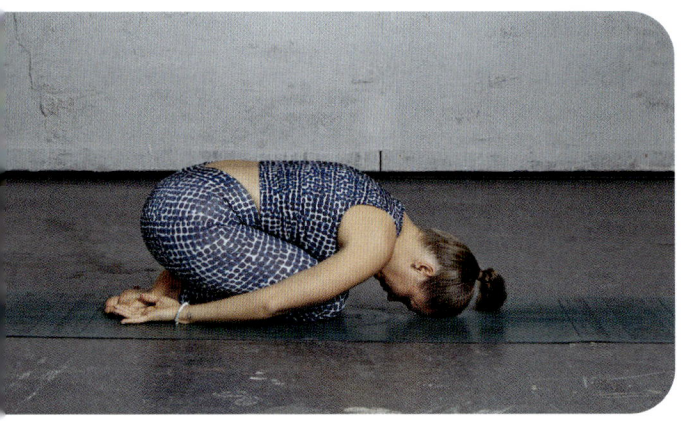

1. Lege deine Fußrücken auf die Matte und setze dich auf die Fersen.
2. Bringe mit der Ausatmung deinen Oberkörper nach vorn und lege die Stirn auf der Matte ab. Du kannst deine Knie auch mattenbreit öffnen oder deine Arme nach vorn ausstrecken.

Vata: Der enge Kontakt zur Erde bringt dir Entspannung und Ruhe.

Pitta: Wenn du dich wütend oder gestresst fühlst, kannst du die Kindposition nutzen, um dich von deinen Emotionen zu befreien.

Kapha: Nach einem anstrengenden Yoga-Flow kann dich die Kindposition wieder in Balance bringen. Verweile aber während der Stunde nicht zu häufig darin.

Cool-down für einen entspannten Ausklang

Frosch

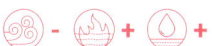

Nach der Yogapraxis hilft der Frosch dir, den Kontakt zum Boden wiederzufinden und den Oberkörper komplett zu entspannen. Die Hüftöffnung ermöglicht den Abbau negativer und belastender Emotionen. Am Anfang wird dein Becken noch weit in der Luft sein und nicht so leicht zur Matte sinken. Du kannst ein Kissen unter das Becken legen. Wichtig ist dein Atem. Durch eine tiefe und gleichmäßige Ein- und Ausatmung lässt dein Körper los und du sinkst passiv tiefer in die Position. Außerdem solltest du in jeder hüftöffnenden Stellung darauf achten, deinen Kiefer zu lockern und die Zahnreihen auseinandergleiten zu lassen. Da Kiefer und Hüfte energetisch miteinander verbunden sind, hilft dir das, deine Hüften zu lockern.

1. Lege deinen Oberkörper in der Bauchlage auf einem Kissen ab, sodass du komplett entspannen kannst.
2. Ziehe die Knie auf Höhe deiner Hüftknochen. Deine Ober- und Unterschenkel bilden einen 90-Grad-Winkel. Deine Zehen ziehst du nach oben.

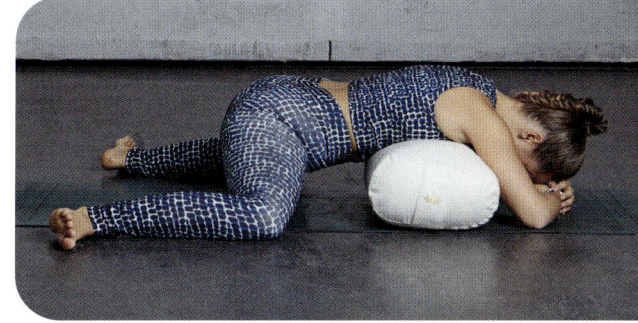

Vata: In dieser Stellung kannst du richtig gut entspannen.

Pitta: Wenn Wut oder Anspannung aufkommen und du dich nicht mehr auf deine Atmung konzentrieren kannst, kannst du die Knie etwas weniger weit anziehen und deinen Hüften eine Verschnaufpause gönnen.

Kapha: Dieses Asana wird dir nicht leichtfallen. Unterpolstere deinen Körper gut und richte dich ganz gemütlich ein.

Schmetterling

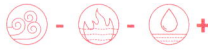

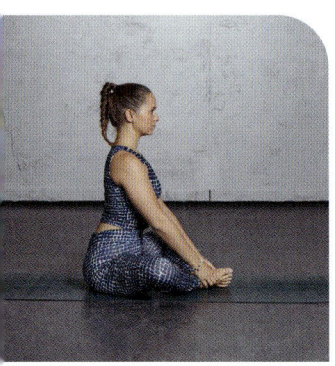

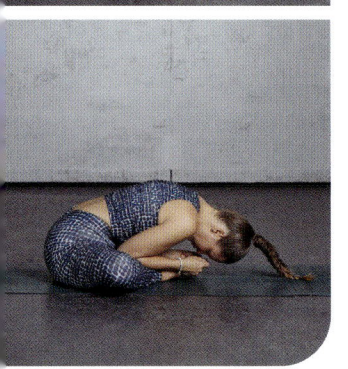

Wie im Frosch dehnst du auch im Schmetterling deine Hüftregion, allerdings mit weniger Druck auf dein Kniegelenk. Der Schmetterling wirkt stressreduzierend und beruhigend auf Körper und Geist. Um in dieser Stellung aktiv tiefer zu gelangen, solltest du mit jeder Einatmung die Kopfkrone leicht nach vorn schieben und die Wirbelsäule in die Länge ziehen. Mit jeder Ausatmung lässt du los, ziehst den Bauchnabel ein und kommst mit dem Oberkörper weiter nach unten. Du kannst aber auch passiv tiefer kommen. Dafür atmest du einfach gleichmäßig ein und aus und lässt die Schwerkraft für dich arbeiten.

1. Setze dich aufrecht auf die Matte und bringe die Fersen nah an dich heran. Lass die Knie nach außen sinken. Bringe die Fußsohlen zueinander und umgreife sie so, dass du sie wie ein Buch öffnen kannst.
2. Richte mit der Einatmung deinen Oberkörper auf.
3. Beuge ausatmend den Oberkörper über die Beine. Deine Ellenbogen bleiben ganz nah an deinem Oberkörper.

Vata: Dieses Asana fällt dir leicht und reduziert Stress. Wenn du jedoch unter Kopfschmerzen leidest, verzichte besser auf die Vorbeuge.

Pitta: Wenn du Probleme im unteren Rücken hast, kannst du dich auf eine Decke setzen.

Kapha: Falls deine Knie noch weit in der Luft sind, kannst du sie auf Blöcken ablegen. Bei Schleimansammlung in den Atemwegen solltest du besser auf den Schmetterling verzichten.

Cool-down für einen entspannten Ausklang

Sitzende gegrätschte Vorbeuge

Mit dieser Übung dehnst du deine Beinrückseiten und deine Adduktoren. Auch in dieser Position kannst du zwischen einer aktiven und einer passiven Variante wählen. Wenn du aktiv arbeiten möchtest, streckst du einatmend deine Wirbelsäule aus dem Becken heraus nach vorn und sinkst ausatmend tiefer nach unten.

1. Setze dich aufrecht auf die Matte und grätsche die Beine. Ziehe die Zehen und Fußrücken Richtung Oberkörper.
2. Richte einatmend deinen Körper auf.
3. Lass ausatmend deinen Oberkörper langsam nach vorn sinken.

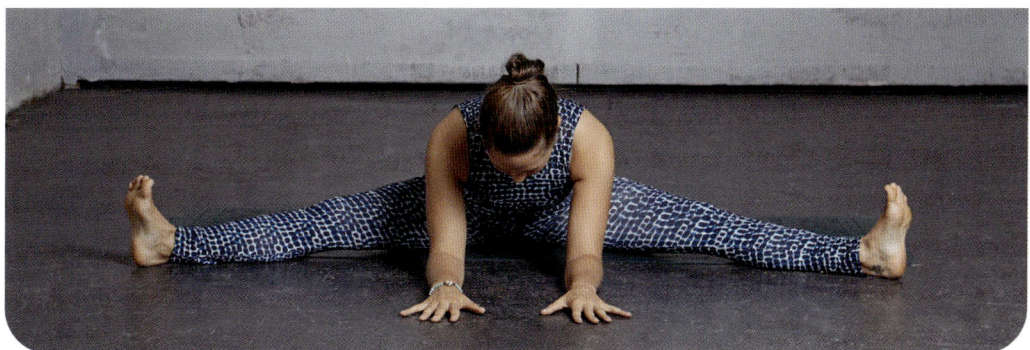

Vata: Wähle die passive Position, um dich der Schwerkraft hinzugeben.

Pitta: Beachte deine Grenzen und zwinge dich nicht in eine Position, für die dein Körper noch nicht bereit ist.

Kapha: Wähle die aktive Variante: Deine Oberschenkel rotieren nach außen und ziehen die Kniescheiben nach außen oben. Deine Zehen ziehst du zu dir heran. So schützt du deinen Körper vor Überdehnung.

Kopf-zum-Knie-Stellung

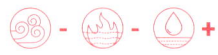

In dieser Vorbeuge arbeitest du an der Flexibilität deiner Wirbelsäule und deiner Beinrückseite. Du stimulierst aber auch Leber und Nieren und kannst Menstruationsbeschwerden reduzieren. Du unterstützt deinen Körper also bei der Entgiftung.

1. Starte in einem aufrechten Sitz, deine Beine sind nach vorn ausgestreckt. Ziehe mit der Einatmung ein Bein nah an dich heran.
2. Lass mit der Ausatmung dein Knie zur Seite sinken. Aktiviere beide Füße, indem du Zehen und Fußrücken jeweils Richtung Knie ziehst. Wenn dein Knie den Boden nicht berührt, kannst du es mit einem Block oder einem Kissen unterpolstern.
3. Richte einatmend den Oberkörper auf und strecke deinen Rücken.
4. Lass dich ausatmend über dein ausgestrecktes Bein sinken.
5. Um die Stellung aufzulösen, komme mit der Einatmung und langer Wirbelsäule in einen aufrechten Sitz zurück. In jeder Vorbeuge kannst du aktiv oder passiv arbeiten.

> **Vata:** Auch wenn du sehr flexibel bist, ziehe dich nicht in die Vorbeuge, sondern achte auf die Länge in deinem Rücken und eine gleichmäßige, tiefe Einatmung.
>
> **Pitta:** Du wirst dich vermutlich öfter für die aktive Form entscheiden, um deinen natürlichen Ehrgeiz zu befriedigen. Probiere einmal, wie es sich anfühlt, dich der Position passiv hinzugeben.
>
> **Kapha:** Deine Körpermasse kann dich daran hindern, tief in die Vorbeuge zu gelangen. Arbeite mit der Atmung und ziehe ausatmend den Bauchnabel ein, um Platz zu schaffen.

Cool-down für einen entspannten Ausklang

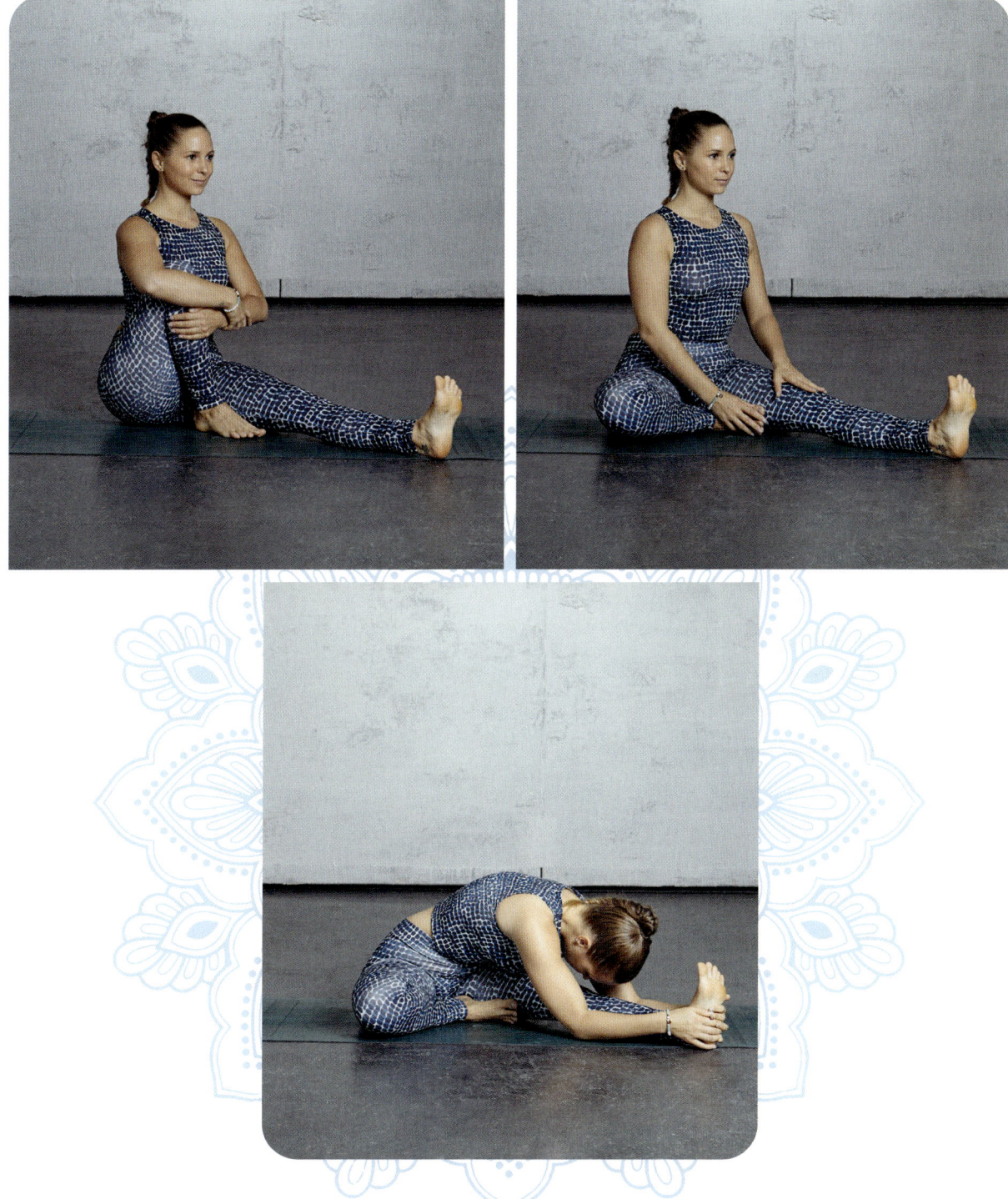

Sitzende Vorbeuge

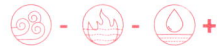

Die sitzende Vorbeuge dehnt alle Muskeln deiner Körperrückseite und massiert bei tiefer Atmung gleichzeitig deine Bauchorgane, was deine Verdauung unterstützt.

1. Setze dich aufrecht hin, deine Beine sind nach vorn ausgestreckt und bleiben geschlossen. Die Zehen zeigen zu dir.
2. Strecke dich einatmend lang nach oben. Deine Arme führst du mit über den Kopf und öffnest so deine Brust.
3. Behalte die Streckung deines Rückens bei und ziehe ausatmend den Bauchnabel näher an die Wirbelsäule. Dein Oberkörper sinkt dabei über die Beine. Du musst den Körper nicht sofort in die maximale Vorbeuge bringen, sondern kannst dich auf halbem Wege einatmend noch einmal strecken.
4. Komme ausatmend in die Endposition, in der du für ein paar tiefe Atemzüge verweilst. Vielleicht schaffst du es sogar, deine Füße oder Zehen zu greifen. Achte hier vor allem darauf, deine Schulterblätter zusammenzuziehen und deine Schultern weg von den Ohren zu bringen. Ziehe dich nicht mit Gewalt irgendwo hinein, sondern achte auf die Grenzen deines Körpers.
5. Komme einatmend mit geradem Rücken in den aufrechten Sitz zurück.

> **Vata:** Wenn du dich sehr erschöpft fühlst, ist diese Übung ideal, um wieder zu Kräften zu kommen.
>
> **Pitta:** Ziehe dich nicht mit den Händen nach vorn, sondern arbeite mehr mit deinem Atem.
>
> **Kapha:** Verweile nicht zu lange in dieser Position. Sie erhöht dein Kapha und führt zu Schwere und Müdigkeit.

Cool-down für einen entspannten Ausklang

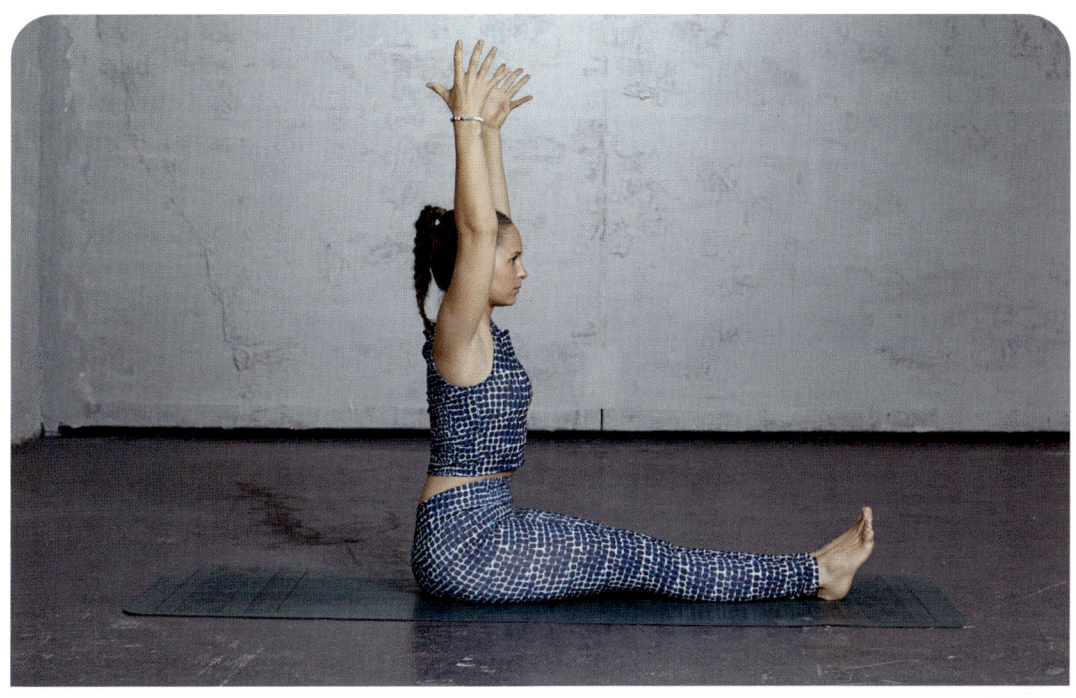

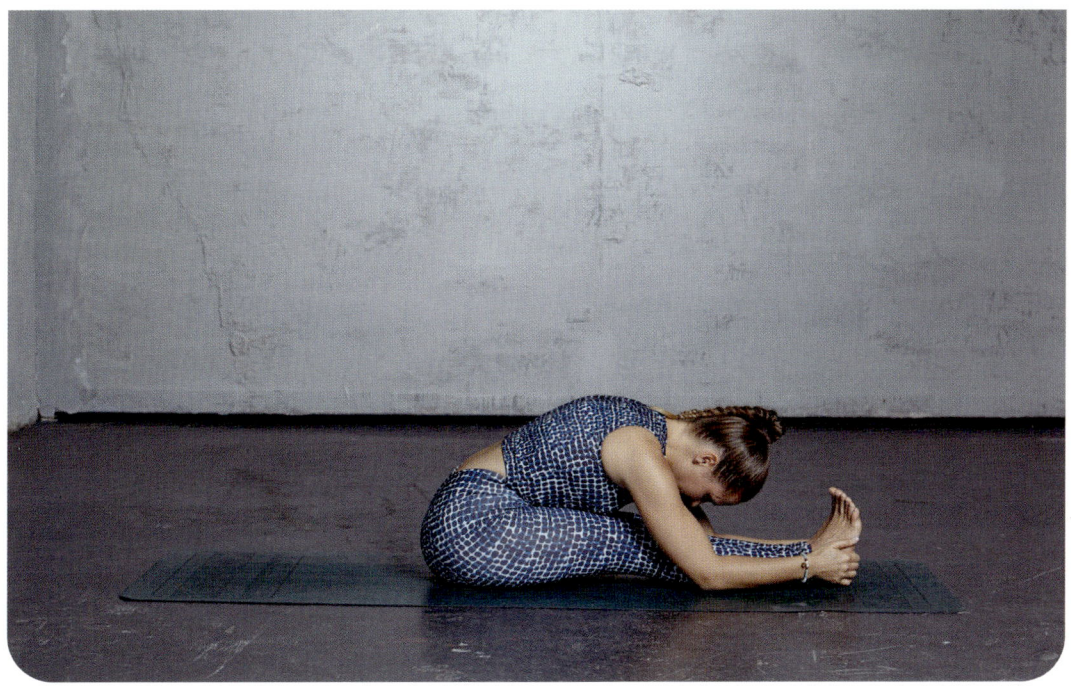

Schiefe Ebene

Die schiefe Ebene ist eine Ausgleichsposition zur sitzenden Vorbeuge. Sie kräftigt die Muskeln, die vorher gedehnt wurden. Gleichzeitig verbessert sie dein Gleichgewicht.

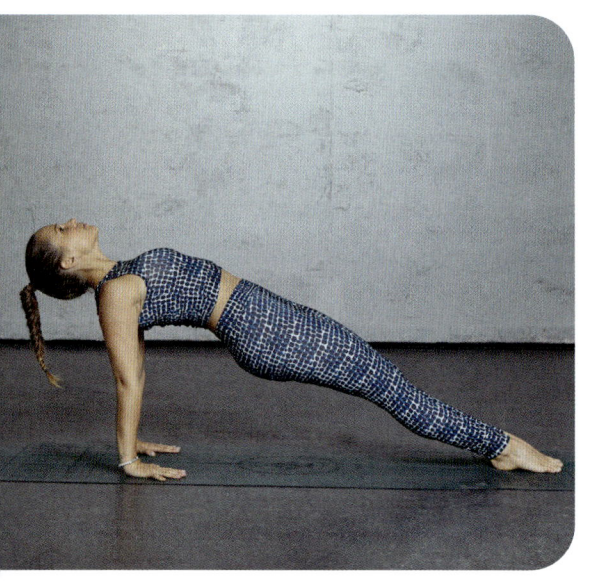

1. Lege deine Hände etwa 30 Zentimeter hinter deinem Körper auf die Matte. Die Fingerspitzen zeigen Richtung Füße.
2. Bringe die Schulterblätter zusammen und öffne einatmend die Brust.
3. Hebe ausatmend das Becken und drücke dabei die Hände und die Füße fest in den Boden. Bringe die Fußsohlen flach auf die Matte. Dein gesamter Körper ist in einer Linie. Halte die Position zehn Sekunden.
4. Wenn deine Halswirbelsäule flexibel ist, kannst du den Kopf in den Nacken legen. Wenn du deinen Körper noch mehr fordern möchtest, kannst du ein Bein gerade nach oben strecken.

Vata: Sei vorsichtig und beuge einer Überlastung vor, indem du deine Handgelenke zu Beginn aufwärmst und mehr in die Finger anstatt in deine Handgelenke presst.

Pitta: Atme weiter tief ein und tief aus, um deine Muskeln ausreichend mit Sauerstoff zu versorgen.

Kapha: Dank deiner starken Handgelenke kannst du diese Stellung auch länger halten.

Cool-down für einen entspannten Ausklang

Adler-Crunch

Adler-Arme und -Beine kannst du nicht nur in Balancen auf einem Bein einsetzen. Durch das Ineinanderschlingen der Arme löst du Verspannungen zwischen deinen Schulterblättern, da du diese auseinanderziehst.

1. Lege dich auf den Rücken und wickel den rechten Arm um den linken. Versuche, deine Handflächen zusammenzubringen.
2. Wickel das rechte Bein um das linke. Hake den Fuß unter dem Unterschenkel ein, wenn es dir gelingt.
3. Aktiviere mit der Ausatmung deine Körpermitte, hebe deinen Oberkörper und bringe Ellenbogen und Knie zusammen.
4. Lege einatmend die Schultern wieder ab und löse die Bauchspannung. Wiederhole die Übung ein paarmal und wechsle dann die Seiten.

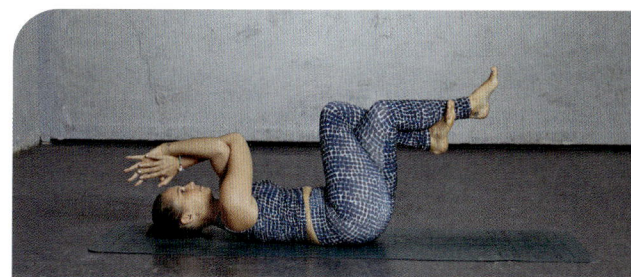

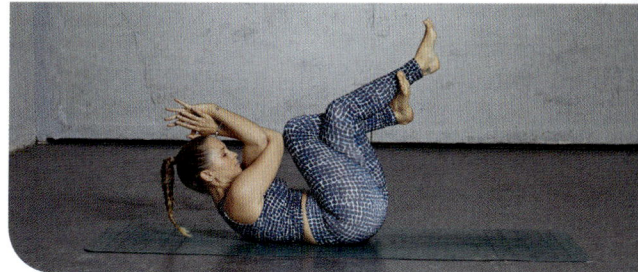

Vata: Probiere als Vata-Typ, die Übung etwas länger zu halten, um die Verdauung anzukurbeln.

Pitta: Pitta-Menschen wird diese Stellung gefallen, weil ihr Ehrgeiz geweckt wird.

Kapha: Als Kapha-Typ darfst du gerne bis zu zehn Wiederholungen machen, um richtig ins Schwitzen zu kommen.

Knie-zur-Brust-Haltung

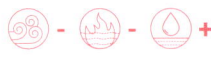

Diese Stellung ist gegen Schmerzen in der Lendenwirbelsäule sehr geeignet.

1. Lege dich auf die Matte, sodass dein gesamter Rücken aufliegt. Greife mit den Händen deine Knie.
2. Löse beim Einatmen deine Knie ein wenig von den Händen.
3. Ziehe mit der Ausatmung den Bauchnabel zur Wirbelsäule. Dadurch kannst du deine Knie noch näher zur Brust ziehen. Dabei presst dein unterer Rücken in die Matte und wird gedehnt.

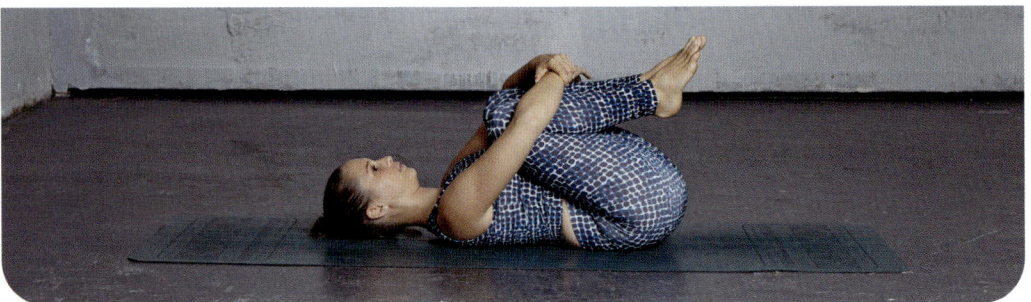

Vata: Der Kontakt zur Erde bringt Vata-Typen Ruhe. Wenn du die Augen schließt, kannst du dich ganz auf deine Atmung konzentrieren und vollkommene Entspannung finden.

Pitta: Die kühlende Wirkung dieses Asana wirkt sich positiv auf die Hitze des Pitta-Doshas aus.

Kapha: Auch Kapha-Menschen dürfen sich zum Ende der Yogastunde entspannen. Versuche aber, nicht zu lange in liegenden und sitzenden Asanas zu verweilen, um Kapha nicht übermäßig zu erhöhen.

Cool-down für einen entspannten Ausklang

Happy Baby

Auch in der Happy-Baby-Position wird dein unterer Rücken entspannt und die Beinrückseiten werden gedehnt.

1. Lege dich auf den Rücken und greife nach deinen großen Zehen oder den Fußaußenkanten. Lass die Knie an deinem Oberkörper vorbei nach hinten gleiten. Deine Schulterblätter bleiben entspannt auf der Matte. Dein Atem fließt tief und gleichmäßig.
2. Wenn du einen Schritt weiter gehen möchtest, kannst du deine Beine nach außen strecken.

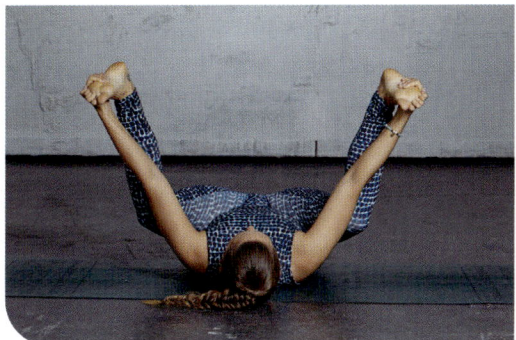 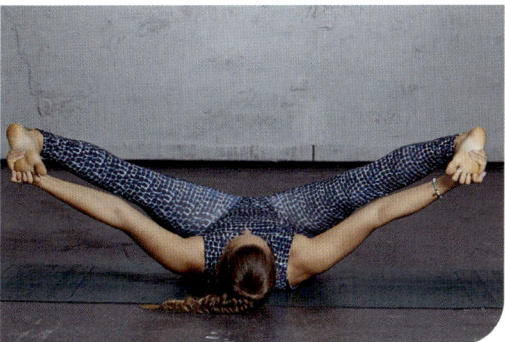

Vata: Für die Position ist relativ viel Flexibilität, besonders in den Hüften, gefordert. Vata-Typen wird es besonders leichtfallen, die Beine zu strecken.

Pitta: Pitta-Menschen sollten die Position langsam aufbauen und zuerst darauf achten, wie es sich anfühlt, die Hüften zu entspannen.

Kapha: Wegen fehlender Flexibilität kann es sich für Kapha-Typen anbieten, ein Kissen unter den Oberkörper zu legen, um in dieser Stellung wirklich entspannen zu können.

Liegende Drehung

In dieser liegenden Position wird deine Wirbelsäule sanft gedreht. Mit den Hilfsmitteln kannst du sie variieren, um es dir richtig gemütlich zu machen.

1. Starte in Rückenlage mit angezogenen Knien. Hebe mit der Einatmung dein Gesäß und setze es auf der linken Seite wieder ab. Du liegst jetzt schief auf der Matte.
2. Lass ausatmend deine Knie auf Bauchnabelhöhe zur rechten Seite sinken. Die Beine liegen übereinander. Drehe den Oberkörper zur linken Seite und versuche, auch die linke Schulter zur Matte zu bringen. Alternativ kannst du ein Kissen zwischen die Beine legen. Das kann helfen, Spannung im unteren Rücken zu lösen. Wenn es dir zu Beginn nicht gelingt, sowohl die Knie als auch die Schultern auf der Matte abzulegen, sollte dich das nicht beunruhigen. Mit zunehmender Yogapraxis wird deine Wirbelsäule flexibler und die Drehung wird dir leichter fallen. Bis dahin konzentriere dich darauf, deine Beine zum Boden zu bringen. Deine Knie bleiben stabil übereinander. Versuche dann, deinen Oberkörper zur gegenüberliegenden Seite zu drehen. Hierbei berührt deine Schulter noch nicht den Boden. Wenn es unangenehm ist, deinen Arm zur Seite zu strecken, kannst du die linke Hand auf die linke Brust legen und mithilfe einer tiefen Atmung Schritt für Schritt näher zur Matte sinken. Wechsle nach ein paar Atemzügen die Seiten.

> **Vata**: Vata-Typen haben oft Probleme mit der Durchblutung und mit der Wirbelsäule. Durch die gedrehte Position profitierst du doppelt.
>
> **Pitta**: Verspannungen in der Körpermitte werden gelöst, das hilft dir, komplett zu entspannen.
>
> **Kapha**: Deine Verdauung und dein Stoffwechsel werden durch die gedrehte Haltung angekurbelt.

Cool-down für einen entspannten Ausklang

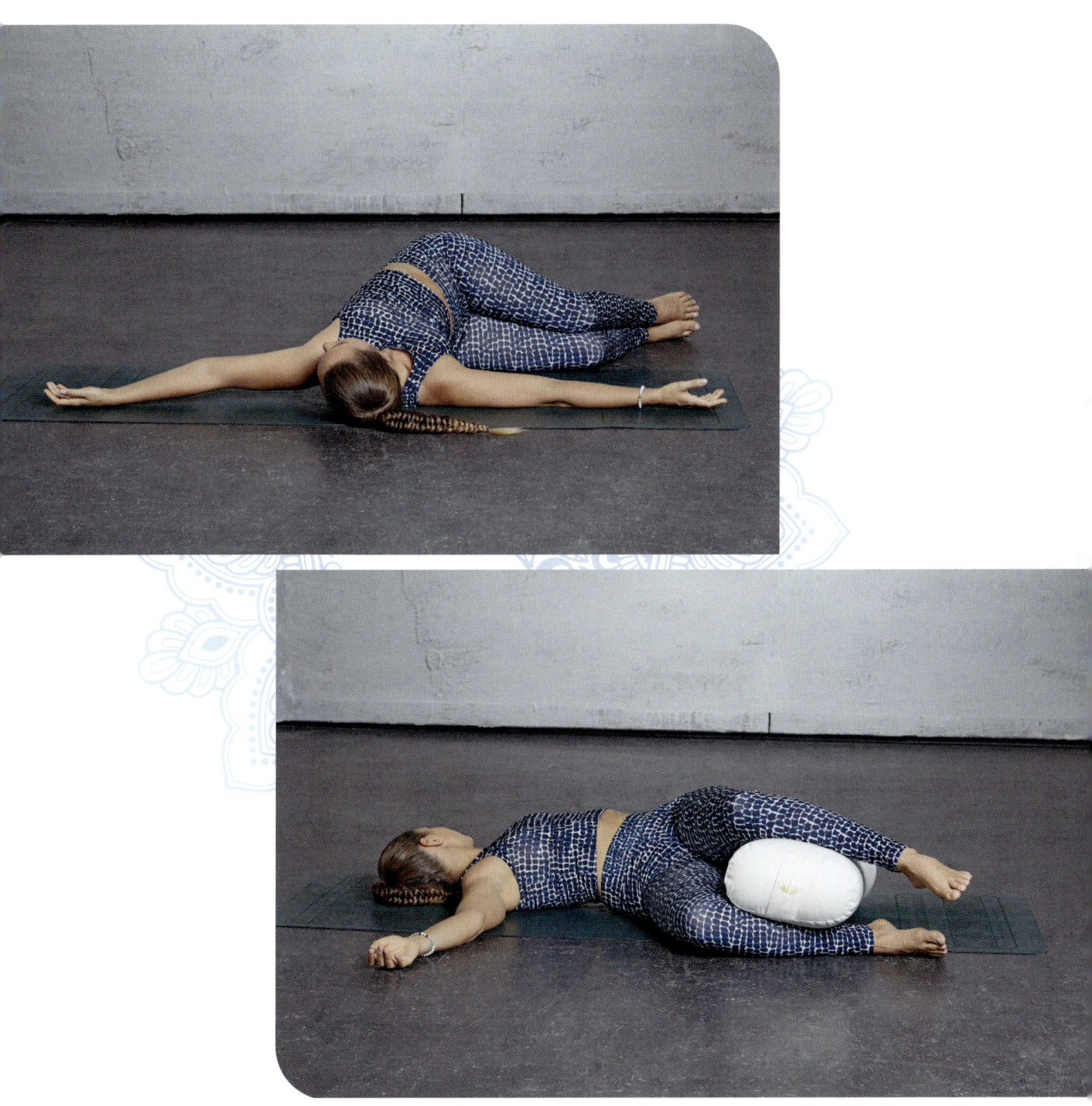

Liegender Schmetterling

Im liegenden Schmetterling öffnest du nicht nur deine Hüften, sondern auch dein Herz und damit Dinge, die dein Herz begehrt. Herzöffner helfen dir, tiefer durchzuatmen und wirklich loszulassen. Die erhöhte Sauerstoffzufuhr verleiht dir neue Kraft.

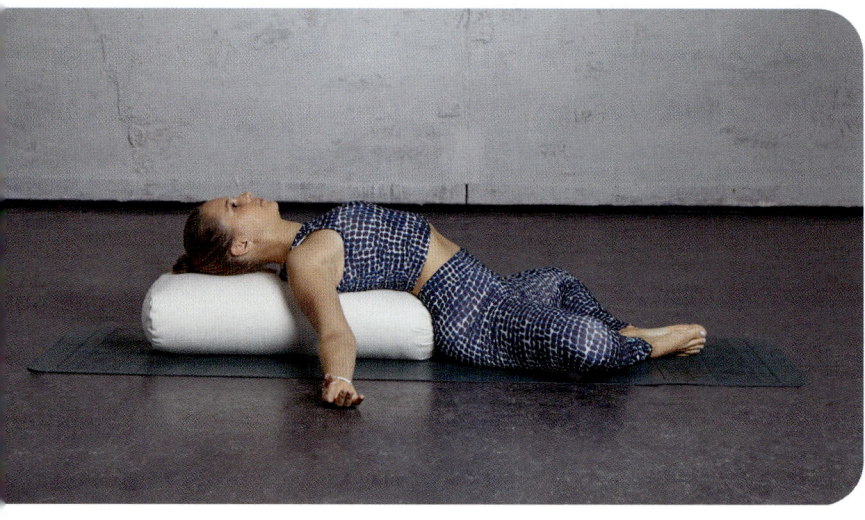

1. Setze dich aufrecht hin und ziehe die Fersen nah an dich heran.
2. Lass deine Knie zu den Seiten sinken und lehne dich auf ein Kissen zurück. Deine Arme sind zur Seite oder alternativ über dem Kopf ausgestreckt.

Vata: Durch die Öffnung des kleinen Vata-Brustkorbs wirst du neue Energie gewinnen und dich gleichzeitig getragen fühlen.

Pitta: Als passive Rückbeuge erzeugt der liegende Schmetterling nicht so viel Hitze wie seine aktiven Kollegen. Wenn du Hitze reduzieren willst, solltest du dennoch lieber eine Vorbeuge machen.

Kapha: In dieser Rückbeuge profitiert der Kapha-Typ von der Öffnung der Hüften und des Brustkorbs. Die Lunge wird vollständig belüftet, was Atemwegserkrankungen vorbeugen kann.

Cool-down für einen entspannten Ausklang

Passiver Schulterstand

Vor allem, wenn du Probleme in der Halswirbelsäule hast, wird dir der passive Schulterstand guttun. Er wirkt außerdem auf die inneren Organe. Durch das Engmachen der Halsregion wird die Schilddrüse stimuliert, was für deine hormonelle Balance förderlich ist.

1. Lege dich auf den Rücken.
2. Bringe ein Kissen unter dein Gesäß und strecke die Beine senkrecht nach oben. Dein Oberkörper bleibt entspannt.

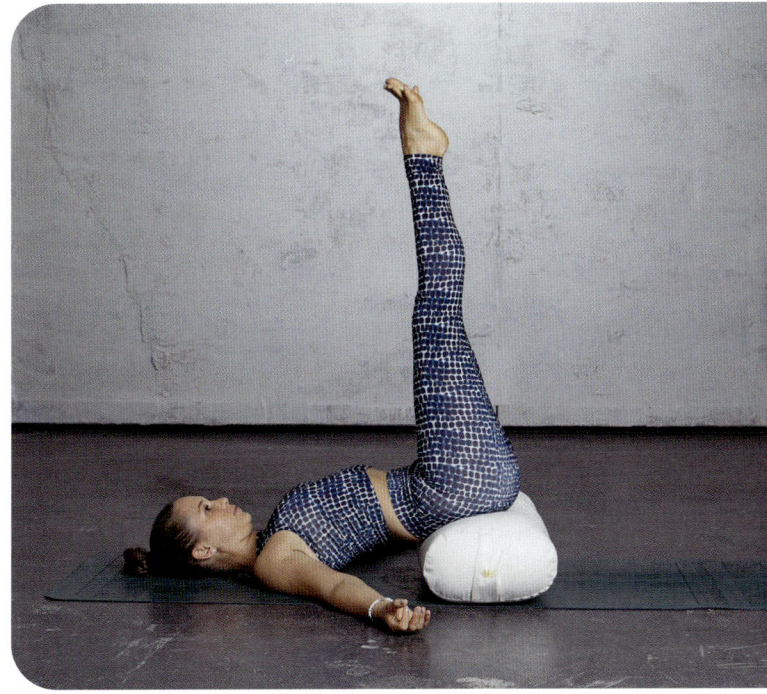

Vata: Der Brustkorb bleibt in dieser Stellung stärker geöffnet als im aktiven Schulterstand. Als Vata-Typ kann dir das helfen, Unruhe zu minimieren.

Pitta: Es werden Verspannungen im Schulter-Nacken-Bereich gelöst und der Pitta-Typ kann Stress aus dem Alltag loslassen.

Kapha: Der passive Schulterstand wirkt energetisierend und gleichzeitig beruhigend. Bei Atemwegserkrankungen solltest du diese Position nicht allzu lange halten.

Das Beste kommt zum Schluss: Shavasana

Bei Shavasana darfst du alles verwenden, was es dir ermöglicht, entspannt zu liegen. Für Vata- und Kapha-Typen ist es wichtig, den Körper warm zu halten. Sie sollten sich eine Wolldecke bereitlegen. Pitta-Typen können zusätzliche Hitze meist nicht gebrauchen. Aus spiritueller Sicht hat die Decke über dem Körper aber noch eine andere Funktion: Sie hilft, die freigesetzte Energie zu halten und sie nicht an die Umwelt zu verlieren. Deshalb sollten sich auch Pitta-Typen mit einem leichten Tuch zudecken.

Für Vata-Typen kann das lange Liegen auf dem Rücken anstrengend sein. Durch ein großes Kissen unter den Knien kann sich der untere Rücken dem Boden annähern. Das verhindert ein Hohlkreuz und sorgt für eine bessere Gewichtsverteilung. Wenn Vata-Typen sehr gestresst sind, kann die Erdung durch ein zusätzliches Kissen auf den Beckenknochen gefördert werden. Das vermittelt ein Gefühl von Stabilität und Sicherheit. Das zusätzliche Gewicht erhöht den Kapha-Anteil im Körper und führt zu innerer Ruhe und Minderung von Stress und Ängsten. Für Kapha-Menschen kann es angenehm sein, ein großes Kissen längs unter den Oberkörper zu legen, wie in Supta Baddha Konasana, dem liegenden Schmetterling. Dadurch löst sich überflüssiger Schleim aus den Atemwegen und Kapha wird reduziert.

Die Länge des Shavasana hängt von der Länge deiner Praxis ab. Du solltest niemals darauf verzichten, als Kapha-Typ kann es aber sinnvoll sein, die Endentspannung kürzer zu halten, sodass der Kreislauf nicht zu stark herunterfährt. Acht bis zehn Minuten sind ein guter Anfang. Für Vata-Typen darf das Shavasana bis zu 20 Minuten dauern. Für Pitta-Menschen ist eine Zeitspanne dazwischen angemessen.

Versuche, alle aufkommenden Gedanken von dir abzuwenden. Besonders für Menschen mit einem hohen Vata-Anteil ist das eine Herausforderung. Die Wiederholung von Mantras kann Abhilfe schaffen. Mein Lieblingsmantra lautet: »Lokah Samastah Sukhino Bhavantu.« Das bedeutet: »Mögen alle Lebewesen dieser Welt glücklich und frei sein und mögen alle meine Taten, Worte und Gedanken zu diesem Glück beitragen.« Es gibt aber auch kürzere Mantras, wie zum Beispiel »So ham« (»Ich bin«). Leise Musik oder Düfte können dir ebenfalls helfen, dich zu entspannen.

Das Beste kommt zum Schluss: Shavasana

Shavasana

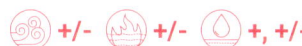

Shavasana – das erlösende Wort am Ende der Yogapraxis. Egal, welches Dosha in deinem Körper vorherrscht, probiere aus, wie die einzelnen Hilfsmittel auf dich wirken. Die Hauptsache ist, dass du für einige Zeit wirklich entspannt daliegen kannst.

1. Lege dich auf den Rücken.
2. Öffne deine Beine mindestens hüftbreit, sodass deine Füße nach außen fallen können. Deine Arme sind so weit vom Körper entfernt, dass die Achselhöhlen Luft bekommen.

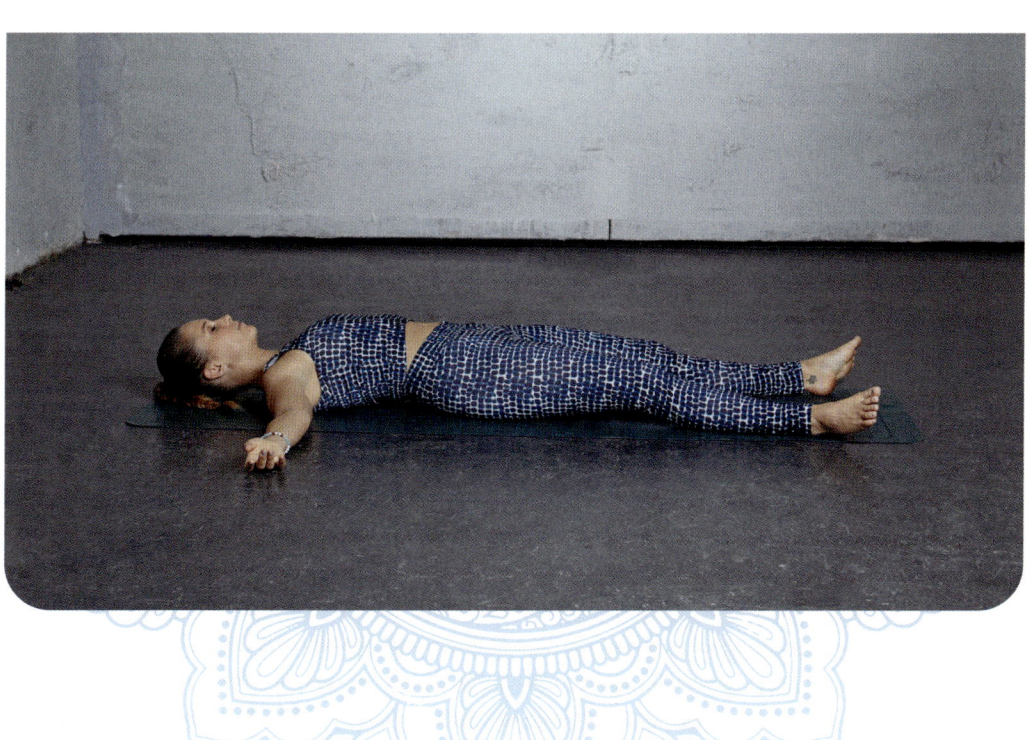

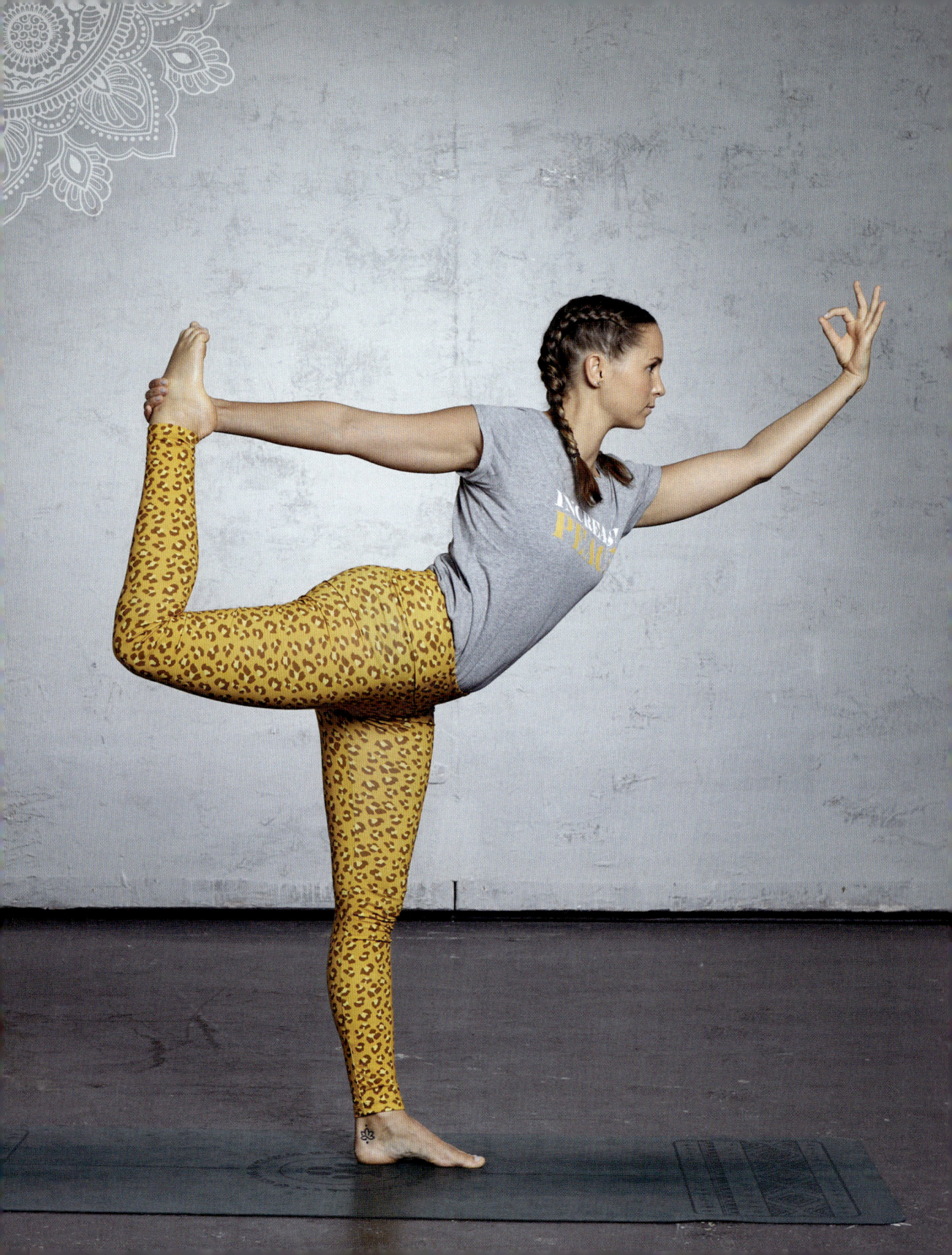

3

Frühlingserwachen
Startklar für das neue Jahr

Im Frühling beginnt die Natur, sich zu entfalten. Die Bäume erstrahlen in den schönsten Grüntönen und die ersten Blüten bereichern uns mit allen Farben dieser Welt. Diese Zeit ist geprägt von Wachstum und vom Aufbau neuer Strukturen. In den Monaten Februar bis Juni dominiert das Kapha-Dosha. Es entfaltet seine Wirkung nicht nur in der Natur. Auch wir Menschen können uns in dieser Jahreszeit besonders müde und unmotiviert fühlen. In diesem Kapitel zeige ich dir, wie du dieser Trägheit entkommen kannst und wie du deine Yogapraxis entsprechend anpasst.

Fit durch den Frühling

Was geschieht, wenn sich in deiner Umgebung der Kapha-Anteil erhöht? Das lässt sich bildlich gut veranschaulichen: Was passiert, wenn du Erde und Wasser vermischst? Es entsteht ein schwerer Matsch. Dieser Matsch oder auch Schleim sammelt sich hauptsächlich im Magen an, dem Kapha-Hauptsitz im Verdauungstrakt. Wenn hier die Schleimproduktion zu hoch ist, kann die Nahrung, die du zu dir nimmst, entweder nur sehr langsam oder gar nicht mehr vollständig verdaut werden. Dein Stoffwechsel fährt zurück und du fühlst dich vor allem nach schweren Gerichten müde und antriebslos. Wenn sich dieser Schleim in anderen Gängen deines Körpers ausbreitet, kann der Abfluss von Körperflüssigkeiten gestört sein. Du neigst zu Wassereinlagerungen und generell zu Gewebezunahme. Durch das starke Empfinden von Schwere und Trägheit möchte sich dein Körper aller Anstrengung entziehen und die Motivation zur Bewegung weicht dem Bedürfnis nach mehr Zuneigung und Nähe.

Da Magen und Lunge nah beieinanderliegen (nur getrennt durch das Zwerchfell), passiert es bei starken Kapha-Erhöhungen oft, dass sich der Schleim auch in der Lunge und später in den oberen Atemwegen festsetzt. Hieraus resultieren typische Kapha-Störungen wie Bronchitis (Entzündung der Bronchienschleimhaut) oder Sinusitis (Nasennebenhöhlenentzündung). Wenn es am Ende der Kapha-Zeit wieder wärmer wird, verflüssigt sich dieser Schleim und wird unter anderem über die Nase ausgeschieden. Deswegen leiden viele Menschen im Frühjahr unter einer Dauerschnupfnase.

Kapha

Durch den Dosha-Test hast du ein dominantes Kapha in dir entdeckt? Dann solltest du im Frühjahr besonders auf deine Ernährung und deinen Lebensstil achten. Durch eine Kapha-reduzierende Ernährung und sportliche Aktivität kannst du den Frühling ganz ohne Probleme genießen. Denn eigentlich haben Kapha-Menschen das beste Immunsystem. Du musst nur wissen, worauf es ankommt. Wenn sich im

Außen der Kapha-Anteil erhöht, verstärkt das auch dein inneres Kapha. Schwere und Trägheit können sich in dir breitmachen und zu Antriebslosigkeit führen. Durch das kalte Klima und schwere Gerichte in der Winterzeit erhöht sich Kapha noch zusätzlich.

Vata

Wir erinnern uns noch einmal zurück: Kapha steht für Struktur, Aufbau und Stärke. Wie der Fels in der Brandung. Für Vata-Typen kann die Kapha-geprägte Jahreszeit deshalb eine sehr beruhigende und erdende Zeit sein. Kapha bringt Struktur in das ungeordnete Vata-Leben. Du neigst in dieser Jahreszeit dazu, deine Wohnung aufzuräumen. Kreative Ideen können jetzt strukturierter geplant werden. Vata-Menschen haben oft eine unregelmäßige Verdauung; diese Probleme können sich im Frühjahr verstärken. Für Vata-Typen ist eine stark Kapha-reduzierende Ernährung nicht sinnvoll. Du kannst aber dein Agni, also dein Verdauungsfeuer, in dieser Zeit stärken.

Pitta

Ein klarer Geist, eine athletische Figur und ein aktiver Stoffwechsel – all das beschreibt den Pitta-Typen. Im frühen Frühjahr, wenn Kapha besonders dominiert, kann sich selbst ein starker Pitta-Mensch etwas antriebsloser fühlen. Die Verdauung wird nicht so stark beeinflusst wie bei Vata-Menschen, dennoch verlangsamt sich der Stoffwechsel in dieser Zeit. Durch deinen klaren Geist bist du ohnehin sehr stark in der Verwirklichung von Plänen und organisierst zielstrebig neue Projekte. Im Frühjahr kannst du vor allem langfristige Pläne geduldiger umsetzen. Im Yoga kannst du dir diese Geduld zunutze machen, um neue Asanas zu lernen. Dein hitziges Gemüt wird zu Beginn des Frühjahrs abgekühlt, sodass du nicht nur andere gnädiger beurteilst, sondern auch dich selbst weniger verurteilst. Es fällt dir in dieser Zeit leichter, dich beim Yoga nicht zu überfordern. Wenn der Frühling langsam endet und der Sommer beginnt, steigt das Pitta in der Umgebung wieder an. Für dich wird es wichtig, auf die Signale deines Körpers zu hören und gegebenenfalls Abkühlung zu finden. Wie das geht? Das erfährst du in den folgenden Kapiteln (siehe Seite 169 und 257).

Deine Routinen frühlingstauglich gestalten

Morgens um sechs Uhr beginnt die Kapha-Zeit. Mit einem dominanten Kapha in deiner Konstitution bedeutet das, dass du zu dieser Zeit im Frühjahr besonders unter Trägheit und Antriebslosigkeit leidest. Um trotzdem energiegeladen und leistungsstark in den Tag zu starten, kannst du vor sechs Uhr aufstehen. Das bedeutet nicht, dass du dich dann noch müder durch den Tag schleppen musst, weil du weniger Schlaf bekommst. Vata, das von zwei bis sechs Uhr morgens aktiv ist, sorgt als Bewegungsprinzip dafür, dass du viel aktiver in den Tag startest. Als Kapha- und auch als Pitta-Mensch wird es dir guttun, vor deiner Zeit aufzustehen. Carpe diem!

Bei Vata-Typen kommt es ein wenig auf den aktuellen Zustand an. Fühlst du dich zurzeit sehr nervös und unruhig? Kannst du dich schlecht konzentrieren oder bist du erschöpft? Dann ist es für dich vielleicht sinnvoller, die Vata-Zeit zu verschlafen und entspannt und geerdet in der Kapha-Zeit in den Tag zu starten.

Auch deine Yogapraxis solltest du in die Morgenstunden verlegen. Hast du schon einmal bei Sonnenaufgang Yoga gemacht? Vielleicht sogar am Strand? In meiner Yogalehrerausbildung war das eines der schönsten Erlebnisse für mich – die Sonne im wahrsten Sinne des Wortes zu grüßen und mit ihr frisch und energiegeladen in den Tag zu starten. Für Kapha-Menschen bietet es sich an, Yoga zum Ende der Vata-Zeit zu praktizieren. Dadurch wird die Trägheit überwunden und die Verdauung in Schwung gebracht. Pitta- und Vata-Typen können die Praxis in die frühmorgendliche Kapha-Zeit legen. Wenn du morgens nicht genug Zeit für eine Runde Yoga hast, versuche, dir zwischen 16 und 18 Uhr Zeit dafür zu nehmen. Nach 18 Uhr solltest du dich eher auf Abendessen, eine gesunde Abendroutine und ausreichend Schlaf konzentrieren.

Nicht nur aus ayurvedischer, sondern auch aus schulmedizinischer Sicht sind zwei weitere Dinge wichtig, um Müdigkeit und Trägheit vorzubeugen. Erstens solltest du darauf achten, keinen Mittagsschlaf zu machen. Der bekannte Power-Nap von 15 bis 20 Minuten kann im Frühjahr nach hinten losgehen und dir insgesamt noch mehr Energie rauben. Lediglich als starker Vata-Typ kannst du dir bei großer innerer Unruhe eine kleine Auszeit am Nachmittag gönnen. Zweitens sollte die gesamte Schlafzeit nicht zu lang sein. Denn auch das kann zu Tagesmüdigkeit führen. Menschen mit einem starken Kapha benötigen nur etwa sieben Stunden Schlaf. Enthält deine Grundkonstitution einen starken Pitta-Anteil, brauchst du vermutlich sieben bis acht Stunden Schlaf. Wenn dein Vata dominiert, kannst du gern bis zu neun Stunden schlafen. Bemerkst du im Frühjahr Tagesmüdigkeit, dann versuche, eher weniger als mehr zu schlafen.

Deine Ernährung frühlingstauglich gestalten

Erinnerst du dich noch an Agni, das Verdauungsfeuer? Es ist für die vollständige Verwertung der Nahrung zuständig. Im Frühjahr ist deine Verdauung leider noch im Winterschlaf. Das bedeutet, dein Agni ist eher auf Sparflamme. Durch die Nahrungsmittel, die du zu dir nimmst, kannst du deine Nährstoffaufnahme und deinen Stoffwechsel beeinflussen.

Um deine Verdauung zu entlasten, solltest du vor allem auf leichte, trockene und warme Gerichte setzen. Für Vata-Typen dürfen die Mahlzeiten auch etwas schwerer und schleimiger sein. Vata-Menschen neigen allerdings auch zu einer unregelmäßigen Verdauung, die im Frühjahr noch träger sein kann. Als Geschmacksrichtungen verwendest du am besten scharf, bitter und herb. Integriere Ingwer, schwarzen Pfeffer und vor allem grünes Blattgemüse. Dadurch erhitzt du dich von innen und kurbelst dein Verdauungsfeuer so richtig an.

Für Vata-Typen ist hier wieder Vorsicht geboten. Wenn du durch die Kapha-reduzierende Ernährung unter innerer Unruhe, Nervosität oder unregelmäßiger Verdauung leidest, ist es wichtig, Anpassungen vorzunehmen. Mittags kannst du generell die schwerste Mahlzeit des Tages zu dir nehmen. Abends solltest du eher auf Gemüsepfannen, Suppen oder Eintöpfe umsteigen. In der Kapha-Zeit bietet es sich an, den Getreideanteil auf 45 Prozent zu reduzieren. Gemüse sollte mindestens 30 Prozent deiner Nahrung ausmachen. Für Pitta- und Vata-Menschen darf es auch in der Kapha-Zeit ein bisschen mehr Getreide sein.

Mythos Milchprodukte

Im Ayurveda und auch in der traditionellen chinesischen Medizin (TCM) sollten Milchprodukte in der Kapha-(Jahres-)Zeit vermieden werden. Denn Milch hat die Eigenschaft, im Körper Schleim zu produzieren. In der Schulmedizin gehen die Meinungen auseinander. Neuseeländische Forscher vom Gesundheitsamt des Counties Manukau stellten im Jahr 2010 fest, dass Abbauprodukte von Milch Drüsen der Darmschleimhaut zu vermehrter Schleimsekretion anregen. Was jedoch nicht ausgemacht werden konnte, war, ob und wie es dadurch zu einer vermehrten Schleimproduktion in der Lunge kommen kann. In einer weiteren Studie aus den Niederlanden wurde 2005 untersucht, was mit Milch geschieht, wenn sie mit Speichel in unserer Mundhöhle in Kontakt kommt: Sie wurde zäher und schleimiger. Aber auch hier fehlt der wissenschaftliche Beweis, dass der Schleim aus dem Verdauungstrakt in die Atemwege gelangt.

Unser Körper besteht aus zusammenhängenden Teilen. Wieso sollte es also nicht möglich sein, dass Milch die Schleimproduktion nicht nur im Verdauungssystem erhöht? Im Ayurveda und auch in der TCM feiern wir mit dem Verzicht auf Milchprodukte große Erfolge bei der Schleimreduktion. Viele Mediziner sprechen hier vom Placeboeffekt. Und ja, vielleicht ist es nur der Glaube daran, dass der Verzicht auf Milchprodukte im Frühling die Schleimproduktion vermindert. Aber wer hätte vor ein paar Jahren geglaubt, dass der Darm mit dem Gehirn kommuniziert?

Fasten im Frühling

Neben dem Essen zu denselben Tageszeiten, dem Trinken von heißem oder warmem Wasser und regelmäßigem Sport kann es hilfreich sein, Dosha-gerecht zu fasten. Ein Fastentag pro Woche kann dein Agni stärken. Deine Verdauungsorgane bekommen eine kleine Pause, sodass dein Körper Zeit für Reinigung und Verjüngung hat. Ich mache regelmäßig ein- bis zweimal pro Jahr eine Fastenkur. Jedes Mal bin ich überrascht, wie gut es mir damit geht, für einige Zeit nicht zu essen. Ich muss mich nicht ums Essen kümmern, muss nichts planen, meinen Tag nicht nach dem Essen richten. Ich bin konzentrierter und mein Körper ist trotz der fehlenden Nahrungsaufnahme leistungsstark und energiegeladen. Bei der letzten Fastenkur hatte ich sogar die beste Yogastunde meines Lebens. Mein Körper fühlte sich frei und flexibel an.

Wichtig ist, die richtige Fastenform zu finden. Nicht für jeden ist eine radikale Fastenkur geeignet. Menschen mit erhöhtem Vata sollten nicht fasten. Lediglich Intervallfasten von 16 Stunden, zum Beispiel über die Nacht, ist vertretbar. Alles andere kann zu Erschöpfung und Verdauungsproblemen führen. Für Pitta-Menschen ist es manchmal ziemlich hart zu fasten. Durch ihren aktiven Stoffwechsel werden Pitta-Typen dann oft »hangry«, also wütend, weil sie hungrig sind. Neben dem Intervallfasten kann eine Saftfastenkur eine gute Alternative sein. Den größten Nutzen haben Kapha-Typen. Idealerweise fasten sie einmal pro Woche für 24 Stunden komplett. Auch ein Verzicht aufs Frühstück tut Kapha-Menschen besonders gut. Während des Fastens ist es wichtig, ausreichend Flüssigkeit in Form von heißem Wasser, Kräutertees oder leichten Brühen zu sich zu nehmen.

Garshana

Um deinen Stoffwechsel so richtig anzukurbeln und die Entgiftung über die Haut zu fördern, solltest du morgens eine Trockenmassage mit einem Handschuh aus Rohseide durchführen, die sogenannte Garshana. Diese regt nicht nur deinen Kreislauf an, sondern fördert auch die Hautdurchblutung und kräftigt das Bindegewebe. Du kannst Fett, Ama und Cellulitis reduzieren und gleichzeitig Müdigkeit beseitigen. Wenn du eine starke Vata-Konstitution oder entzündliche Hauterkrankungen hast, solltest du auf diese Anwendung verzichten.

Deine perfekten Frühlingsübungen

Du hast jetzt schon einiges über die Ernährungs- und Lebensstilanpassungen in der Frühlingszeit gelernt. Nun geht es um deine Yogapraxis. Wie kannst du üben, sodass du leicht und energiegeladen in den Tag startest, dein Agni stärkst und deinen Stoffwechsel aktivierst?

Asana-Gruppen

In der Frühjahrszeit ist es angebracht, Asanas durchzuführen, die Kapha reduzieren. Dies sind vor allem kraftvolle Übungen, die dich zum Schwitzen bringen. Du solltest dich in dieser Jahreszeit herausfordern. Sitzende Asanas sollten nicht allzu lange gehalten oder mit fließenden oder gedrehten Haltungen verbunden werden. Vata-Typen dürfen auch länger in sitzenden Asanas verweilen, um Stress abzubauen und sich zu erden. Vinyasa Yoga mit seinen fließenden Asanas kräftigt den gesamten Körper und erwärmt dich sofort. Menschen mit einem erhöhten Pitta können die Kapha-Zeit nutzen, um sich bei einem energievollen Flow richtig auszutoben. Im Sommer sind zu stark erhitzende Flows nicht von Vorteil.

Im Frühjahr sind stehende Positionen ideal, sie dürfen ebenfalls fließend durchgeführt werden. Rückbeugen öffnen den Brustkorb, fördern die Durchblutung des Kopfes und lösen überflüssigen Schleim. Vorbeugen hingegen sollten in dieser Jahreszeit nur von Vata-Typen ausgeführt werden. Sie beruhigen das Nervensystem, leiten allerdings auch Schleim aus den Bronchien Richtung Kopf. Dadurch fühlst du dich nach der Yogastunde womöglich etwas eingetrübt und träge. Übungen, die auf die Bauchmuskeln wirken oder eine starke Kontrolle der Bauchmuskeln erfordern, aktivieren dein Agni und sind deshalb für den Frühling besonders geeignet. Egal, welches Dosha bei dir dominiert, du solltest im Frühjahr dynamische, kraftvolle und anregende Flows machen. Nach deiner Yogapraxis solltest du dich warm und leicht fühlen.

Deine perfekten Frühlingsübungen

	Im Frühjahr vermehrt ausführen	Im Frühjahr seltener ausführen	Wirkungen auf Körper und Geist	Wirkungen auf die Doshas
Vorbeugen		Ja, vor allem sitzend	Dehnung der Beinrückseiten und des Rückens Fördern Trägheit und Schwere Beruhigend, stressreduzierend, schlaffördernd, entspannend	Vata: reduzierend Pitta: meist reduzierend Kapha: erhöhend
Stehende Rückbeugen, liegende Rückbeugen in Rückenlage	Ja		Stärkung der Beine und Körpermitte Öffnung des Brustkorbs Dehnung deiner Schultern Energetisierend, belebend, erhitzend Fördern Offenheit	Vata: erhöhend Pitta: erhöhend Kapha: reduzierend
Liegende Rückbeugen in Bauchlage	Ja		Stärkung der Beine und Körpermitte Öffnung des Brustkorbs Dehnung deiner Schultern Energetisierend, belebend, erhitzend Fördern Offenheit Eher kühlende Wirkung	Vata: erhöhend Pitta: meist reduzierend Kapha: reduzierend
Drehungen	Ja		Erhöhen die Flexibilität deiner Wirbelsäule Lösen Verspannungen deines Rückens Verbessern die Entgiftung deiner inneren Organe Regen Agni an Reduzieren Stress, Ängste und Anspannung Schaffen innere Balance	Bringen alle Doshas in Balance

	Im Frühjahr vermehrt ausführen	Im Frühjahr seltener ausführen	Wirkungen auf Körper und Geist	Wirkungen auf die Doshas
Seitbeugen	Ja		Öffnen den Brustkorb und dehnen die Flanken auf Verbessern die Atmung Aktivierend, belebend, stimmungsaufhellend	Vata: reduzierend Pitta: liegende/sitzende Seitbeuge reduzierend, stehende Seitbeuge erhöhend Kapha: reduzierend
Balancen	ja		Fördern dein Gleichgewicht Bringen dich körperlich und geistig in Balance Stressabbau und Ruhe Förderung von Achtsamkeit und Konzentration	Bringen alle Doshas in Balance Kapha: zum Teil reduzierend
Stehende Asanas	Ja		Stärken meist den gesamten Körper Wirken erhitzend Stärken die Konzentration	Vata/Pitta: meist beruhigend Kapha: reduzierend
Umkehrhaltungen	Ja		Aktivieren den gesamten Körper Entlasten das Herz-Kreislauf-System und helfen bei Krampfadern Erhöhen Menstruationsbeschwerden Stimulieren Stoffwechsel und Verdauung Verbessern das hormonelle Gleichgewicht Perspektivwechsel Beruhigend, ausgleichend	Vata: erhöhend Pitta: teils erhöhend, teils reduzierend Kapha: reduzierend

Frühlingsmeditation

Im Frühling geht es vor allem um Wachstum. Nutze deine Meditation, um dich weiterzuentwickeln, um deinen Zielen und Wünschen einen Schritt näherzukommen. Du kannst deine Meditation grundsätzlich in jeder möglichen Stellung durchführen. Um Kapha im Frühjahr zu reduzieren und dein persönliches Wachstum zu fördern, möchte ich dir eine Geh-Meditation empfehlen. Stell dir dabei einen Spaziergang in deine Zukunft vor. Du kannst die Geh-Meditation jederzeit durchführen, wann immer du gerade zu Fuß unterwegs bist. Am besten gehst du gleich los. Die Richtung und das Ziel sind nicht wichtig, es geht darum, einfach alles wahrzunehmen.

Der folgende Text kann dir helfen, ganz bei dir zu bleiben. Du kannst ihn dir auch während deines Spaziergangs anhören. Auf meiner Website steht dir die Audiodatei zum Download zur Verfügung.

Du gehst langsam und gleichmäßig deinen Weg. Du atmest tief ein und tief aus. Füllst deine Lungen komplett mit der frischen Luft, die dich umgibt. Saugst neue Energie in dich auf.

Atme tief ein. Atme tief aus.

Du spürst die Luft sanft an deiner Nasenspitze. Wie sie ganz kühl ein- und etwas wärmer ausfließt.

Atme tief ein. Atme tief aus.

Deine Lungen füllen sich mit reiner Luft, mit reiner Energie. Und du spürst, wie sich dein Körper langsam weiter fortbewegt. Wie deine Füße, Schritt für Schritt, die Erde berühren. Du bewegst dich langsam fort. Schritt für Schritt.

Frühlingserwachen

Atme tief ein. Atme tief aus.

Du spürst die Luft auf deiner Haut. Wie der Wind dein Gesicht berührt. Während du Schritt für Schritt weitergehst.

Jetzt stellst du dir vor, dass dein Weg strahlend hell wird. Er leuchtet auf mit jedem Schritt. Du nimmst deine Umgebung wahr. Die Häuser um dich herum, die Bäume, vielleicht kannst du sogar Vögel zwitschern hören. Und gehst dabei Schritt für Schritt weiter auf diesem hellen, leuchtenden Weg.

Atme tief ein. Atme tief aus.

Plötzlich siehst du Bilder an dir vorbeiziehen. Bilder von Erfahrungen, von Momenten, die du erlebt hast. Erlebnisse, die dich zu dem Menschen gemacht haben, der du heute bist. Positive Momente, negative Momente. Während du gehst, ziehen sie an dir vorbei. Du spürst die Wärme, die sich in dir ausbreitet. Du spürst, wie das Licht des Weges sich in dir ausbreitet. In deinem Herzen. Wärme. Dankbarkeit. Dankbarkeit für jede dieser Erfahrungen. Für die positiven, für die vermeintlich negativen. Du gehst weiter.

Atme tief ein. Atme tief aus.

Du strahlst von innen heraus und spürst tiefe Dankbarkeit für alles, was du derzeit bist. Und du spürst, dass da noch mehr ist. Dass da ein Wunsch ist, ein Ziel, das du erreichen möchtest. Du siehst dieses Ziel in weiter Ferne. Du gehst Schritt für Schritt darauf zu.

Die Bilder um dich herum ändern sich. Aus Erfahrungen werden Meilensteine. Meilensteine, die du erreichen musst, bevor du ans Ziel gelangst. Du siehst dich. Wie du jeden einzelnen Meilenstein erreichst. Du spürst, wie glücklich du bist, wenn du zu einem Meilenstein kommst. Du spürst, wie dein inneres Licht immer größer wird. Mit jeder Aufgabe trägst du dein Leuchten mehr und mehr nach außen. Du spürst die Wärme.

Deine perfekten Frühlingsübungen

Atme tief ein. Atme tief aus.

Du spürst, wie es sich anfühlt, deinem Ziel, deinem Herzenswunsch immer näherzukommen, wie es sich anfühlt, mehr und mehr zu wachsen. Zu dem zu werden, das du werden musst, um deinen Herzenswunsch wahr werden zu lassen. Du gehst weiter und weiter deinem Ziel entgegen. Du spürst, wie gut es sich anfühlt, diesen Weg zu gehen. Wie wertvoll es ist, für deinen Wunsch zu gehen.

Atme tief ein. Atme tief aus.

Du spürst den Boden unter deinen Füßen, den Wind auf deiner Haut, die Wärme und die Bewegung deines Körpers. Ganz langsam wird dein Strahlen noch heller. Dein Licht erhellt die gesamte Umgebung. Du erreichst dein Ziel. Du spürst, wie gut es sich anfühlt, dein Ziel zu erreichen. Deinen Herzenswunsch wirklich zu leben. Du spürst das Glück, die Freude, die sich in dir ausbreiten. Die Wärme, die nun deinen ganzen Körper erreicht. Du spürst, wie gut du dich damit fühlst, für deinen Herzenswunsch losgegangen zu sein. Die Dankbarkeit für jede einzelne Erfahrung. Die Dankbarkeit für jeden einzelnen Meilenstein. Die Dankbarkeit für das Wachstum, das hinter dir liegt.

Atme tief ein. Atme tief aus.

Du bedankst dich beim Universum dafür, dein Ziel und all die Meilensteine erreicht zu haben. Du bedankst dich dafür, auf dem richtigen Weg zu sein und jetzt zu wissen, warum es sich lohnt, für deinen Herzenswunsch loszugehen. Du bedankst dich für das Wissen, wie wundervoll es sich anfühlen wird, diesen Weg zu gehen.

Atme tief ein. Atme tief aus.

Du machst dich langsam auf den Rückweg. Du lässt noch einmal alle Meilensteine an deinem inneren Auge vorbeiziehen. Du siehst all die schönen Erfahrungen, die dich zu dem wunderbaren Menschen gemacht haben, der du heute bist. Du gehst Schritt für Schritt zurück. Zurück zu dem wundervollen Menschen, der du jetzt schon bist. Zurück zu dem kraftvollen Wesen, das jetzt weiß, warum es sich lohnt, für ein Ziel loszugehen, für einen Wunsch zu arbeiten.

Frühlingserwachen

Du kommst zurück zu dir. Du weißt jetzt, was du tun musst, um dein Ziel zu erreichen. Du weißt jetzt, warum es sich lohnt, Schritt für Schritt deinen Wunsch zu erfüllen. Du weißt, wie wundervoll sich der Weg anfühlt. Du weißt, wie hell du die Welt erleuchtest, wenn du deinem Ziel folgst. Genieße den Weg. Wachse Tag für Tag. Schritt für Schritt.

Atme tief ein. Atme tief aus.

Frühlings-Pranayama: Kapalabhati

Genau wie deine Yogapraxis sollte auch deine Atemübung im Frühjahr erhitzend und aktivierend sein. Da bietet sich vor allem Kapalabhati an. Durch die Kontraktion des Bauches aktivierst du deine Verdauung und wirkst der Schwere, die die Meditation hervorgebracht hat, entgegen. *Kapala* bedeutet »Kopf« und *bhati* »strahlen«, deswegen wird diese Atemübung auch »leuchtender Schädel« genannt. Du steigerst deine Konzentration und reinigst deine Atemwege und deinen Geist. Durch die schnelle Atmung erhöht sich der Sauerstoffgehalt in deinem Körper, was Stoffwechselvorgänge beschleunigt und Müdigkeit reduziert.

1. Komme in einen aufrechten Sitz. Lege die Hände auf den Knien ab, die Arme sind gestreckt. Atme ein paarmal tief durch die Nase ein und aus.
2. Atme als Nächstes zu zwei Dritteln ein und dann mehrfach stoßartig aus. Ziehe bei jeder Ausatmung den Bauchnabel zur Wirbelsäule. Kontrahiere dabei die Bauchmuskulatur. Dein Zwerchfell wird nach oben gepresst und deine Lungen entleeren sich. Konzentriere dich die ganze Zeit nur auf die rhythmische Ausatmung. Die Einatmung geschieht von allein, während du deine Bauchmuskeln entspannst. Deine Lungen werden automatisch mit Luft gefüllt.
3. Wiederhole dieses schnelle Pumpen 20- bis 25-mal für zwei bis drei Runden. Beende jede Runde mit der Ausatmung und nehme noch zwei bis drei tiefe Atemzüge, bevor du zu deinem normalen Atemrhythmus zurückkehrst.

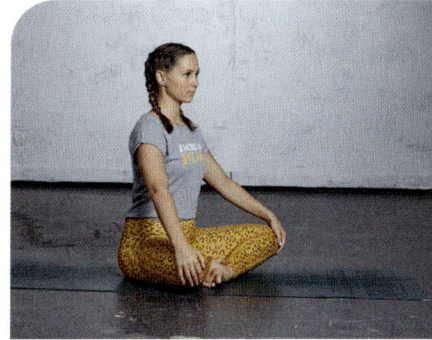
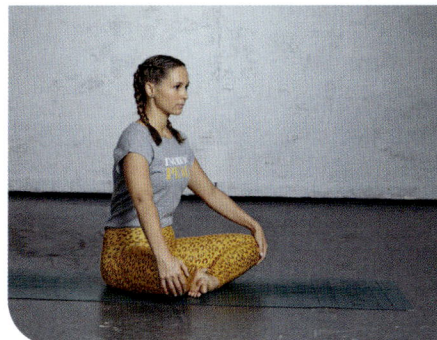

Drehsitz

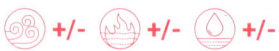

Der Drehsitz ist eine gute Position, um dein im Frühjahr eher schwaches Verdauungsfeuer zu aktivieren.

1. Starte in einem aufrechten Sitz. Für die Anfängervariante kannst du ein Bein gestreckt lassen. Das andere Bein winkelst du an und stellst den Fuß an die Außenseite des ausgestreckten Beins. Wichtig ist, dass beide Füße aktiv sind. Für die fortgeschrittenere Variante kannst du beide Beine anwinkeln. Achte darauf, dass beide Sitzbeinhöcker auf der Matte bleiben.
2. Ziehe die Zehen des ausgestreckten Beins zu dir heran und schiebe die Ferse von dir weg. Die gesamte Fußsohle und jeder einzelne Zeh deines anderen Fußes stehen fest auf der Matte.
3. Dein Oberkörper ist ganz aufrecht. Atme ein und strecke dich lang nach oben. Drehe dich mit der Ausatmung zur Seite des aufgestellten Beins und umarme das Knie mit dem Ellenbogen. Stütze dich mit dem anderen Arm hinter dir auf der Matte ab.
4. Löse die Position mit jeder Einatmung leicht auf und ziehe deine Kopfkrone Richtung Decke. Drehe dich mit jeder Ausatmung ein Stückchen weiter und ziehe den Bauchnabel nah zur Wirbelsäule. Dadurch schaffst du Raum für die Drehung und aktivierst die Entgiftung deines Körpers.

> **Vata:** Die sitzende Position erdet Vata-Menschen und führt zu innerer Ruhe und Zufriedenheit.
>
> **Pitta:** In dieser Drehung werden viele Muskeln aktiviert, was Pitta-Typen helfen kann, im Körper anzukommen und die Position wirklich zu spüren.
>
> **Kapha:** Besonders für Kapha-Menschen ist diese gedrehte Position von Vorteil. Durch die tiefe Bauchatmung und die Nähe von Oberschenkel und Bauch werden die inneren Organe massiert und die Verdauung angeregt.

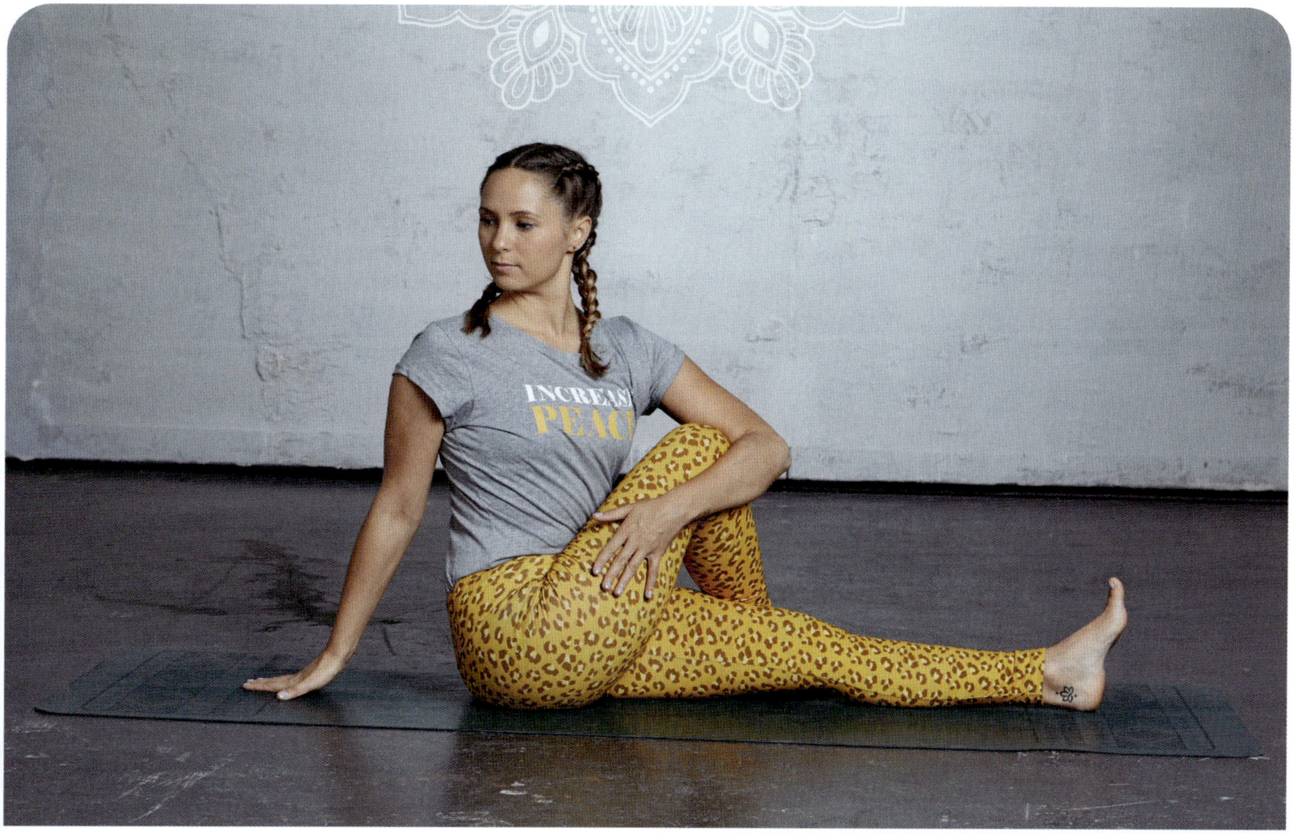

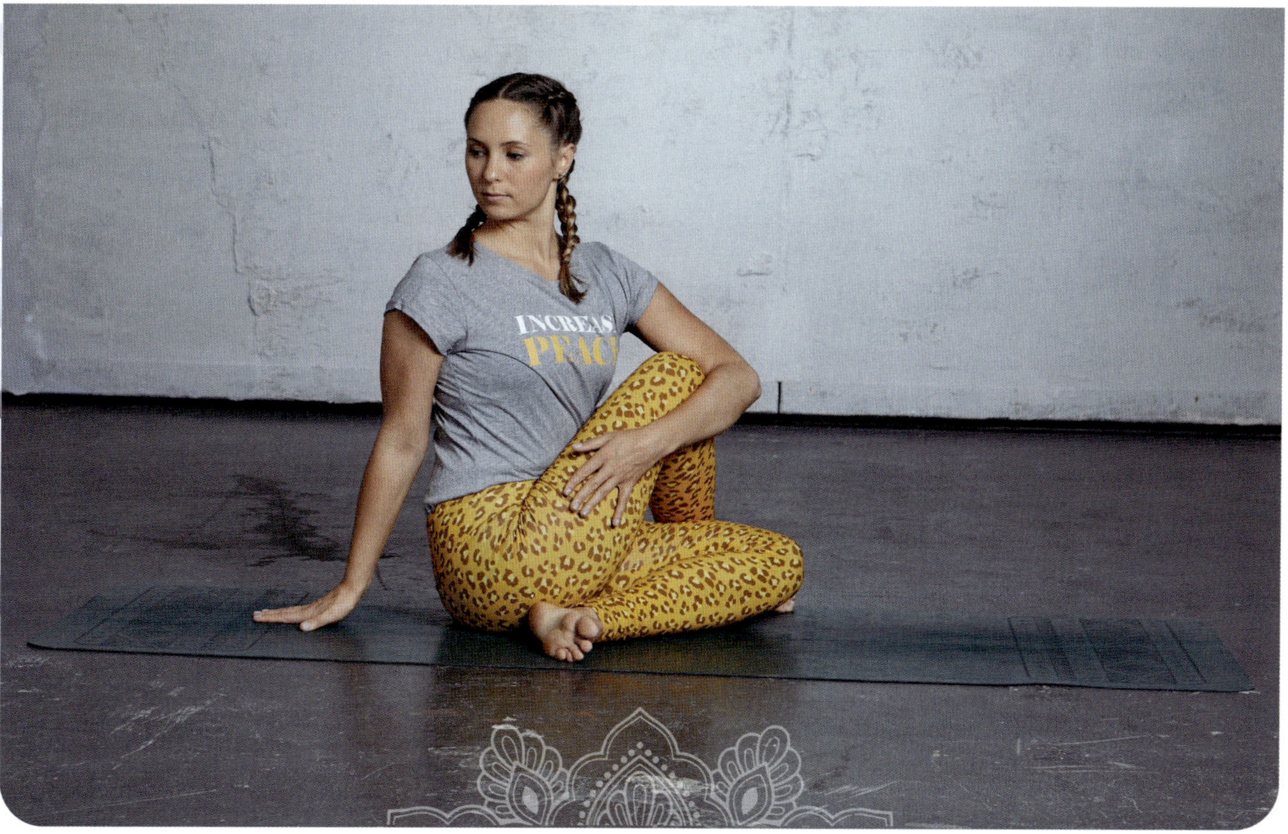

Gebundene einbeinige Vorwärtsbeuge

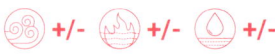

In dieser Stellung werden die Schultern sowie die hintere Oberschenkel- und Gesäßmuskulatur gedehnt. Durch die Vorbeuge werden die inneren Organe mit jeder tiefen Ein- und Ausatmung massiert. Du steigerst die Durchblutung und die Entgiftung deines Körpers. Aus ayurvedischer Sicht bedeutet das: Dein Verdauungssystem bekommt Superpower. Für den Frühling genau das, was du gebrauchen kannst.

1. Starte in einer aufrecht sitzenden Position. Beide Beine sind lang nach vorn ausgestreckt. Stelle einatmend ein Bein auf, die Ferse kommt nah zum Gesäß. Dein Fuß ist eine Handbreite neben dem ausgestreckten Oberschenkel aufgestellt. Dein anderes Bein bleibt aktiv, die Zehen sind herangezogen.
2. Beuge dich mit der Einatmung aus dem Becken heraus mit langem Rücken nach vorn und ziehe den Arm auf der Seite des aufgestellten Beins mit. Wickle ausatmend den Arm um dein angewinkeltes Knie und führe deine Hand zum Rücken.
3. Strecke dich einatmend diagonal nach vorn. Bringe mit der Ausatmung den anderen Arm hinter deinen Rücken, bis sich die Hände verbinden. Wenn dir das nicht gelingt, kannst du dir mit einem Band helfen.

> Vata: Der Vata-Mensch profitiert von der verbesserten Durchblutung der Verdauungsorgane. Die Vorbeuge bringt Ruhe und Gelassenheit.
>
> Pitta: Die Kompression der Organe erzeugt Hitze, die jedoch durch die Vorbeuge relativiert wird. Eine gute Kombination für Pitta-Typen.
>
> Kapha: Kapha-Typen wird es schwerfallen, die Hände zusammenzubringen. Nimm dir ruhig ein Band zu Hilfe und achte auf eine tiefe und entspannte Atmung.

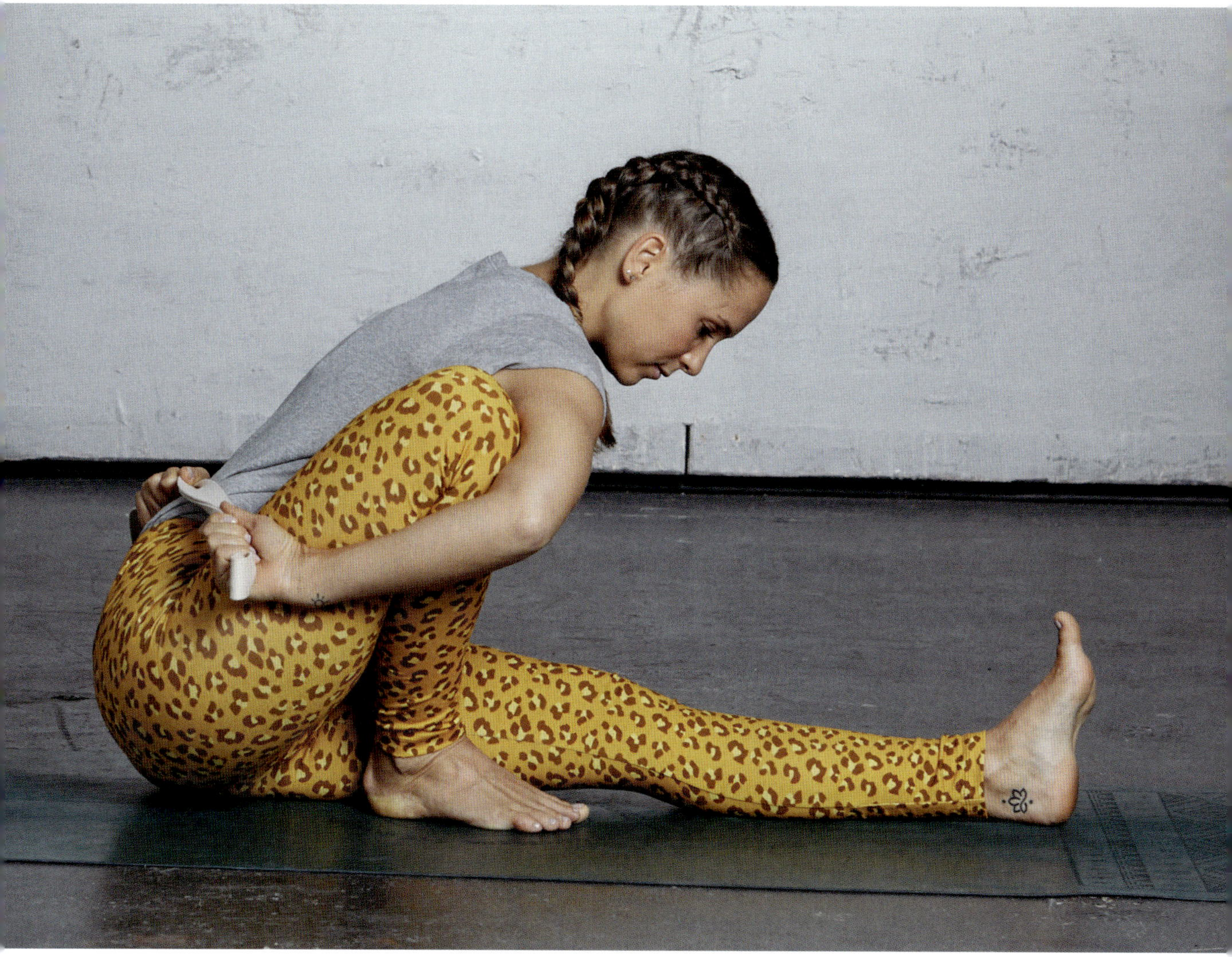

Deine perfekten Frühlingsübungen

Tänzer

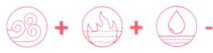

Um Wachstum im Leben zuzulassen, braucht es manchmal auch Stillstand. Wir müssen reflektieren, was wir bisher erreicht haben und was wir verändern müssen, um unserem Ziel näherzukommen. Der Tänzer ist nicht nur gut, um einmal stillzustehen und dein Gleichgewicht zu verbessern. Er dehnt auch die Brust und die Vorderseite der Oberschenkel sowie die Hüftbeuger. Letztere sind oft verkürzt, wenn wir viel sitzen.

1. Starte im Stehen auf der Mitte deiner Matte. Fixiere einen Punkt vor dir auf dem Boden oder an der Wand. Atme tief ein und tief aus und finde zunächst dein Gleichgewicht auf beiden Füßen.
2. Löse dann langsam das rechte Bein und lege deinen rechten Fußrücken in die rechte Hand. Mit der Einatmung geht der linke Arm nach vorn. Zeigefinger und Daumen pressen ineinander. Lehne dich langsam mit dem Oberkörper nach vorn.
3. Schiebe ausatmend langsam den Fußrücken in deine Hand und strecke das Bein so weit wie möglich nach oben. Für sehr flexible Vata-Typen ist es einfacher, den Fuß mit beiden Armen zu greifen. Die Arme verlaufen dann über dem Kopf. Arbeite dabei am besten mit einem Yogaband. Lege das Band um den Fußrücken und greife die Enden mit beiden Händen.

> **Vata:** Für Vata-Typen ist es anstrengend, diese Position auf einem Bein zu halten. Wenn du es allerdings schaffst, wird dir der Tänzer große Ausgeglichenheit verleihen.
>
> **Pitta:** Die Dehnung der Hüftbeuger ist eine Wohltat für Pitta-Menschen. Es können sich allerdings auch Emotionen lösen.
>
> **Kapha:** Kapha-Typen profitieren vor allem an der Öffnung des Brustkorbs. Die leichte Rückbeuge hat einen schleimlösenden Effekt.

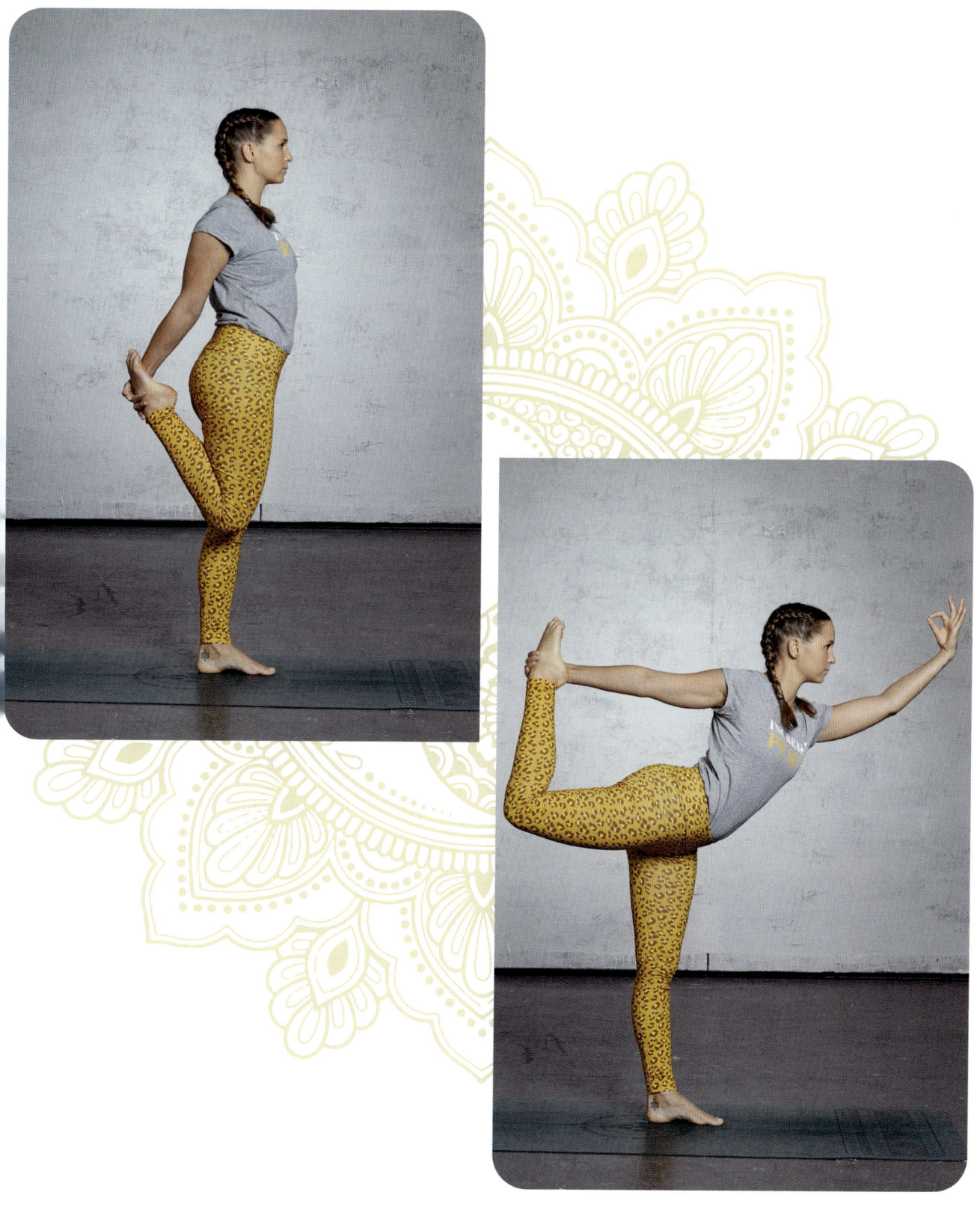

Gestreckter Seitwinkel

Diese Stellung aktiviert deine Beine und stärkt dadurch Gelenke und Oberschenkel. Deine Flanken werden gestreckt und gedehnt. Je nach Variante aktivierst du mehr oder weniger deine Bauchmuskulatur und sorgst damit für Hitze in der Körpermitte.

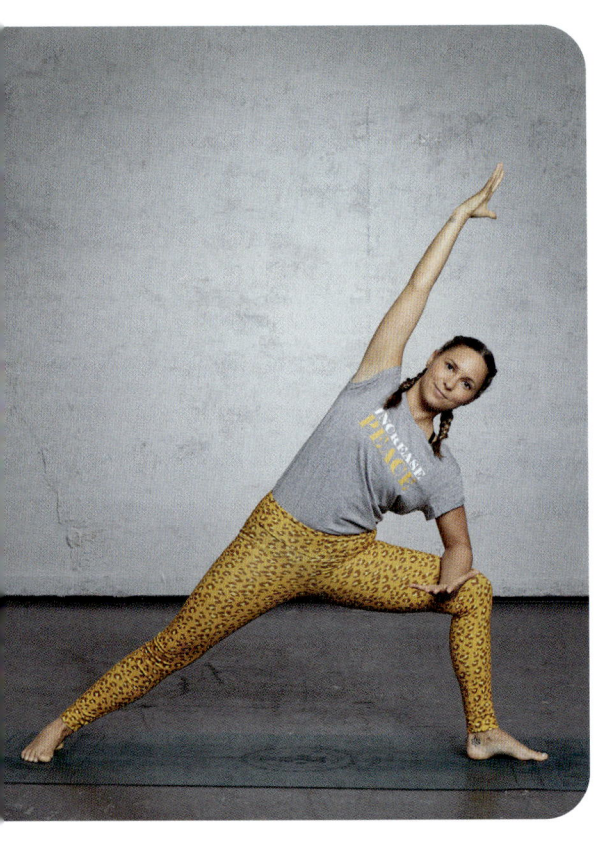

1. Die Startposition kann sowohl die Krieger-II-Position als auch die Bergposition sein. Komme in einen Ausfallschritt und lass die Zehen des hinteren Fußes zur Seite zeigen. Dein vorderer Fuß zeigt nach vorn, das Knie ist gebeugt und bleibt stabil über dem Sprunggelenk. Ober- und Unterschenkel bilden einen rechten Winkel. Dein Oberkörper ist zur Seite geöffnet.
2. Lege den vorderen Unterarm auf dem Oberschenkel ab. Strecke dich zur Seite und hebe den hinteren Arm über den Kopf. Achte darauf, dass deine Brust geöffnet bleibt. Schiebe dafür deine obere Schulter ein Stück weiter nach hinten. Versuche, so wenig Gewicht wie möglich auf dem Oberschenkel abzulegen und mehr mit der Kraft aus der Körpermitte zu arbeiten.
3. Wenn du mit dem Oberkörper sehr tief kommst, kannst du versuchen, den Arm vom Oberschenkel zu lösen und deine Hand entweder an der Innen- oder an der Außenkante deines Fußes abzulegen. Um deinen Körper noch mehr zu aktivieren, kannst du beide Arme lang nach schräg oben strecken. Achte aber darauf, dass du noch gleichmäßig und tief ein- und ausatmen kannst.

Deine perfekten Frühlingsübungen

Variante

Vata- und Kapha-Menschen können im Frühling die gedrehte Version praktizieren.

1. Starte ebenfalls im Ausfallschritt. Deine hinteren Zehen bleiben aufgestellt und dein Oberkörper aufrecht.
2. Bringe mit der Einatmung die Hände in Gebetshaltung vor deine Brust und ziehe den Oberkörper diagonal nach vorn.
3. Bringe ausatmend den gegenüberliegenden Ellenbogen auf die Außenseite deines Kniegelenks. Der andere Ellenbogen zeigt zur Decke. Die Wirbelsäule bleibt aufrecht.
4. Arbeite dich aktiv in diese Position hinein. Atme ein und schiebe deine Kopfkrone vom Becken heraus weiter diagonal nach vorn. Atme aus und drehe dich weiter zur Seite auf.

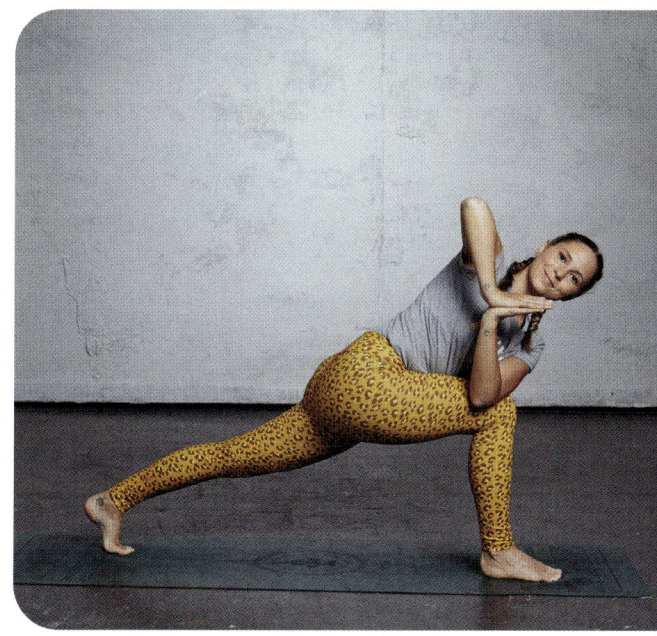

> **Vata:** Deine Flexibilität hilft dir, die Endposition besser zu erreichen. Mit der gedrehten Variante kannst du zusätzlich Kraft in den Beinen und im Oberkörper aufbauen.
>
> **Pitta:** Im Sommer sollten Pitta-Typen auf die gedrehte Version verzichten. Die Beinkräftigung reicht aus, um Hitze zu erzeugen.
>
> **Kapha:** Anfangs wirst du dir vielleicht mit der gedrehten Version schwertun, aber die Wirkung auf die inneren Organe wird dir im Frühjahr helfen, deine Verdauung anzukurbeln und Trägheit zu reduzieren.

Krieger II

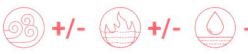 +/- +/- -

Dein gesamter Körper ist in dieser Position aktiv. Deine Beine werden gekräftigt und gleichzeitig gedehnt. Du stärkst deine Arme und deinen Geist. Du bleibst in dieser Stellung ganz fokussiert und fixierst einen Punkt. Im Gegensatz zur Krieger-I-Position bleiben deine Hüften hier geöffnet.

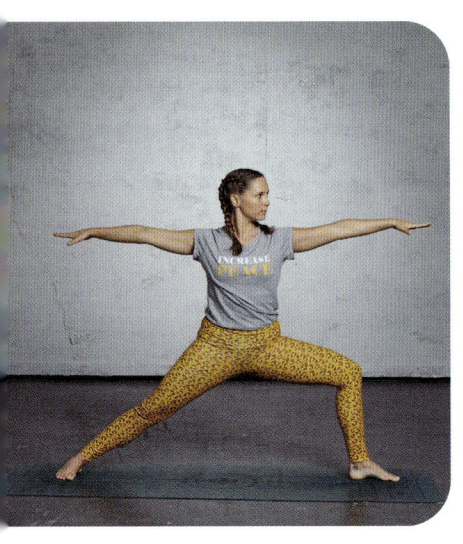

1. Die Ausgangsposition kann der Krieger I oder der Ausfallschritt sein. Stelle dich mit beiden Beinen weit auseinander auf die Matte. Der Fuß des hinteren Beines zeigt nach außen. Der vordere Fuß bleibt nach vorn ausgerichtet. Das Knie steht genau über dem Sprunggelenk.
2. Öffne den Oberkörper zur Seite. Die Schultern bleiben stabil über der Hüfte. Die Arme sind weit nach vorn und hinten ausgestreckt. Blicke fokussiert über den vorderen Mittelfinger nach vorn.
3. Ziehe die Schulterblätter zusammen und bleibe ganz aufrecht. Deine Arme ziehen nach außen, deine Beine zueinander. Dein gesamter Körper ist aktiv. Das Steißbein zieht nach unten und die Hüften sind so weit wie möglich geöffnet.

Vata: Als Vata-Typ solltest du länger im Krieger II verweilen, um deinen Körper zu stärken. Außerdem kann er dir helfen, deine Gedanken zu ordnen. Fokus und Konzentration werden gefördert.

Pitta: Durch den Fokus nach vorn kannst du alles um dich herum vergessen und die Stärke deines Körpers neu erfahren.

Kapha: Dein Brustkorb wird geöffnet, was den Sauerstoffgehalt erhöht und zu mehr Energie führt.

Krieger III

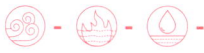

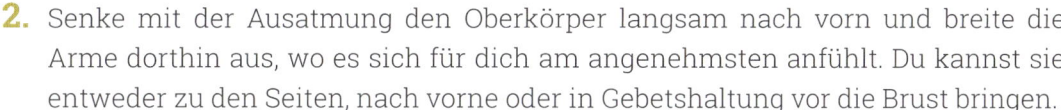

Im Unterschied zur Krieger-II-Position ist beim Krieger III wieder Balance gefragt. Dein gesamter Körper wird gestreckt und gestärkt. Vor allem die Muskulatur deines Standbeins ist gefordert.

1. Ausgangspositionen für den Krieger III können der Ausfallschritt oder die Bergposition sein. Bringe mehr Gewicht auf ein Bein und strecke mit der Einatmung das andere Bein gerade nach hinten. Die Zehen ziehen zu dir, während die Ferse von dir wegzieht. Das Bein bleibt die ganze Zeit gestreckt.
2. Senke mit der Ausatmung den Oberkörper langsam nach vorn und breite die Arme dorthin aus, wo es sich für dich am angenehmsten anfühlt. Du kannst sie entweder zu den Seiten, nach vorne oder in Gebetshaltung vor die Brust bringen.
3. Ziehe dich mit der nächsten Einatmung noch mal weit auseinander. Dein Standbein bleibt die ganze Zeit gestreckt.

> **Vata:** Gleichgewichtsübungen geben dem Körper Leichtigkeit. Im Frühling dominiert die Schwere von Kapha, sodass auch Vata-Typen von Balancen profitieren. Außerdem wird in dieser Position der gesamte Körper gestärkt, wodurch der Vata-Mensch neue Kräfte entwickeln kann.
>
> **Pitta:** Wenn dir das Asana sehr leichtfällt, kannst du probieren, es mit geschlossenen Augen durchzuführen.
>
> **Kapha:** Du solltest darauf achten, deinen Brustkorb in dieser Position zu öffnen, um Trägheit und Schwere noch weiter zu reduzieren.

Hand-Zeh-Haltung

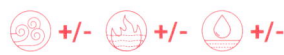

Dieses Asana ist eine meiner Lieblingsübungen. Es ist sehr wandelbar und selbst für Anfänger gut geeignet. Durch die Variationen kann jedes Dosha von dieser Haltung profitieren. Die Beinrückseiten werden gedehnt und die Beine gekräftigt. Konzentrationsfähigkeit und Achtsamkeit werden gestärkt.

1. Starte in einer stehenden Position und finde einen Punkt vor dir auf dem Boden oder an der Wand, den du fokussieren kannst. Hebe einatmend zuerst ein Knie.
2. Greife von außen nach deiner Fußsohle oder umfasse mit Zeige- und Mittelfinger deinen großen Zeh. Strecke ausatmend das angewinkelte Bein nach vorn aus. Du kannst dafür auch ein Yogaband verwenden, das du um deine Fußsohle legst. Dein Oberkörper bleibt aufrecht, das Standbein gestreckt. Wenn möglich, kannst du das Bein zur Seite öffnen.
3. Greife alternativ deinen Fuß oder großen Zeh mit der anderen Hand und drehe dich ausatmend zur Seite auf.

> Vata: Die flexiblen Vata-Hüftgelenke verkraften die Dehnung gut. Insbesondere bei gedrehten Versionen muss der Vata-Typ lernen, sich nur auf sich selbst zu konzentrieren und sich nicht von der Umgebung ablenken zu lassen.
>
> Pitta: Denke immer daran, deinen Ehrgeiz hintanzustellen. Die Beinrückseiten können leicht überdehnt werden, wenn du hier nicht richtig aufgewärmt bist.
>
> Kapha: Durch deine stabilen Beine wird das Stehen auf einem Bein nicht problematisch sein. Mit Geduld und Ruhe wird dir auch die Rotation leichtfallen. Du solltest aber nachsichtig mit der Höhe des Beines sein. Eine gute Vordehnung kann helfen, das Bein etwas höher zu bekommen, ohne den Oberkörper zu runden.

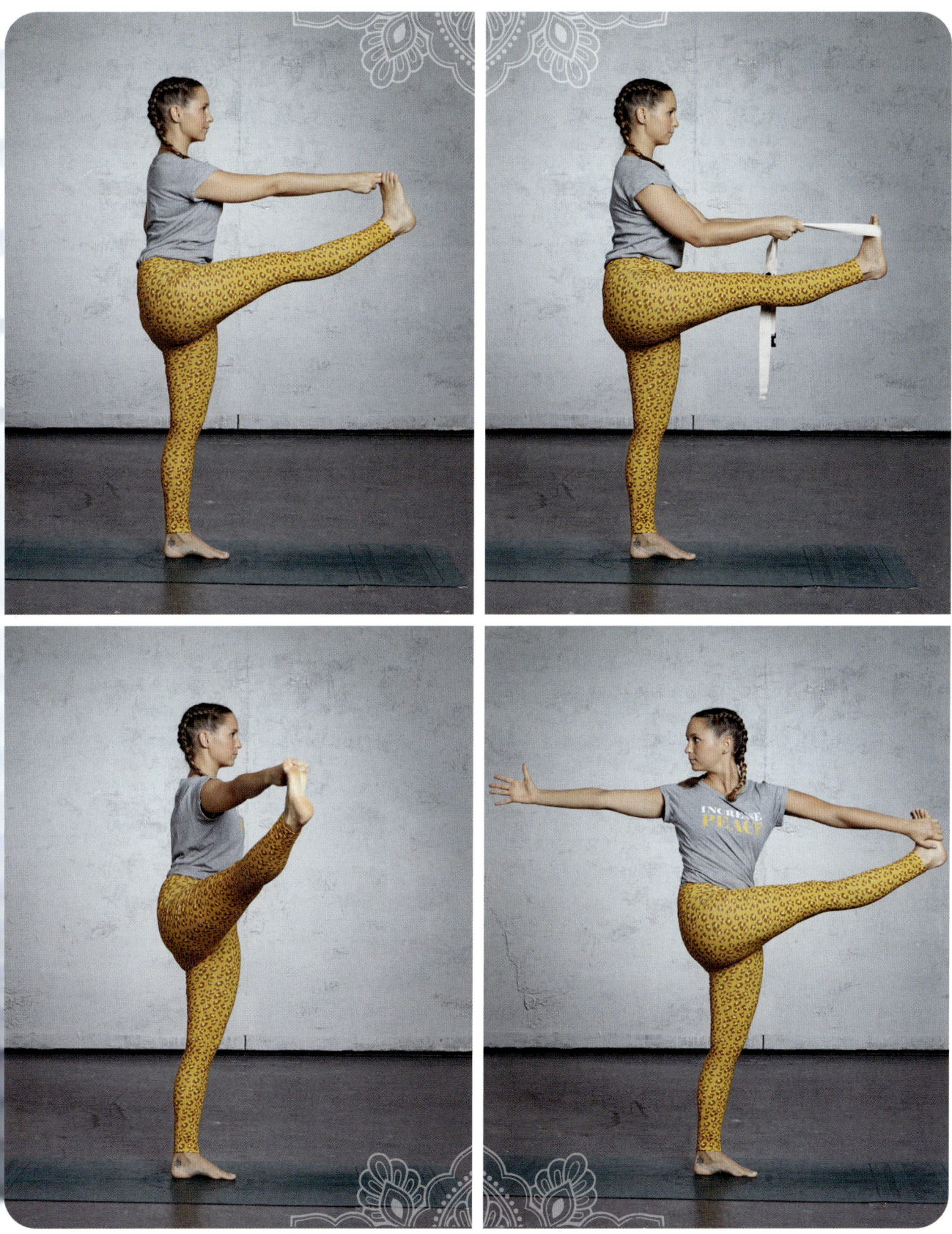

Halbmond

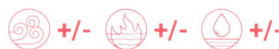

Diese letzte Frühjahrsübung ist wirklich anspruchsvoll. Deine Körpermitte muss arbeiten, aber auch deine Beine und dein unterer Rücken werden gestärkt. Schmerzen im Lendenwirbelbereich, beispielsweise Ischiasschmerzen, können gelindert werden.

1. Um in den Halbmond zu gelangen, starte am besten im Krieger III.
2. Platziere die Hand der Standbeinseite neben dir auf dem Boden oder einem Block und öffne einatmend deine Hüfte und deine Brust zur anderen Seite. Deine Ferse des Beins in der Luft zieht nach hinten, deine Zehen zu dir heran. Versuche, deine Schultern übereinanderzustapeln, und ziehe die Arme auseinander.

> **Vata:** Es fällt dir möglicherweise schwer, dich zur Seite zu öffnen. Bleibe besonders achtsam und konzentriere dich auf eine tiefe Ein- und Ausatmung.
>
> **Pitta:** Dieses herausfordernde Asana liegt dir besonders. Auch hier kannst du versuchen, die Augen zu schließen.
>
> **Kapha:** Um das Verdauungsfeuer noch mehr anzuregen, kannst du den gedrehten Halbmond ausprobieren. Öffne dafür den Körper Richtung Standbein.

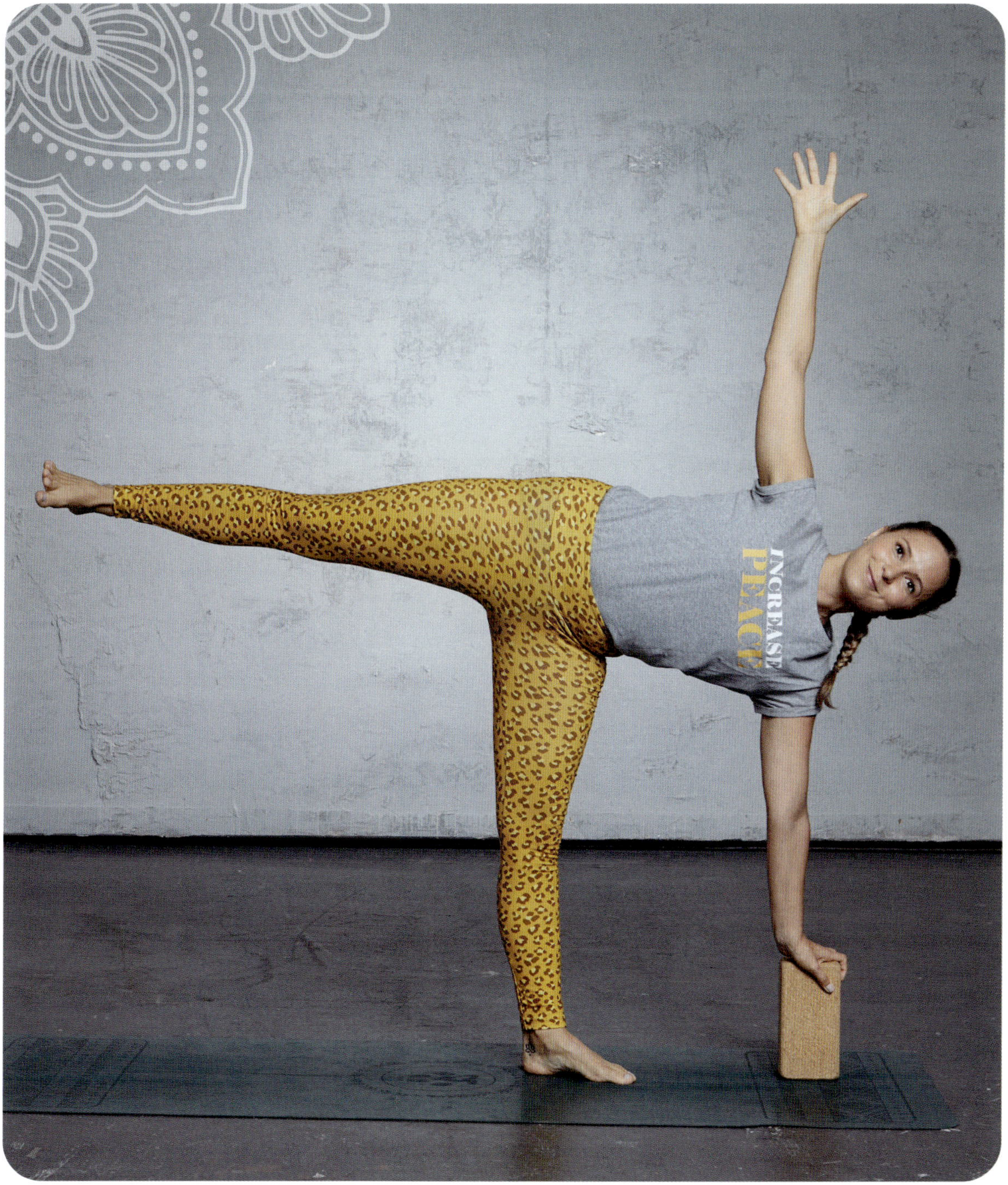

Deine perfekten Frühlingsübungen

Vata: Dein Flow für den Frühling

Selbst Vata-Typen fällt das Erden jetzt leicht. Integriere deswegen erdende Komponenten in deinen fließenden Flow. Wenn du dich gestresst fühlst oder wenn du Schlafstörungen hast, kannst du etwas länger in den Vorbeugen verweilen.

Schwachstellen: Sprunggelenke, Muskelkraft
Stärken: Flexibilität

Meditation im Sitzen Seite 109	**Frühlings-Pranayama** Seite 113	**Sitzende Seitbeuge** Seite 68
10 Minuten	3 Wiederholungen	5 Atemzüge pro Seite
Ausfallschritt Seite 152	**Krieger II** Seite 122	**Herabschauender Hund** Seite 73, Schritt 9
2 Atemzüge Rechts	2 Atemzüge Rechts	5 Atemzüge
Drehsitz Seite 114	**Schmetterling** Seite 82	**Sitzende Vorbeuge** Seite 86
5–10 Atemzüge pro Seite	10–15 Atemzüge	10–15 Atemzüge

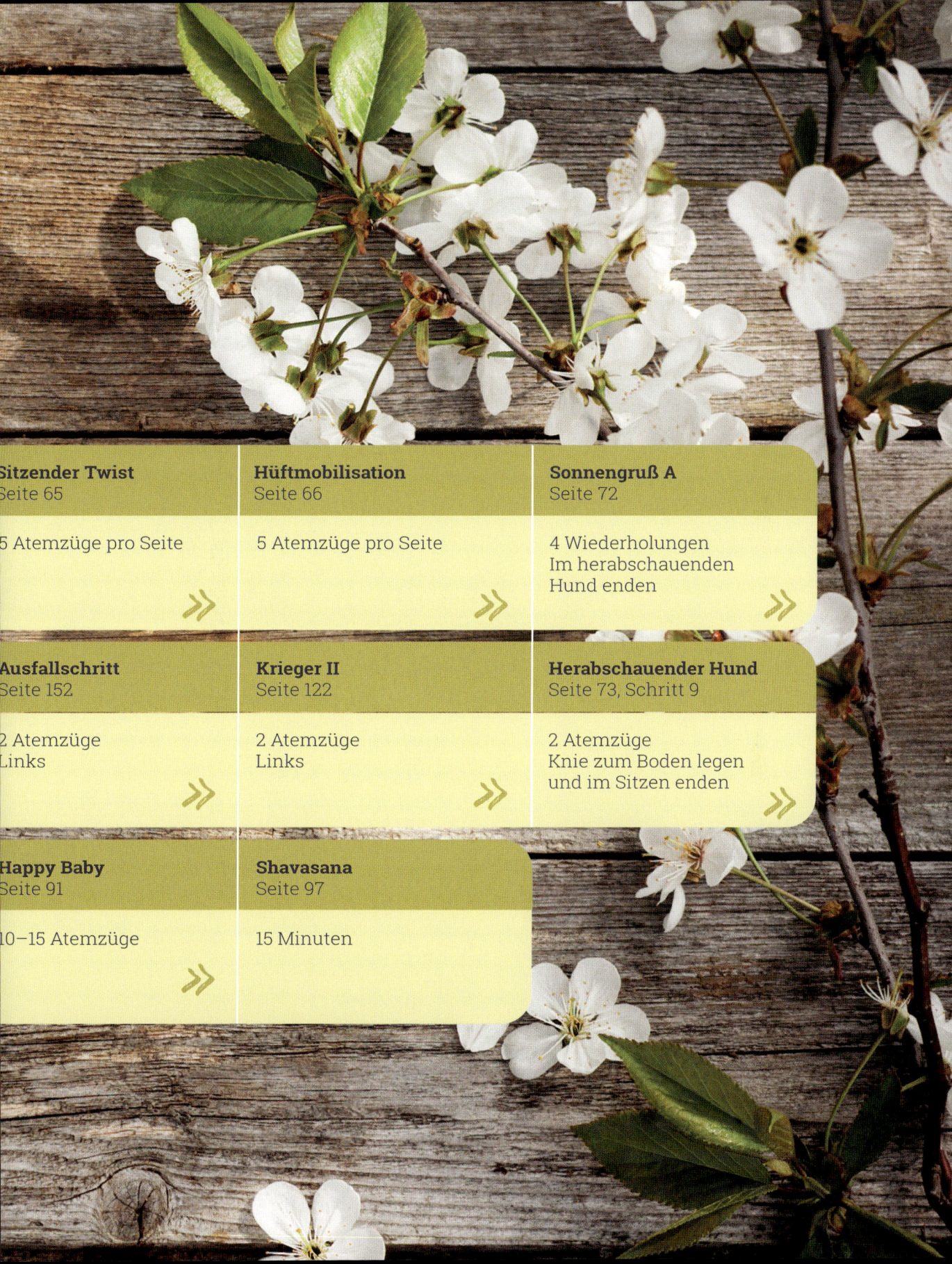

Sitzender Twist Seite 65	**Hüftmobilisation** Seite 66	**Sonnengruß A** Seite 72
5 Atemzüge pro Seite	5 Atemzüge pro Seite	4 Wiederholungen Im herabschauenden Hund enden
Ausfallschritt Seite 152	**Krieger II** Seite 122	**Herabschauender Hund** Seite 73, Schritt 9
2 Atemzüge Links	2 Atemzüge Links	2 Atemzüge Knie zum Boden legen und im Sitzen enden
Happy Baby Seite 91	**Shavasana** Seite 97	
10–15 Atemzüge	15 Minuten	

Pitta: Dein Flow für den Frühling

Dank des kühlen Wetters musst du dich beim Yoga nicht zurückhalten. Jetzt dürfen auch intensivere Asanas geübt werden.

Schwachstellen: Ehrgeiz, Ungeduld
Stärken: Muskelkraft, starker Wille

Meditation im Sitzen Seite 109	**Frühlings-Pranayama** Seite 113	**Katze-Kuh** Seite 54
10 Minuten	3 Wiederholungen Alternativ: Wechselatmung (siehe Seite 223)	6 Atemzüge
Ausfallschritt Seite 152	**Krieger II** Seite 122	**Gestreckter Seitwinkel** Seite 120
2 Atemzüge Rechts	2 Atemzüge Rechts	5 Atemzüge Rechts
Gestreckter Seitwinkel Seite 120	**Sonnengruß A** Seite 72	**Krieger III** Seite 123
5 Atemzüge Links	2 Atemzüge Im herabschauenden Hund beginnen und in der Bergposition enden	5–10 Atemzüge pro Seite
Shavasana Seite 97		
10 Minuten		

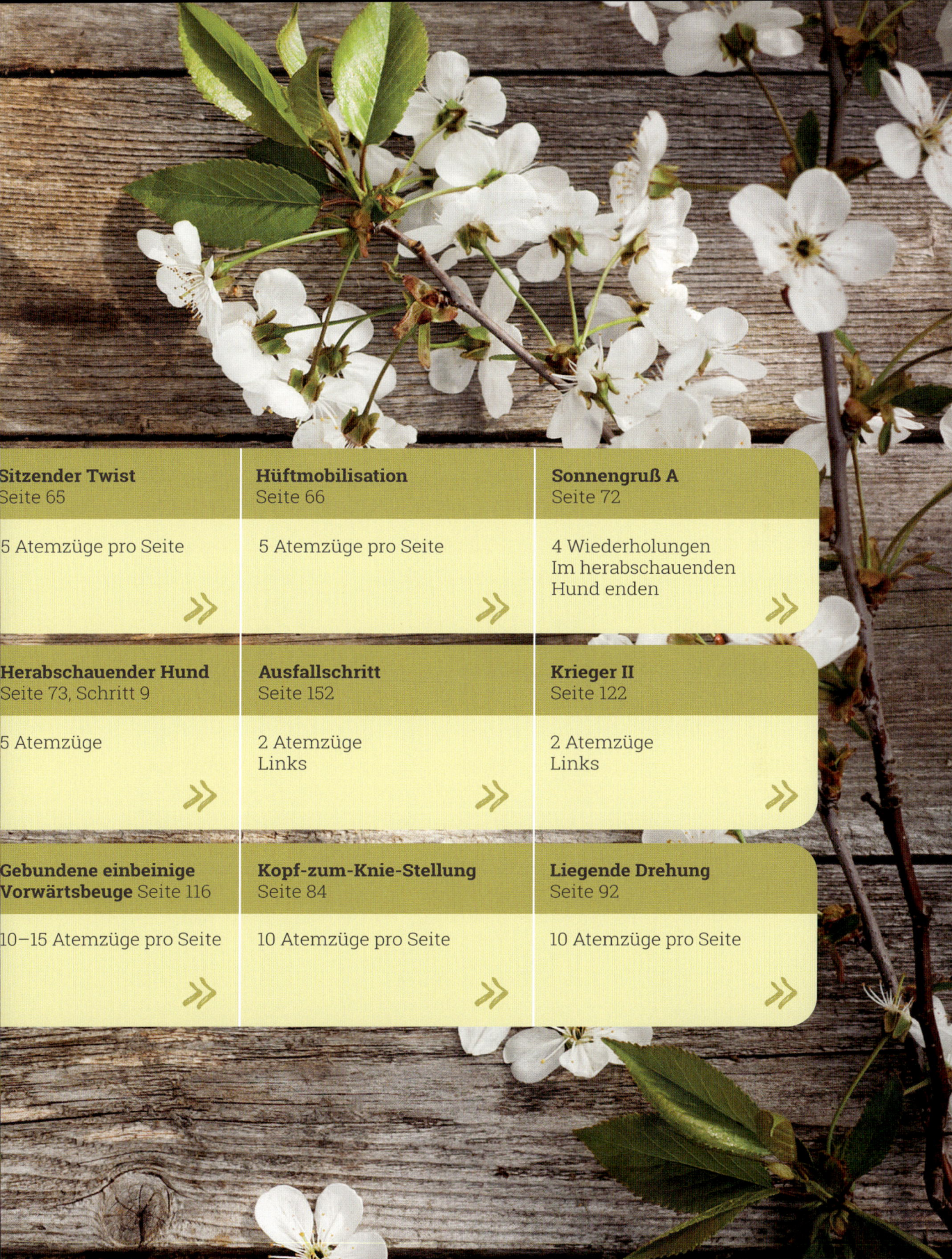

Sitzender Twist Seite 65	**Hüftmobilisation** Seite 66	**Sonnengruß A** Seite 72
5 Atemzüge pro Seite	5 Atemzüge pro Seite	4 Wiederholungen Im herabschauenden Hund enden

Herabschauender Hund Seite 73, Schritt 9	**Ausfallschritt** Seite 152	**Krieger II** Seite 122
5 Atemzüge	2 Atemzüge Links	2 Atemzüge Links

Gebundene einbeinige Vorwärtsbeuge Seite 116	**Kopf-zum-Knie-Stellung** Seite 84	**Liegende Drehung** Seite 92
10–15 Atemzüge pro Seite	10 Atemzüge pro Seite	10 Atemzüge pro Seite

Kapha: Dein Flow für den Frühling

Im Yoga darfst du jetzt alles auf Kapha-Reduktion setzen. Schweißtreibende Flows sind besonders gut für deinen trägen Stoffwechsel. Alle Übungen für die Körpermitte regulieren deine Verdauung.

Schwachstellen: Motivation, Steifheit
Stärken: Muskelkraft, Gelenke

Meditation im Sitzen Seite 109	**Frühlings-Pranayama** Seite 113	**Katze-Kuh** Seite 54
10 Minuten	4–5 Wiederholungen	6 Atemzüge

Ausfallschritt Seite 152	**Krieger II** Seite 122	**Gestreckter Seitwinkel** Seite 120
2 Atemzüge Rechts	2 Atemzüge Rechts	5 Atemzüge Rechts

Gestreckter Seitwinkel Seite 120	**Sonnengruß A** Seite 72	**Tänzer** Seite 118
5 Atemzüge Links	1 Wiederholung Im herabschauenden Hund beginnen und in der Bergposition enden	5 Atemzüge pro Seite

Adler-Crunch Seite 89	**Shavasana** Seite 97
5 Wiederholungen pro Seite	10 Minuten

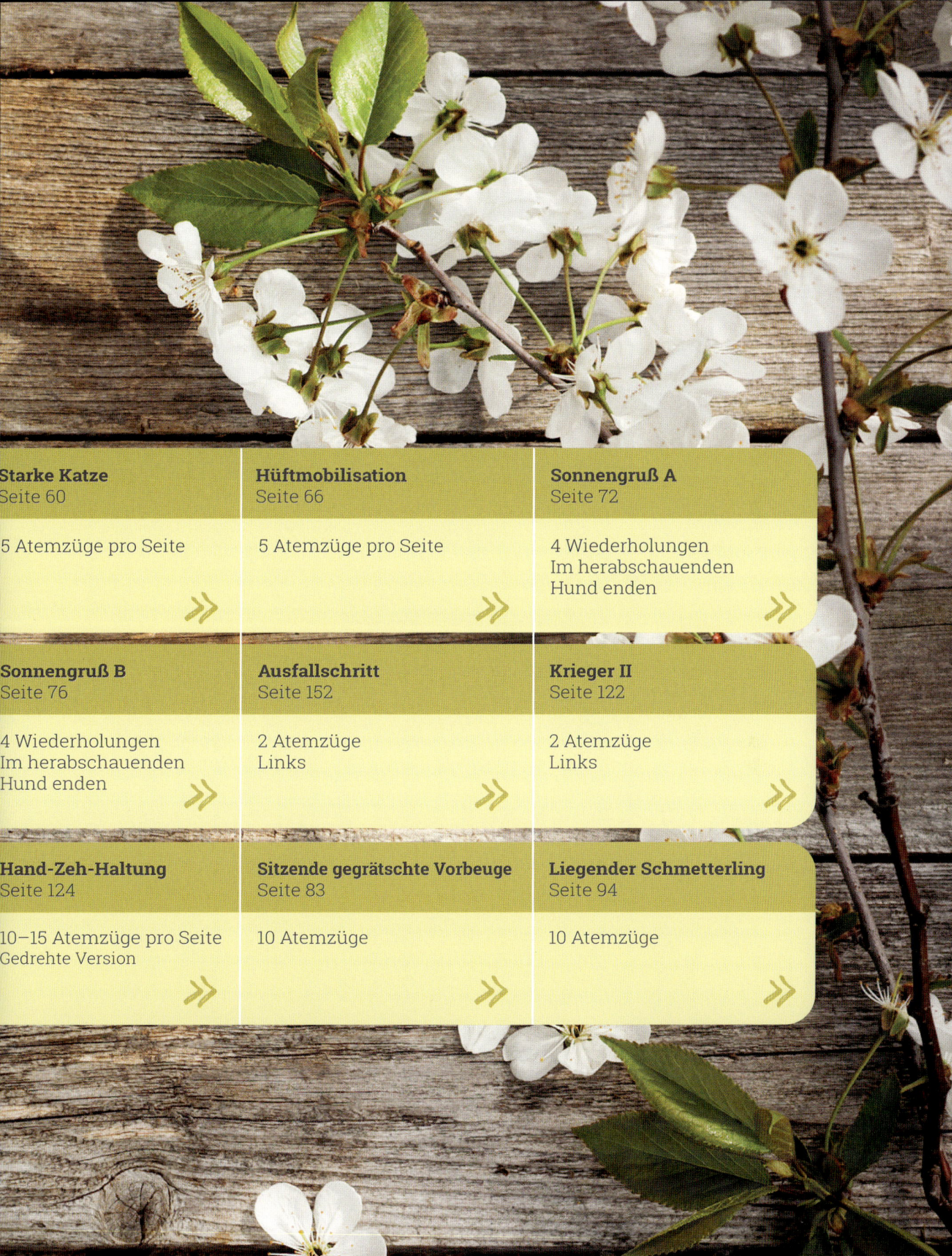

Starke Katze	**Hüftmobilisation**	**Sonnengruß A**
Seite 60	Seite 66	Seite 72
5 Atemzüge pro Seite	5 Atemzüge pro Seite	4 Wiederholungen Im herabschauenden Hund enden

Sonnengruß B	**Ausfallschritt**	**Krieger II**
Seite 76	Seite 152	Seite 122
4 Wiederholungen Im herabschauenden Hund enden	2 Atemzüge Links	2 Atemzüge Links

Hand-Zeh-Haltung	**Sitzende grätschte Vorbeuge**	**Liegender Schmetterling**
Seite 124	Seite 83	Seite 94
10–15 Atemzüge pro Seite Gedrehte Version	10 Atemzüge	10 Atemzüge

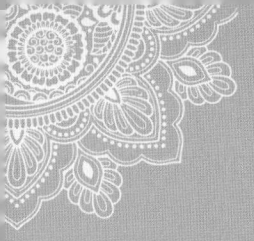

Mein Frühling – meine Erfolgserlebnisse

Diese Routinen habe ich in meinen Alltag integriert

....
....
....
....
....

Diese Essgewohnheiten haben mir besonders gutgetan

....
....
....
....
....

Für diese Erkenntnis bin ich besonders dankbar

....

....

....

....

....

....

....

Das nehme ich mit ins nächste Kapitel und möchte ich weiterhin anwenden

....

....

....

....

....

....

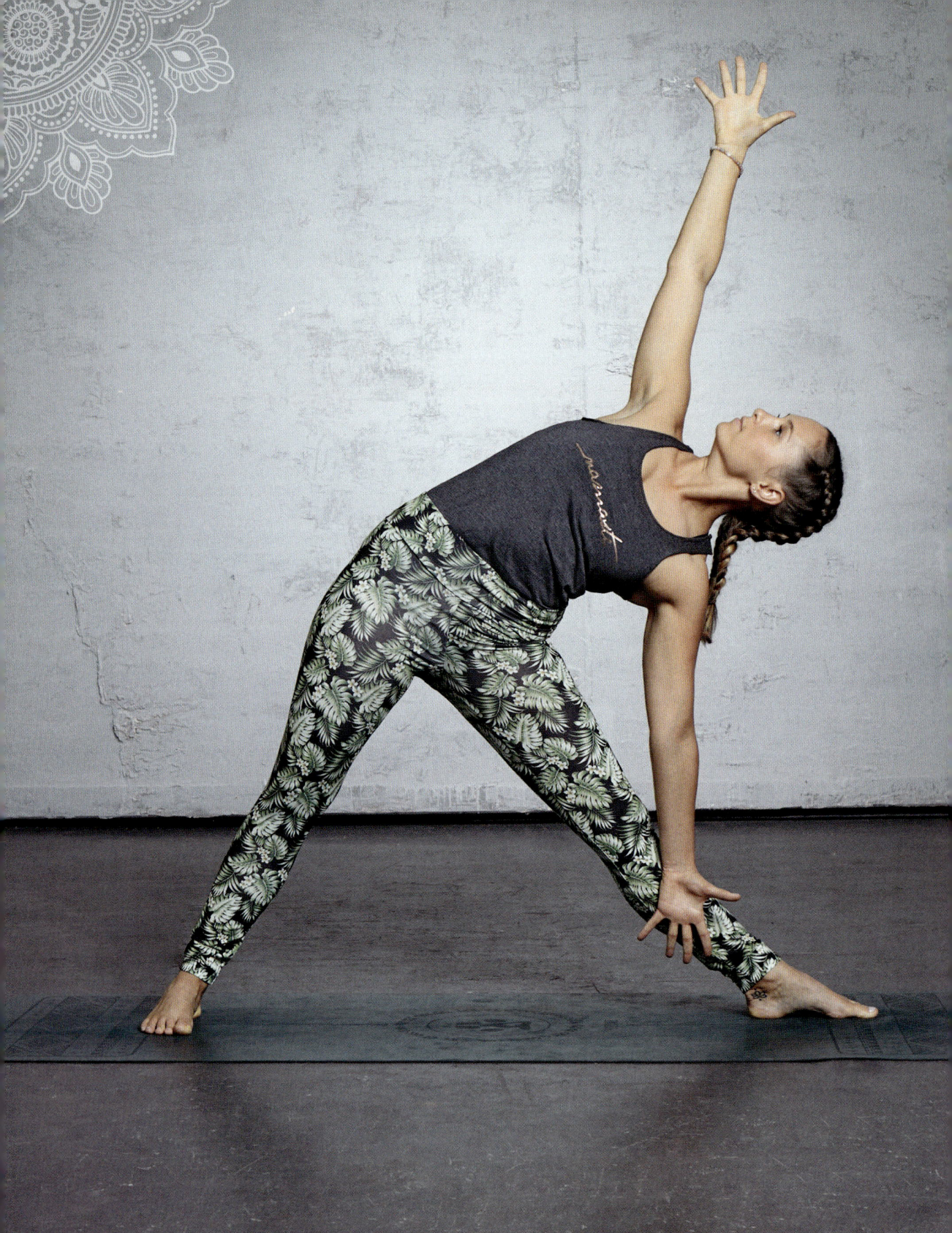

4

Sommerzeit
Strahle mit der Sonne

Sommerzeit ist Pitta-Zeit. Das Klima wird heißer und versorgt uns mit vielen Sonnenstunden. Wir sind wieder aktiver und genießen die warmen Sommerabende. Das Feuer im Außen nimmt zu, sodass auch dein inneres Pitta ansteigt. Für dich bedeutet das, dass du mehr Energie brauchst, um deinen Körper abzukühlen. Es bleibt also weniger Energie für deine Verdauung übrig. Aber keine Sorge, ich erkläre dir, wie du deine Routinen, deine Ernährung und vor allem deine Yogapraxis anpassen kannst.

Zeit für Abkühlung

Wenn sich in der Natur die Temperatur verändert, muss auch dein Körper Anpassungen vornehmen. Das sollte mittlerweile keine erschütternde Neuigkeit mehr für dich sein. Der Sommer ist eine intensive Zeit für dich und deinen Körper. Neben der Verwertung deiner Nahrung und den Bewegungsabläufen hat dein Körper die Aufgabe, deine Körperkerntemperatur immer gleich zu halten. Denn nur so kann er optimal arbeiten. Alle Zellen, Enzyme und Stoffwechselvorgänge sind auf diese Temperatur eingestellt. Die Temperatur im Inneren deines Rumpfes und deines Schädels wird ständig kontrolliert und durch verschiedene Mechanismen konstant bei etwa 36,5 Grad Celsius gehalten. Einer dieser Mechanismen ist die Weitstellung der Hautgefäße. Hierbei kommt es zur vermehrten Hautdurchblutung und zur verminderten Durchblutung der Verdauungsorgane. Die kurzfristige Anpassung an höhere Temperaturen wirkt sich also belastend auf deine Verdauung aus. Dein Agni, dein Verdauungsfeuer, ist im Sommer am schwächsten. Der Salat, den wir bei der Hitze so gern zu uns nehmen, belastet unser Verdauungssystem dann umso mehr. Rohkost ist in dieser Jahreszeit beliebt, doch sehr schwer verdaulich. Nicht jeder verträgt Salat im Sommer.

Vata

Warmes Sommerwetter wirkt harmonisierend auf das Vata-Dosha. Allerdings können zu starke Sonneneinstrahlung oder Schwitzen zur Austrocknung führen. Achte also auf eine ausreichende Trinkmenge. Rohkost ist für dich besonders im Sommer ungünstig. Die Verdauung eines Vata-Typs ist sowieso schon unregelmäßig. Durch die zusätzliche Beeinträchtigung deines Verdauungsfeuers ist rohe Nahrung schlicht krankheitsfördernd. Auch wenn der Sommer dich zu Bewegung einlädt, solltest du immer darauf achten, deinen Körper nicht zu stark zu fordern. Ein Spaziergang in der Natur kann dir helfen, sowohl deinen Stoffwechsel zu stärken als auch deinem natürlichen Bewegungsdrang nachzukommen.

Pitta

Du trägst ein dominantes Pitta-Dosha in dir? Dann ist der Sommer vielleicht nicht deine liebste Jahreszeit. Du neigst jetzt zu typischen Pitta-Störungen wie bakteriellen oder viralen Infektionen oder Entzündungen. Auch dein Hautbild kann sich verschlechtern. Um dich in dieser Zeit besonders zu stärken, heißt dein Zauberwort Abkühlung. Der Pitta-Typ verträgt Rohkost noch am besten, aber auch du solltest vorsichtig damit sein. Eis oder eiskalte Getränke belasten deine Verdauung ebenfalls. Arbeite lieber mit kühlenden Gewürzen und kühlenden Ölen. In der Pitta-Zeit von 10 bis 14 Uhr bist du richtig in deinem Element. Wenn dein inneres Feuer in dieser Zeit seinen Höhepunkt erreicht, solltest du Stress reduzieren und möglichst keine Streitgespräche führen. Auch das kann dich aus der Balance bringen. Um dein Pitta zu reduzieren, kannst du Wassersportarten betreiben. Deinen Tag im Schwimmbad mit Freunden solltest du aber zumindest im Halbschatten verbringen.

Kapha

Deine träge Kapha-Konstitution kann das zusätzliche Vitamin D durch die Sonneneinstrahlung gut gebrauchen. Dein Agni wird vielleicht schwächer, aber dafür bist du jetzt eher bereit, dich in Bewegung zu setzen. Der Pitta-Einfluss kann deinem Körper Stärke und Flexibilität verleihen. Eine aktive Freizeitgestaltung fällt dir leichter. Wie wäre es mit einer neuen Sportart? Ein morgendlicher Lauf bei Sonnenaufgang kann wahre Wunder bewirken.

Deine Routinen sommertauglich gestalten

Du weißt bereits, dass es für dich im Sommer essenziell ist, deinen Körper abzukühlen, um ihn bei der Aufrechterhaltung deiner Körperkerntemperatur zu unterstützen. Wenn du dich mithilfe deiner Ernährung und deiner Routinen kühlst, kann deine Verdauung besser arbeiten und du beugst dadurch Krankheiten vor.

Sommerzeit

Im Frühjahr war es sehr wichtig, deinen Morgen besonders aktiv zu gestalten, um Kapha zu reduzieren und mit mehr Energie in den Tag zu starten. Auch im Sommer ist es sinnvoll, die kühlen Zeiten des Tages für deine Yogapraxis zu nutzen. An sehr heißen Tagen solltest du auf zu stark aktivierende Yogastile verzichten und dich mehr auf Yin Yoga konzentrieren. Vata-Typen sollten auch im Sommer die frühen Morgenstunden für Bewegung nutzen und sich während der heißen Perioden etwas Ruhe gönnen. Die Wärme bringt dir mehr Ausgeglichenheit über den Tag hinweg, sodass du die Kapha-Zeit nutzen kannst, deine Verdauung durch geeignete Bewegung anzukurbeln. Mit einem hohen Anteil an Kapha in deiner Konstitution sieht es ähnlich aus. Nutze den Morgen, um deinen Kreislauf in Schwung zu bringen und dein Agni zu stärken.

Mit dominanter Pitta-Konstitution solltest du es morgens lieber ruhiger angehen. Anstatt den Körper schon zu Beginn des Tages durch eine anstrengende Praxis zu erhitzen, kannst du den Morgen ganz entspannt verbringen und die noch kühle Luft genießen. Am Abend, wenn die Sonne langsam untergeht, ist genau deine Zeit. Der Mond hat eine kühlende Wirkung, sodass du an sehr heißen Tagen auch einen Spaziergang im Mondschein machen kannst, um Energie für den nächsten Tag zu sammeln. Natürlich kannst du auch am Abend Yoga praktizieren. Achte nur darauf, deinen Körper nicht zu stark zu aktivieren, um deinen Schlaf nicht zu stören. Generell kannst du als Pitta-Typ in der Sommerzeit Probleme haben, einzuschlafen. Vor 22 Uhr ist es meist noch zu warm, ab 22 Uhr beginnt erneut die Pitta-Zeit, wodurch du wieder etwas aktiver wirst. Abhilfe kannst du dir mit einem abkühlenden Yoga-Flow verschaffen. Du kannst auch kühlende Fußbäder anwenden oder deine Füße mit Kokosöl massieren. Wenn du sehr nervös bist und unter innerer Unruhe leidest, solltest du eher auf eine kühlende Fußmassage verzichten. Als Vata-Typ kannst du dann Sesamöl nehmen. Hier ist einfach Ausprobieren gefragt. Ein besonderer Sitz von Pitta in unserem Körper sind die Augen. Starte morgens mit deiner Abkühlung, indem du deine Augen mit kaltem Wasser reinigst.

Deine Ernährung sommertauglich gestalten

Da dein Körper mit steigenden Temperaturen Hitze reduzieren muss, wird dein Verdauungsfeuer schwächer. Das hat einerseits zur Folge, dass du weniger Appetit hast, und andererseits, dass du bestimmte Nahrungsmittel nicht mehr so leicht verdaust oder nur zu einer bestimmten Tageszeit verträgst. Du solltest im Sommer immer darauf achten, deine Hauptmahlzeit mittags zu dir zu nehmen. Denn in der Pitta-Zeit funktioniert deine Verdauung noch am effektivsten.

Der Sommer ist ideal, um deinen Körper neu kennenzulernen. Heutzutage kennen wir den Zustand von Hunger kaum mehr. Wir essen aus Gewohnheit oder auch, um Stress zu reduzieren. Bei manchen ist Essen eine Ersatzdroge, mit der man sich unter bestimmten Lebensumständen belohnt. Andere sehen Essen als Nebensache, als lästiges, zeitraubendes Übel in der Mittagspause oder auf dem Weg zum nächsten Meeting. Nutze den Sommer, um deinen Hunger wiederzuentdecken. Iss nur dann, wenn dein Körper dir wirklich ein Zeichen gibt, dass er bereit ist, Nahrung aufzunehmen. Für Vata-Typen ist hier besondere Aufmerksamkeit gefragt. Der Vata-Typ vergisst oft zu essen und hat kein gutes Hungergespür. Regelmäßige, kleine Portionen sind auch im Sommer angebracht.

Mythos Rohkost

Der Raw-Food-Trend ist seit Jahren in aller Munde und hält sich hartnäckig. Dabei geht es darum, Lebensmittel nicht über 40 bis 50 Grad Celsius zu erhitzen, um wichtige Nährstoffe und Vitamine zu erhalten. In roher Form bleiben Vitamine, Mineralstoffe und Enzyme vollständig erhalten. Die zahlreichen Ballaststoffe können die Darmflora regulieren und zu einer Senkung des Cholesterinspiegels führen. So weit, so gut. Die Kehrseite ist, dass wir oft zu wenig Flüssigkeit aufnehmen oder nicht an diese große Ballaststoffmenge gewöhnt sind. Anstatt dem Darm etwas Gutes zu tun, leiden dann viele Menschen unter Verstopfungen oder einem Blähbauch. Nicht jeder Mensch kommt mit Rohkost klar. Laut Ayurveda ist Rohkost in Maßen nicht schädlich, Vata-Typen sollten dennoch darauf verzichten. Wie so oft im Leben kommt es eben auf die Menge und vor allem auf dich als Individuum an. Im Sommer ist deine Verdauung schwächer als sonst. Das bedeutet, dass du im Sommer vermutlich Rohkost weniger gut verträgst als zu anderen Jahreszeiten.

Warum aber sind kalte Getränke und kalte Speisen nicht vorteilhaft? Dein Körper versucht, deine Körperkerntemperatur aufrechtzuerhalten, sowohl in die eine als auch in die andere Richtung. Wenn du also Kaltes zu dir nimmst, muss dein Körper sehr viel Energie darauf verwenden, dich im Inneren wieder zu erwärmen. Die verbrauchte Energie fehlt dir an anderer Stelle. Vor allem im Sommer, wenn dein Agni auf Sparflamme ist, ist das sehr unvorteilhaft.

Garshana

Um dein Agni zu erhöhen, kannst du eine halbe Stunde vor dem Essen warmes Ingwerwasser trinken. Ingwer entfacht dein Verdauungsfeuer und hilft dir, deine Nahrung leichter zu verdauen. Ingwerpulver hat eine austrocknende Wirkung, sodass es sich besonders für Kapha-Typen eignet. Vata- oder Pitta-Typen können auch frischen Ingwer verwenden. Wenn du es einmal mit Ingwerpulver probieren möchtest, kannst du mit einem halben Teelöffel in einem großen Glas Wasser starten.

Deine perfekten Sommerübungen

Im Sommer geht es für dich größtenteils darum, Abkühlung zu finden und deine Verdauung zu stärken, um leistungsstark und energiegeladen deinen Alltag zu meistern und gesund zu bleiben. Vor allem für Pitta-Menschen ist es wichtig, einen sanften Yoga-Flow zu absolvieren. Vielleicht darf es im Sommer mehr Yin Yoga anstelle von kraftvollem Vinyasa sein. Unterschätze nicht die Kraft von Yin Yoga. Hältst du beispielsweise intensive Hüftöffner oder Rückbeugen 10 bis 15 Minuten, kann auch das

Hitze in deinem Körper verursachen und damit gegenteilige Effekte besitzen. Ein Wechselspiel aus dynamischen und statischen Asanas kann dir helfen, sowohl Energie freizusetzen als auch Ruhe und Abkühlung zu finden.

Asana-Gruppen

Vor allem intensive Rückbeugen haben einen erhitzenden Effekt auf deinen Körper. Das bedeutet nicht, dass du auf Rückbeugen in deinem Flow gänzlich verzichten solltest. Du solltest aber eher leichte Rückbeugen wählen oder intensive Rückbeugen ausgleichen, zum Beispiel mit Vorbeugen. Sitzende Vorbeugen haben nicht nur eine abkühlende Wirkung, sondern beruhigen auch den Geist. Durch die Kompression der Bauchorgane aktivierst du die Durchblutung und erhöhst damit Agni. Stehende Vorbeugen haben einen ähnlichen Effekt, sie können jedoch bei sehr heißem Wetter Kreislaufprobleme verursachen, wenn du zu schnell in den aufrechten Stand zurückkommst.

Gedrehte Asanas sind vorteilhaft, um deine Verdauung anzuregen und deinen Rücken zu dehnen. Bei Twists kommt es genauso wie bei Rückbeugen auf die Intensität an. Sehr anstrengende stehende Asanas solltest du nicht allzu lange halten, sondern sie in den Flow integrieren. Umkehrhaltungen wie der Kopfstand wirken ebenfalls erhitzend auf deinen Körper.

Neben dem Sonnengruß kannst du auch den Mondgruß durchführen. Der Mondgruß bietet sich vor allem für Pitta-Typen an, weil du ihn in den Abendstunden praktizieren kannst, um den Tag zu verabschieden und deinen Schlaf zu verbessern. Er hilft dir dabei, Stress und Unruhe zu reduzieren und dich ins Gleichgewicht zu bringen. Kapha- und Vata-Typen können ihn auch morgens praktizieren, um sich nach einer unruhigen Nacht zu erfrischen und zu reinigen.

Die hohen Temperaturen draußen bringen dich nicht nur ins Schwitzen, sie machen deinen Körper auch flexibler. Du brauchst kein ausgiebiges Warm-up, sondern kannst dich auf deine körperlichen Schwachstellen konzentrieren. Bei schönem Wetter kannst du auch draußen Yoga machen. Hast du einen See oder vielleicht sogar Meer in deiner Nähe? Perfekt! Dann nutze das Wasserelement.

	Im Sommer vermehrt ausführen	Im Sommer seltener ausführen	Wirkungen auf Körper und Geist	Wirkungen auf die Doshas
Vorbeugen	Ja		Dehnung der Beinrückseiten und des Rückens Fördern Trägheit und Schwere Beruhigend, stressreduzierend, schlaffördernd, entspannend	Vata: reduzierend Pitta: meist reduzierend Kapha: erhöhend
Stehende Rückbeugen, liegende Rückbeugen in Rückenlage		Ja	Stärkung der Beine und deiner Körpermitte Öffnung des Brustkorbs Dehnung deiner Schultern Energetisierend, belebend, erhitzend Fördern Offenheit	Vata: erhöhend Pitta: erhöhend Kapha: reduzierend
Liegende Rückbeugen in Bauchlage	Ja		Stärkung der Beine und deiner Körpermitte Öffnung des Brustkorbs Dehnung deiner Schultern Energetisierend, belebend, erhitzend Fördern Offenheit Eher kühlende Wirkung	Vata: erhöhend Pitta: meist reduzierend Kapha: reduzierend
Drehungen	Ja		Erhöhen die Flexibilität deiner Wirbelsäule Lösen Verspannungen deines Rückens Verbessern die Entgiftung deiner inneren Organe Regen Agni an Reduzieren Stress, Ängste und Anspannung Schaffen innere Balance	Bringen alle Doshas in Balance

Deine perfekten Sommerübungen

	Im Sommer vermehrt ausführen	Im Sommer seltener ausführen	Wirkungen auf Körper und Geist	Wirkungen auf die Doshas
Seitbeugen	Ja (liegend)	Ja (stehend)	Öffnen den Brustkorb und dehnen deine Flanken Verbessern die Atmung Aktivierend, belebend, stimmungsaufhellend	Vata: reduzierend Pitta: liegende/sitzende Seitbeuge reduzierend, stehende Seitbeuge erhöhend Kapha: reduzierend
Balancen	Ja		Fördern dein Gleichgewicht Bringen dich körperlich und geistig in Balance Stressabbau und Ruhe Förderung von Achtsamkeit und Konzentration	Bringen alle Doshas in Balance Kapha: zum Teil reduzierend
Stehende Asanas	Ja (sanfte stehende Asanas sind in Ordnung)	Ja (keine zu anstrengenden)	Stärken meist den gesamten Körper Wirken erhitzend Stärken die Konzentration	Vata/Pitta: meist beruhigend Kapha: reduzierend
Umkehrhaltungen	Ja (nur passive)	Ja (keine aktiven)	Aktivieren deinen gesamten Körper Entlasten dein Herz-Kreislauf-System und helfen bei Krampfadern Erhöhen Menstruationsbeschwerden Stimulieren Stoffwechsel und Verdauung Verbessern dein hormonelles Gleichgewicht Perspektivwechsel Beruhigend, ausgleichend	Vata: erhöhend Pitta: teils erhöhend/teils reduzierend Kapha: reduzierend

Sommermeditation

Sommer, Sonne, Sonnenschein. Was könnte besser für dein Gemüt sein als diese Kombination? Im Sommer ist die Winterdepression vorbei, also warum solltest du noch meditieren? Die Antwort ist ganz einfach: Durch Meditation verschaffst du dir einen kühlen Kopf. Du kannst alle Emotionen, Gedanken oder To-do-Listen in deinem Kopf loslassen. Die Meditation abends vor dem Schlafengehen vermag hitzige Pitta-Gemüter abzukühlen. Eine Meditation in den Morgenstunden kann dir helfen, dich für den Tag zu fokussieren und Pläne strukturierter umzusetzen. Setze dich für die Meditation in einen bequemen, aufrechten Sitz. Auf meiner Website steht dir die Audiodatei zum Download zur Verfügung.

Atme tief ein. Atme tief aus.

Schließe die Augen. Spüre deine Atmung ein- und ausfließen. Bleibe für einen Moment in dieser Ruhe und konzentriere dich ausschließlich auf deine Nasenspitze. Du spürst, wie die Luft ein- und ausfließt. Du spürst, dass die einströmende Luft etwas kühler ist als die ausströmende.

Atme kalte Luft ein. Atme warme Luft aus.

Du spürst, wie sich dein Körper langsam abkühlt. Du atmest kalte Luft ein und warme Luft aus. Und ganz langsam bringst du deine Aufmerksamkeit zu deiner Haut. Welche Stellen deines Körpers sind nicht von Kleidung bedeckt? Welche Stellen deines Körpers können sich mit der Luft um dich herum verbinden?

Atme kalte Luft ein. Atme warme Luft aus.

Fühle in die freien Bereiche deiner Haut hinein. Du spürst, wie auch hier die Wärme deinen Körper verlässt und sich deine Haut angenehm kühl anfühlt. Vielleicht entwickelst du sogar eine Gänsehaut.

Atme kalte Luft ein. Atme warme Luft aus.

Richte deine Aufmerksamkeit nun auf deinen Unterkörper. Spüre die Auflagepunkte zur Erde. Du atmest kühle Luft ein. Sinke mit der Ausatmung tief in die Matte. Stelle dir vor, wie sich dein Körper mehr und mehr mit der Erde verbindet, wie du die Kühle des Bodens spürst und auch diese Kühle in dich aufnimmst.

Atme kalte Luft ein. Atme warme Luft aus.

Dein Körper kühlt sich mit jedem Atemzug weiter ab, du spürst es jetzt in jedem Körperteil. Egal, was dich jetzt noch festhält, lass es los. Lass es gehen. Dein Körper und dein Geist fühlen sich erfrischt und gereinigt an.

Atme kalte Luft ein. Atme warme Luft aus.

Lass alle Gedanken, alle Vorwürfe, die du dir jetzt noch machst, einfach gehen. Spüre die Leichtigkeit in deinem Körper, die Frische. Wie alles Schwere, alles Warme dich verlässt. Wie dein Körper sich erneuert. Neue Energie, neue Ideen.

Atme kalte Luft ein. Atme letzte warme Luft aus.

Komme jetzt wieder zurück zu deiner Nasenspitze. Nimm dieses Gefühl von Frische, von Energie, von Erneuerung mit in deinen restlichen Tag. Atme noch ein paarmal tief ein und aus. Öffne ganz langsam blinzelnd die Augen und komme auf die Matte zurück.

Sommer-Pranayama: Sitali und Sitkari

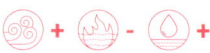

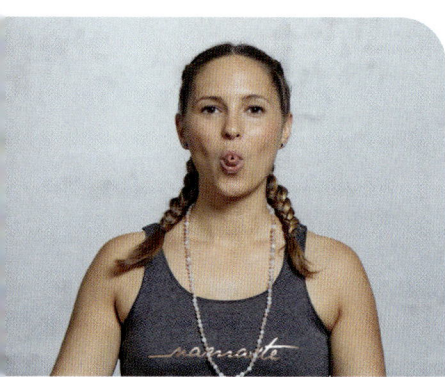

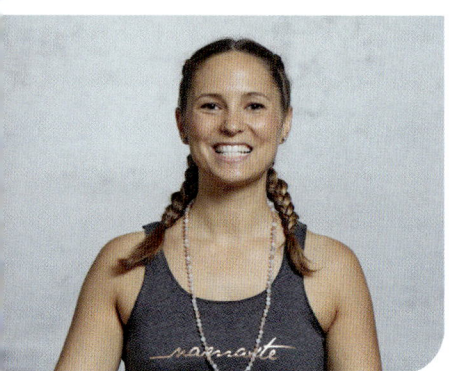

Eine Abkühlung in Sekundenschnelle? Durch Sitali-Pranayama schaffst du es, Frische und neue Energie in deinen Körper fließen zu lassen. Zusätzlich wirkt diese Atemübung beruhigend und harmonisierend. Sie reinigt die Blutbahnen und hilft bei Fieber. Pitta als Stoffwechsel- oder auch Verdauungsprinzip hat einen großen Einfluss auf unser Blut. Die blutreinigende Wirkung hilft, Pitta zu reduzieren. Sitali ist sehr einfach durchzuführen und du brauchst nicht viel Übung, um den Effekt auf deinen Körper zu spüren.

1. Setze dich in eine aufrechte Position. Atme ein paarmal tief ein und aus, um auf der Matte anzukommen.
2. Strecke deine Zunge hinaus und rolle sie zusammen. Ziehe die frische Luft durch die gerollte Zunge ein und schließe am Ende der Einatmung deinen Mund. Etwa 70 Prozent der Menschen können die Zunge rollen. Wenn du zu den restlichen 30 Prozent zählst, stelle einfach deine Zähne aufeinander, atme durch die Zähne ein und schließe dann den Mund (Achtung: Wenn du kälteempfindliche Zähne hast, kann diese Übung unangenehm für dich sein).
3. Halte die Luft kurz und atme dann tief durch die Nase aus. Spüre, wie die kühle Luft in deinen Körper einfließt, wie sie mit jedem Atemzug deinen Körper mehr und mehr abkühlt. Atme etwa 10- bis 20-mal durch die gerollte Zunge ein und durch die Nase aus.

Göttinnenposition

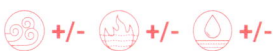

Diese kraftvolle Position öffnet deine Hüftregion und kräftigt deine Oberschenkel- und deine Gesäßmuskulatur.

1. Starte in der Bergposition. Mache mit deinem rechten Bein einen großen Schritt nach hinten und öffne deinen Körper zur rechten Seite. Du stehst jetzt in einem breiten Stand, die Füße zeigen nach außen. Strecke einatmend deine Wirbelsäule lang nach oben.
2. Senke ausatmend das Becken nach unten. Dein Becken bleibt auf Höhe deiner Knie. Achte darauf, dass die Knie nicht nach innen fallen, sondern ziehe sie aktiv nach außen. Platziere die Knie direkt über deinen Sprunggelenken.

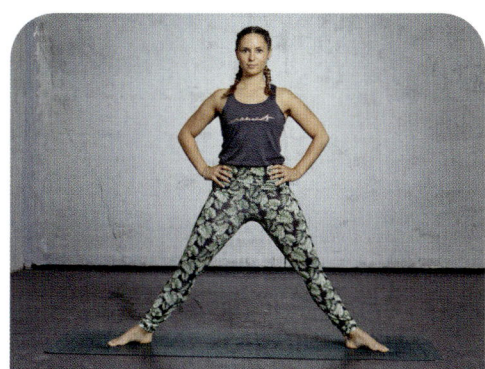
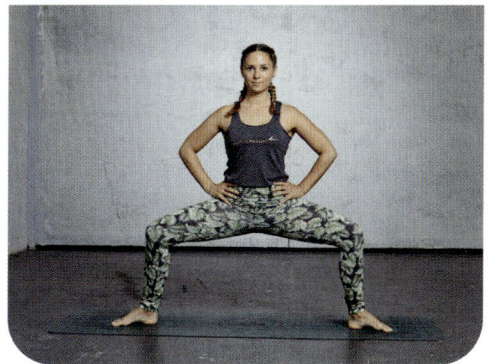

Vata: Für Vata-Typen ist die Hüftöffnung einfach. Probiere, die Position länger zu halten und deine Gedanken zu fokussieren.

Pitta: Wenn du dich herausfordern willst, hebe deine Fersen an.

Kapha: Wenn deine Flexibilität es nicht zulässt, das Becken auf Höhe deiner Knie zu bringen, dann bleibe einfach etwas höher. Achte nur darauf, deinen Oberkörper ganz aufrecht und deine Wirbelsäule gerade zu halten.

Dreieck

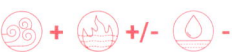

In diesem Asana dehnst du deine Flanken und gibst deinem Körper mehr Flexibilität in den Schultern, im Becken und in den Beinen. Du verbesserst dein Gleichgewicht und stärkst gleichzeitig deine Rumpfmuskulatur.

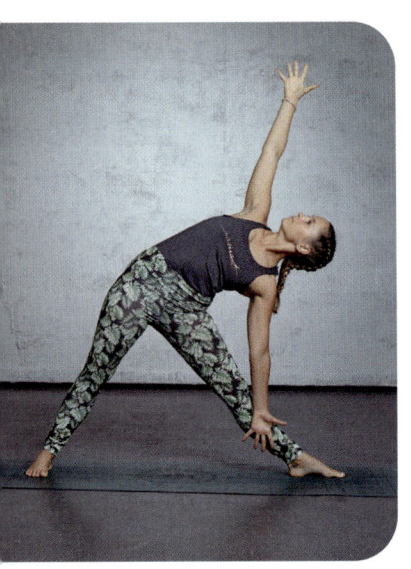

1. Beginne in einer aufrechten, stehenden Position, die Beine sind doppelt schulterbreit geöffnet. Dein vorderer Fuß zeigt Richtung Mattenanfang. Dein hinterer Fuß ist in einem 90-Grad-Winkel eingedreht. Alternativ kannst du in der Krieger-II-Position starten. Du streckst hierbei einatmend dein vorderes Bein und lehnst dich mit der Ausatmung nach vorne.
2. Strecke deine Arme zu den Seiten aus und neige deinen Oberkörper langsam über dein vorderes Bein. Deine Arme zeigen jetzt in einer Linie nach oben und unten, sodass deine Schultern übereinander sind. Versuche, deinen Oberkörper parallel zum Boden auszurichten. Dein Gewicht ist gleichmäßig auf beide Beine verteilt. Falls es für dich noch zu schwer ist, die Position nur aus der Kraft der Körpermitte zu halten, kannst du deine untere Hand auf deinem Schienbein ablegen.

Vata: Dieses Asana hilft Vata-Menschen, sich in Konzentration und Gleichgewicht zu üben.

Pitta: Der ganze Körper muss in dieser Stellung arbeiten. Der Pitta-Typ sollte hier nicht zu lange verweilen, um nicht unnötig Hitze aufzubauen.

Kapha: Für Kapha-Menschen kann diese Position wegen fehlender Flexibilität zunächst überfordernd sein. Starte mit gebeugtem vorderem Bein und konzentriere dich zu Beginn nur auf die korrekte Haltung des Oberkörpers.

Deine perfekten Sommerübungen

Pyramide

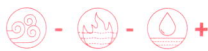

Diese intensive Dehnung deiner Beinrückseiten hilft gegen jegliche Steifheit nach sitzenden Tätigkeiten. Deine Wirbelsäule und deine Schultern werden entspannt.

1. Stelle dich aufrecht hin, deine Beine etwa einen Meter weit auseinander. Richte beide Füße nach vorn aus und drehe deinen hinteren Fuß ein Stück nach außen. Beide Hüftknochen zeigen nach vorn. Lass deine Beinmuskulatur angespannt und bring deine Hände zu den Hüften.
2. Senke deinen Oberkörper mit der Ausatmung zuerst halb ab.
3. Strecke dich mit der Einatmung lang und schiebe die Kopfkrone Richtung vorderen Mattenrand.
4. Senke ausatmend den Oberkörper so tief wie möglich über dein vorderes Bein. Achte darauf, deine Hüftknochen weiterhin nach vorn auszurichten und deinen hinteren Fuß in die Matte zu pressen.

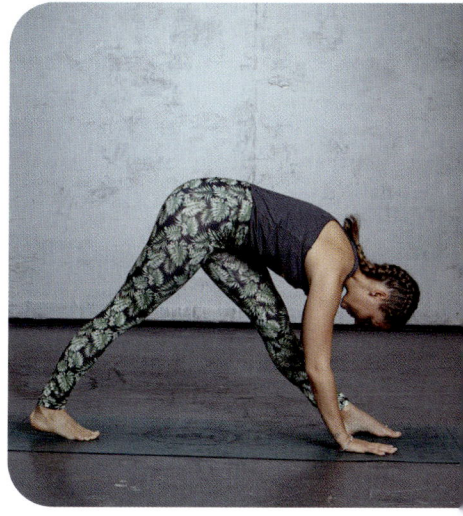

Vata: Für den flexiblen Vata-Typen kann die Schrittlänge vergrößert werden, bis die Dehnung spürbar ist.

Pitta: Um dich hier nicht zu überfordern, achte besonders auf eine tiefe und gleichmäßige Atmung. Kannst du nicht mehr gut atmen, bringe den Oberkörper etwas höher.

Kapha: Du kannst stark von dieser Position profitieren, wenn du deinen Brustkorb zusätzlich öffnest. Ist es für dich zu schwer, die Position mithilfe deiner Bauchmuskulatur zu halten, stütze deine Hände einfach auf Blöcken ab.

Ausfallschritt

Diese Stellung eignet sich besonders gut als Übergangsposition zwischen verschiedenen Asanas. Gleichzeitig werden deine Beine gestärkt und gedehnt. Besonders stark aber ist die Dehnung für deinen Hüftbeuger, den Psoas-Muskel. Er ist oft verkürzt und kann dann ischiasähnliche Schmerzen vortäuschen.

1. Stelle dich aufrecht hin und mache einen weiten Schritt nach hinten. Deine Hände platzierst du zunächst am Boden. Dein Rücken ist ganz lang und deine Ferse zieht nach hinten. Alternativ kannst du im herabschauenden Hund starten.
2. Hebe mit der Einatmung den Oberkörper an und strecke die Arme nach oben. Achte darauf, deine Schultern unten und beide Beine ganz aktiv zu lassen.
3. Bringe ausatmend deine Hüften ein Stück tiefer, während dein vorderes Knie über deinem Sprunggelenk bleibt. Vielleicht merkst du jetzt, dass du den Schritt etwas größer machen musst. Versuche, deinen vorderen Oberschenkel parallel zur Matte auszurichten.

> Vata: Durch eine leichte Rückbeuge ermöglichst du dem bei Vata-Typen oft kleinen Brustkorb, sich zu weiten, sodass du tiefer atmen kannst. Falls du als Vata-Typ die nächste Variation ausprobieren möchtest, lege dir eine Decke unter deine empfindlichen Knie.
>
> Pitta: Pitta-Menschen können die Übung auch anpassen und das Knie des gestreckten Beines aufsetzen. Lerne, dein Ego zurückzunehmen und die Vorteile vermeintlich leichterer Übungen zu erfahren.
>
> Kapha: Variiere die Schrittlänge, um dich ein bisschen herauszufordern. Wie der Vata-Typ wirst du von der kleinen Rückbeuge in dieser Position profitieren. Die tiefere Atmung bei der Brustkorböffnung kann dir helfen, Schleim in den Bronchien zu reduzieren.

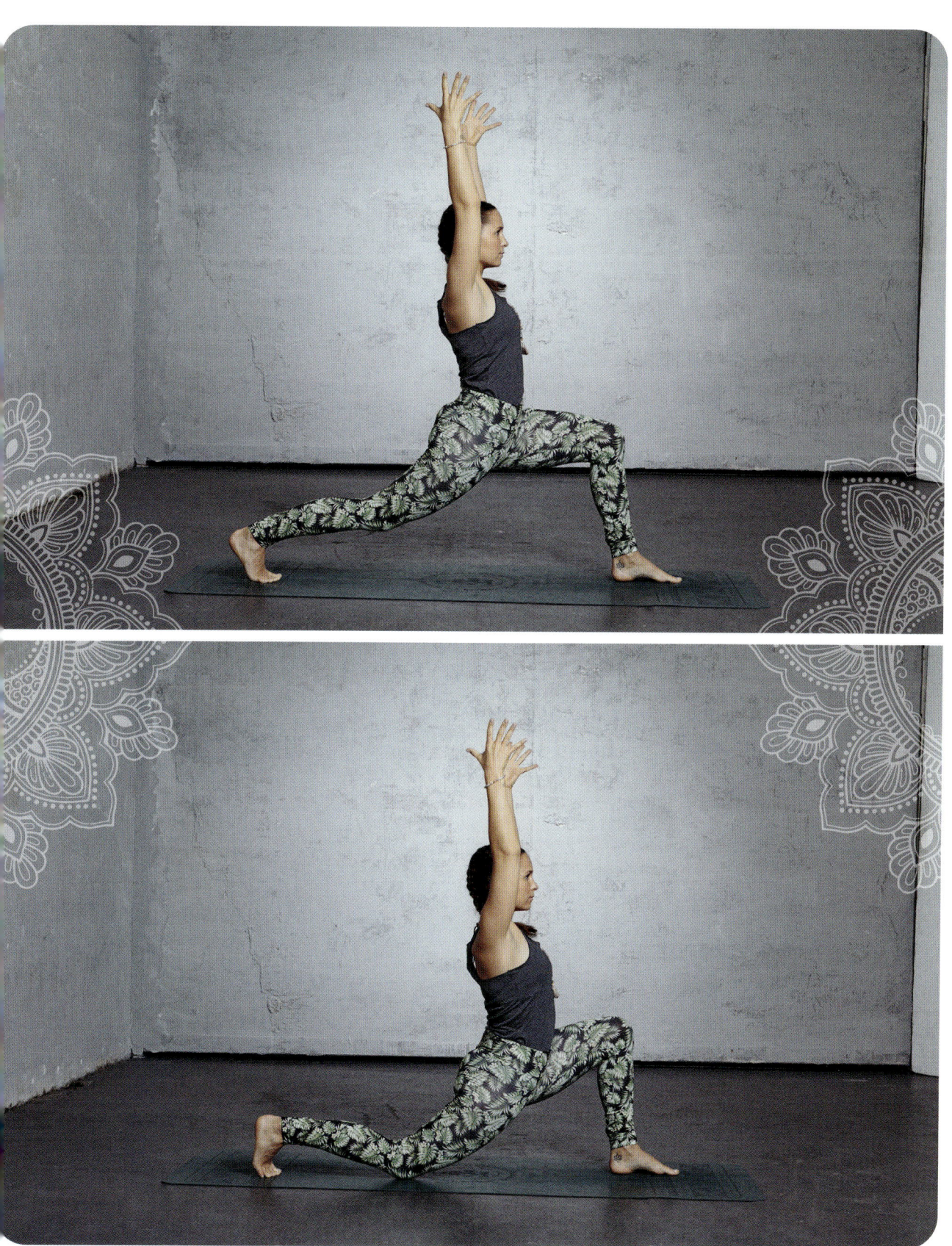

Seitlicher Ausfallschritt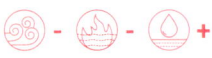

Eine Muskelgruppe, die oft vernachlässigt wird, sind unsere Adduktoren, also die Muskeln an der Innenseite unserer Oberschenkel. Vor allem im Alter ist es wichtig, diese Muskeln flexibel zu halten und zu stärken. Denn genau diese Muskelgruppe wird leicht verletzt, wenn wir ausrutschen. Außerdem ist sie maßgeblich an der Stärke unseres Beckenbodens beteiligt.

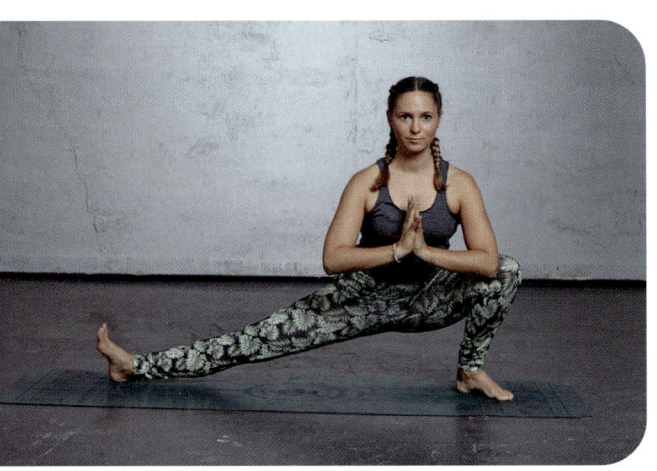

1. Stelle dich aufrecht hin.
2. Mach einen weiten Schritt zur Seite und beuge das Bein, mit dem du den Schritt gemacht hast. Achte darauf, dass das Knie nicht über die Zehenspitzen hinausragt. Das andere Bein ist gestreckt. Ziehe deine Zehen zu dir.
3. Bringe deine Handflächen vor deinem Herzen zusammen und bleibe im Oberkörper ganz aufrecht.

Vata: Achte darauf, deine Adduktoren nicht zu überdehnen, um dich vor einer Leistenzerrung zu schützen.

Pitta: Für diese Position wird Kraft aus deiner Körpermitte benötigt. Halte sie nicht allzu lange.

Kapha: Wenn du dein Becken nicht weit nach unten führen kannst, ist das kein Problem. Achte nur darauf, dass dein Oberkörper aufrecht bleibt, egal, wie weit du hinunterkommst.

Deine perfekten Sommerübungen 155

Yogi-Squat

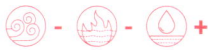

Die tiefe Kniebeuge erlaubt dir, den Rücken komplett zu entspannen und deine Waden intensiv zu dehnen. Auch deine Hüfte wird stark geöffnet, was zur Emotionsfreisetzung beitragen kann.

1. Starte in einer aufrechten, stehenden Position, deine Beine sind mattenbreit geöffnet und deine Füße leicht nach außen gedreht.
2. Senke ausatmend dein Becken nach unten. Deine Handflächen treffen sich vor deinem Brustkorb, sodass du deine Ellenbogen gegen die Innenseiten der Knie pressen kannst. Dein Brustkorb ist geöffnet und deine gesamten Fußsohlen liegen auf dem Boden auf. Versuche, deine Fußaußenkanten zu belasten und nicht nach innen zu knicken. Solltest du deine Fersen nicht absenken können, versuche, den Schritt größer zu machen, oder lege dir eine gefaltete Decke unter die Fersen.

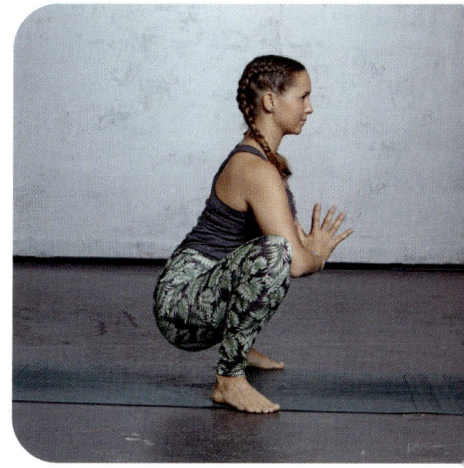

Vata: Versuche, diese Position etwas länger zu halten und dich lediglich auf eine tiefe Atmung zu konzentrieren.

Pitta: Wenn Emotionen aufkommen, versuche, stiller Beobachter deiner Gefühle zu werden. Das wird dir helfen, auch im Alltag ruhiger und gelassener zu reagieren.

Kapha: Deine mangelnde Flexibilität lässt auch hier vielleicht keine tiefe Beckensenkung zu. Das Wichtigste ist die entspannte und aufrechte Wirbelsäule, egal, wie tief du kommst!

Stehende gegrätschte Vorbeuge

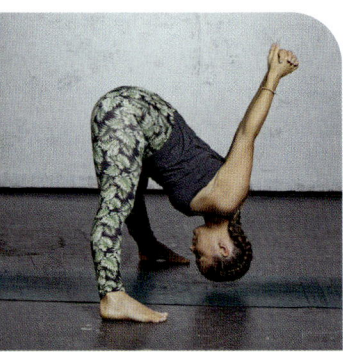

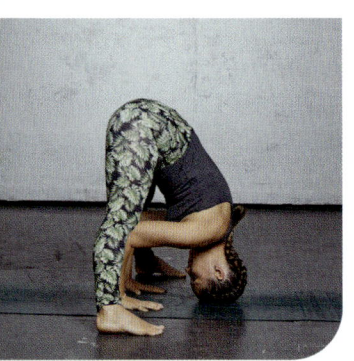

In dieser Vorbeuge werden die äußeren und vorderen Oberschenkelmuskeln gestärkt und die hinteren und inneren gedehnt. Dein Rücken kann entspannen und deine Verdauungsorgane werden stimuliert. So kurbelst du auf ganz natürliche Weise deine Entgiftung an.

1. Starte in der Bergposition. Mache mit dem linken Bein einen Schritt nach hinten und öffne deinen Körper nach links. Strecke deine Arme aus und stelle die Sprunggelenke unter die Handgelenke, um die richtige Standbreite zu erlangen. Atme ein und strecke deine Wirbelsäule noch mal lang. Lehne dich ausatmend halb nach vorn. Dein Rücken sollte so gerade sein, dass man ein Glas darauf abstellen könnte. Ziehe einatmend deinen Oberkörper in die Länge. Für eine stärkere Öffnung im Brustkorb verschränke die Hände hinter dem unteren Rücken und ziehe sie mit der Einatmung Richtung Kopf (siehe obere Abbildung).
2. Sinke ausatmend tiefer in die Vorbeuge. Belaste eher deinen Vorfuß anstatt der Fersen, lass aber deine gesamte Fußsohle auf der Matte.

Vata: Vielleicht bist du so flexibel, dass du deinen Kopf auf dem Boden ablegen kannst (siehe untere Abbildung). Die Vorbeuge kann Unruhe und Nervosität reduzieren.

Pitta: Die tiefe Atmung in der Vorbeuge beruhigt dein Gemüt und kann dein Agni im Sommer anregen.

Kapha: Vorbeugen können dazu führen, dass Verschleimungen sich lösen.

Deine perfekten Sommerübungen

Boot

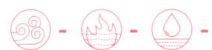

Eine der stärksten Bauchübungen im Yoga ist Navasana – das Boot. Es hilft dir, Kraft in der Körpermitte aufzubauen und Völlegefühl oder Magen-Darm-Beschwerden zu lindern.

1. Setze dich aufrecht hin und ziehe deine Knie nah zur Brust. Greife in deine Kniekehlen und verlagere dein Gewicht langsam nach hinten, bis sich deine Füße vom Boden lösen.
2. Hebe langsam deine Unterschenkel, bis sie parallel zur Matte sind. Löse deine Arme.

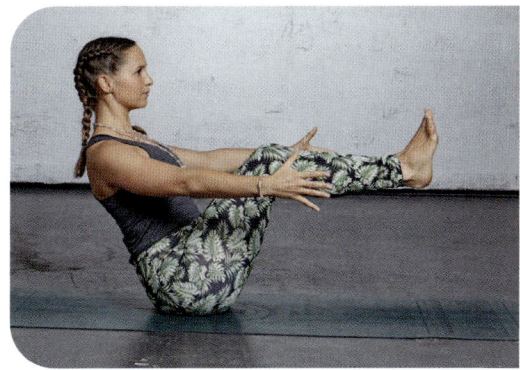 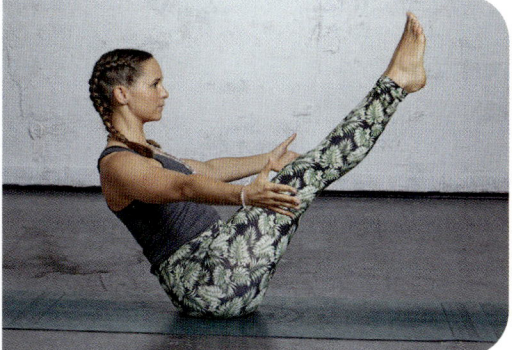

> Vata: Der Vata-Typ profitiert besonders von der Kräftigung der Körpermitte.
>
> Pitta: Du profitierst vor allem von Positionen, die Verspannungen in der Mitte des Unterleibs abbauen. Das Boot ist perfekt für dich geeignet.
>
> Kapha: Du darfst gerne über dich hinauswachsen und die Beine langsam weiter nach oben strecken (siehe rechte Abbildung).

Vata: Dein Flow für den Sommer

Im Sommer muss deine Vata-Praxis nicht mehr so erhitzend sein, weil die Außentemperatur schon für Wohlfühlwärme sorgt. Du bist im Sommer flexibler als im Frühjahr.

Schwachstellen: Muskelkraft, Gelenke
Stärken: größere Flexibilität

Meditation im Sitzen Seite 146	**Sommer-Pranayama** Seite 148	**Katze-Kuh** Seite 54
10 Minuten	3 Wiederholungen Alternativ: Wechselatmung (Seite 223)	6 Atemzüge
Ausfallschritt Seite 152	**Pyramide** Seite 151	**Göttinnenposition** Seite 149
2 Atemzüge Rechts	2 Atemzüge Rechts	5 Atemzüge Nach rechts öffnen
Yogi-Squat Seite 155	**Frosch** Seite 81	**Kopf-zum-Knie-Stellung** Seite 84
5–10 Atemzüge	5–10 Atemzüge	10–15 Atemzüge pro Seite

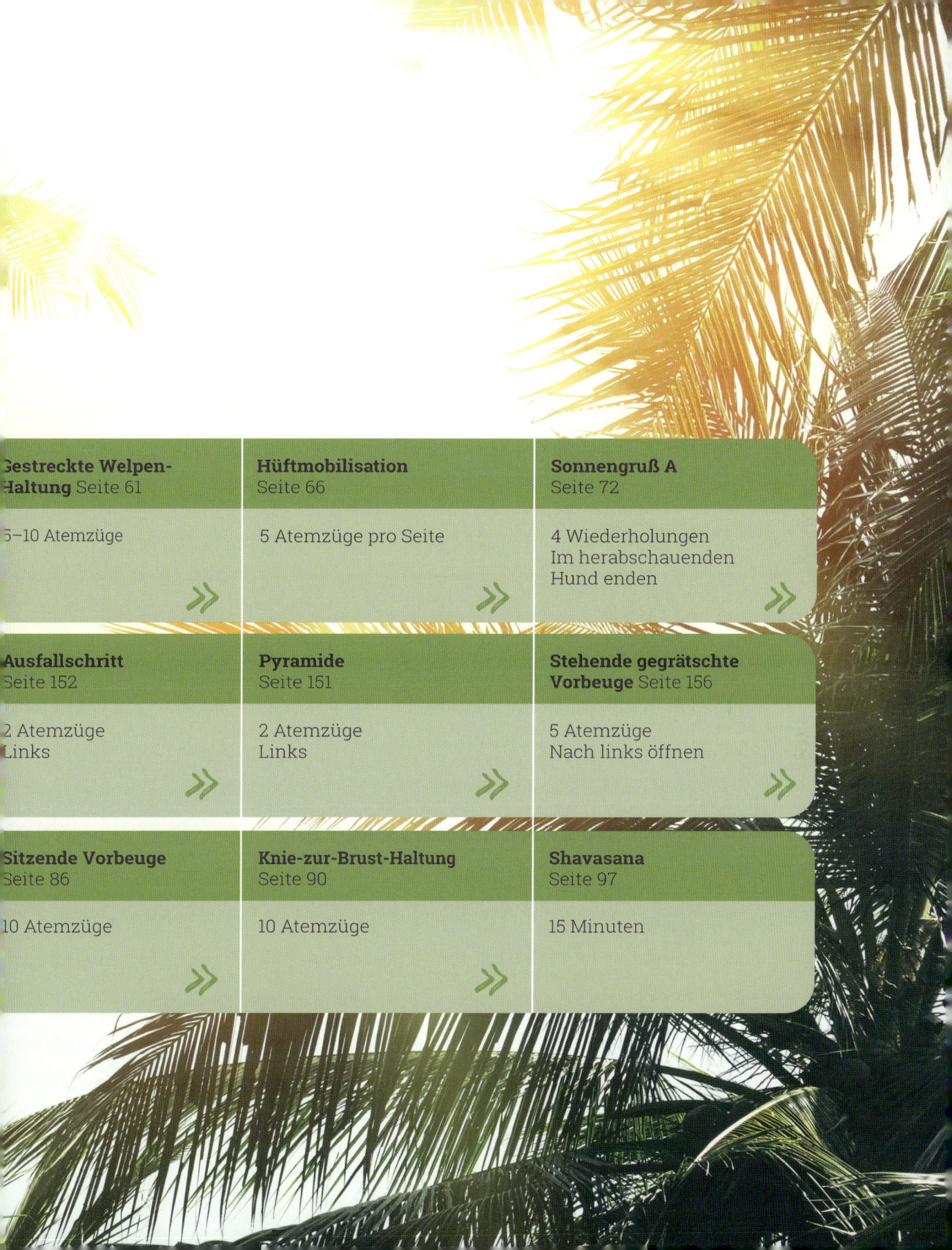

Gestreckte Welpen-Haltung Seite 61	**Hüftmobilisation** Seite 66	**Sonnengruß A** Seite 72
5–10 Atemzüge	5 Atemzüge pro Seite	4 Wiederholungen Im herabschauenden Hund enden

Ausfallschritt Seite 152	**Pyramide** Seite 151	**Stehende gegrätschte Vorbeuge** Seite 156
2 Atemzüge Links	2 Atemzüge Links	5 Atemzüge Nach links öffnen

Sitzende Vorbeuge Seite 86	**Knie-zur-Brust-Haltung** Seite 90	**Shavasana** Seite 97
10 Atemzüge	10 Atemzüge	15 Minuten

Pitta: Dein Flow für den Sommer

Um in Balance zu bleiben, gibt es für dich im Sommer nur eines: Abkühlung! Mit diesem Flow verschaffst du deinem feurigen Gemüt ein wenig Ruhe.

Schwachstellen: hitziges Gemüt, aufkommende unterdrückte Emotionen
Stärken: größere Flexibilität

Meditation im Sitzen Seite 146	Sommer-Pranayama Seite 148	Katze-Kuh Seite 54
10 Minuten	5–10 Wiederholungen	6 Atemzüge
Stehende Seitbeuge Seite 69	Göttinnenposition Seite 149	Dreieck Seite 150
Zu beiden Seiten ausführen	4 Atemzüge Nach rechts öffnen	2 Atemzüge Rechts
Yogi-Squat Seite 155	Seitlicher Ausfallschritt Seite 154	Ausfallschritt Seite 152
5–10 Atemzüge	2 Atemzüge Links	4 Atemzüge Links, tiefe Variante
Bergposition Seite 73, Schritt 1	Sitzende Vorbeuge Seite 86	Schmetterling Seite 82
5 Atemzüge	10–15 Atemzüge	10–15 Atemzüge

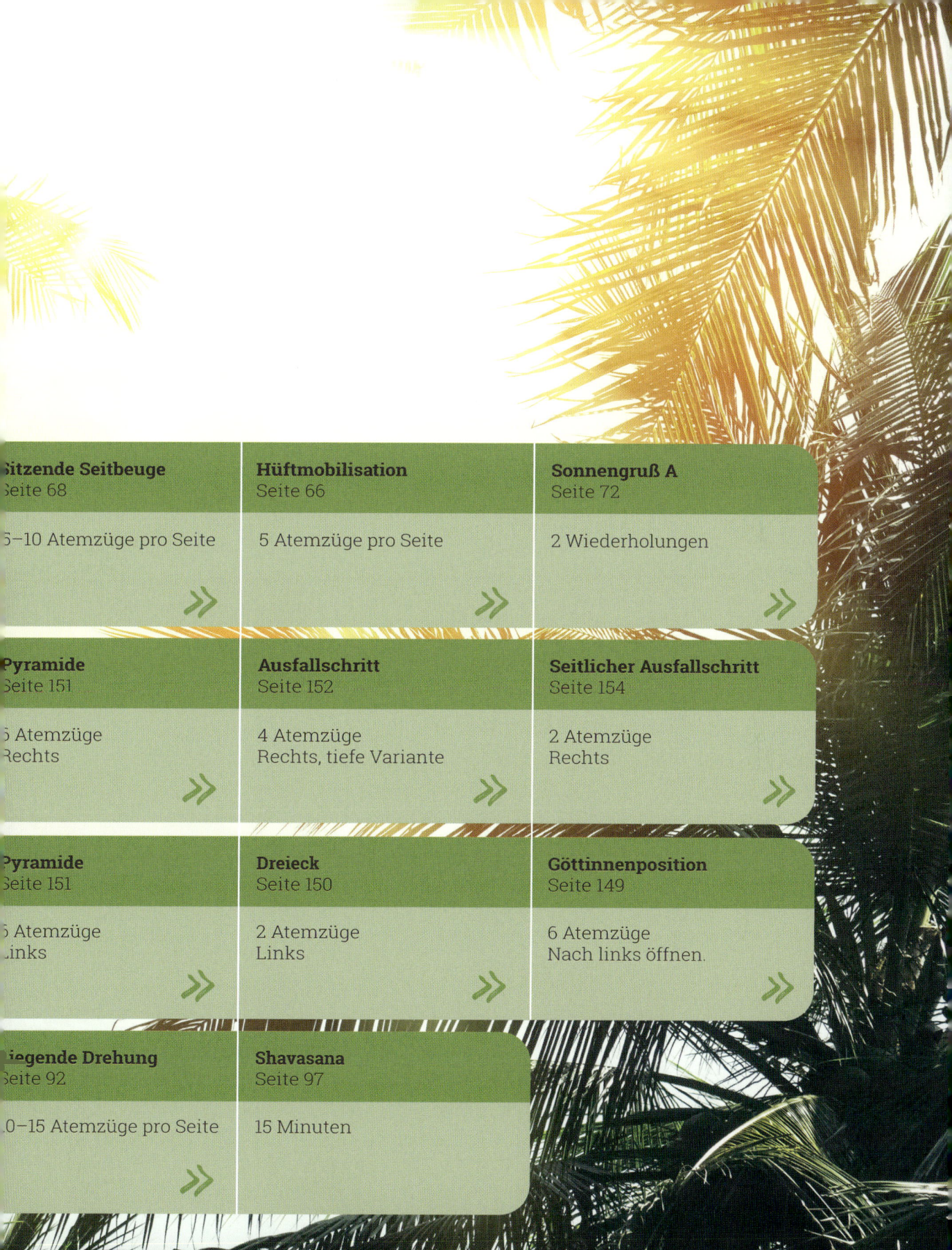

Sitzende Seitbeuge Seite 68	Hüftmobilisation Seite 66	Sonnengruß A Seite 72
5–10 Atemzüge pro Seite	5 Atemzüge pro Seite	2 Wiederholungen

Pyramide Seite 151	Ausfallschritt Seite 152	Seitlicher Ausfallschritt Seite 154
5 Atemzüge Rechts	4 Atemzüge Rechts, tiefe Variante	2 Atemzüge Rechts

Pyramide Seite 151	Dreieck Seite 150	Göttinnenposition Seite 149
5 Atemzüge Links	2 Atemzüge Links	6 Atemzüge Nach links öffnen.

Liegende Drehung Seite 92	Shavasana Seite 97
10–15 Atemzüge pro Seite	15 Minuten

Kapha: Dein Flow für den Sommer

Der Einfluss von Pitta bringt Wärme und Aktivität. Du solltest deine Yogapraxis möglichst intensiv gestalten. Drehungen helfen dir, deinen Stoffwechsel anzuregen, ohne Pitta zusätzlich zu erhöhen.

Schwachstellen: Verdauung
Stärken: größere Flexibilität, verminderte Trägheit

Meditation im Sitzen Seite 146	**Sommer-Pranayama** Seite 148	**Sitzende Seitbeuge** Seite 68
10 Minuten	5–10 Wiederholungen Alternativ: Kapalabhati (Seite 113)	3 Wiederholungen pro Seite
Sonnengruß B Seite 76	**Ausfallschritt** Seite 152	**Dreieck** Seite 150
2 Wiederholungen Im herabschauenden Hund enden	4 Atemzüge Rechts, hohe Variante	4 Atemzüge Rechts
Yogi-Squat Seite 155	**Seitlicher Ausfallschritt** Seite 154	**Ausfallschritt** Seite 152
5 Atemzüge	2 Atemzüge Links	4 Atemzüge Links, hohe Variante
Knie-zur-Brust-Haltung Seite 90	**Passiver Schulterstand** Seite 95	**Liegender Schmetterling** Seite 94
5 Atemzüge	10–15 Atemzüge	10–15 Atemzüge

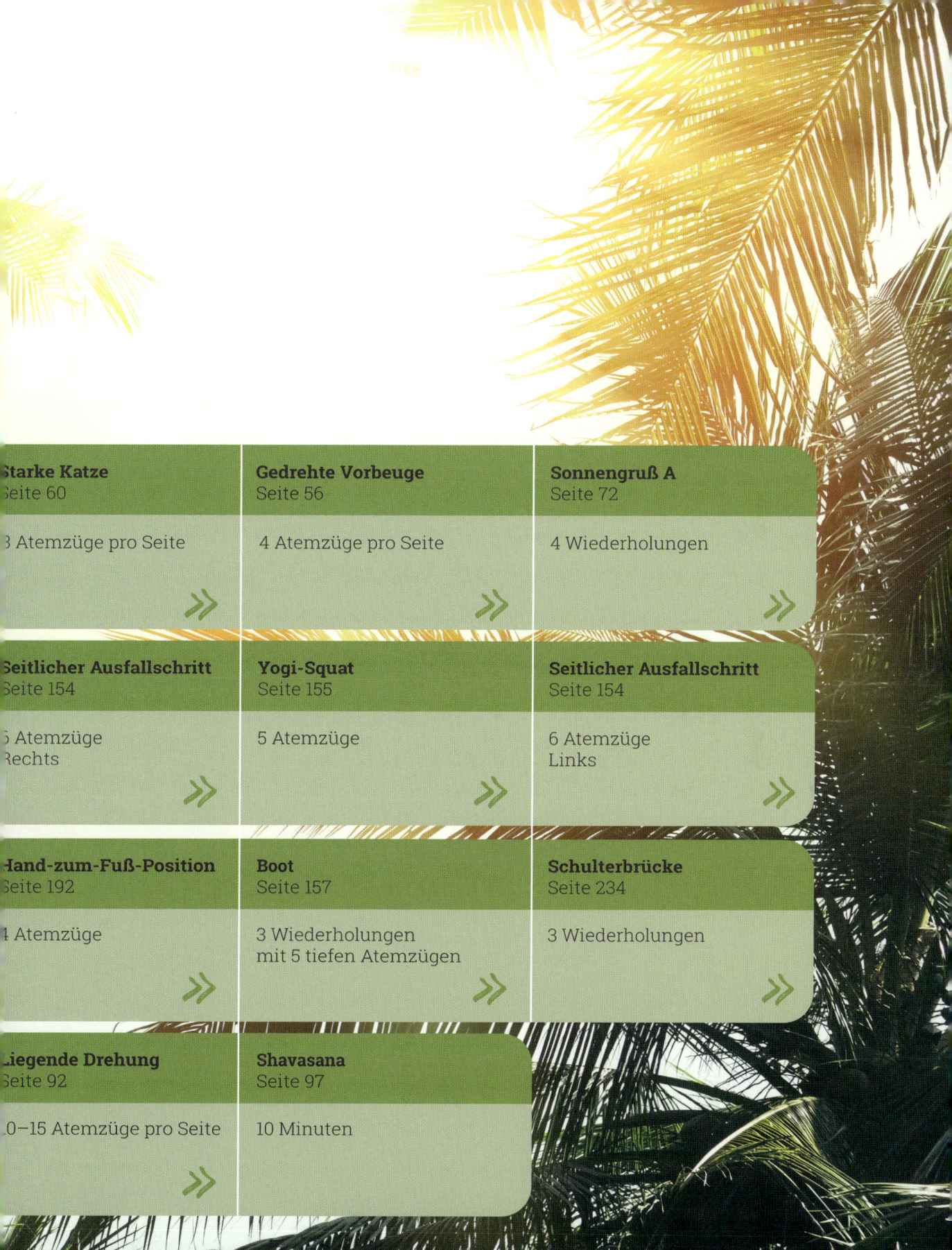

Starke Katze Seite 60	**Gedrehte Vorbeuge** Seite 56	**Sonnengruß A** Seite 72
3 Atemzüge pro Seite	4 Atemzüge pro Seite	4 Wiederholungen

Seitlicher Ausfallschritt Seite 154	**Yogi-Squat** Seite 155	**Seitlicher Ausfallschritt** Seite 154
5 Atemzüge Rechts	5 Atemzüge	6 Atemzüge Links

Hand-zum-Fuß-Position Seite 192	**Boot** Seite 157	**Schulterbrücke** Seite 234
4 Atemzüge	3 Wiederholungen mit 5 tiefen Atemzügen	3 Wiederholungen

Liegende Drehung Seite 92	**Shavasana** Seite 97
10–15 Atemzüge pro Seite	10 Minuten

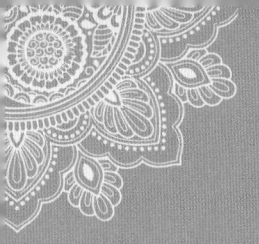

Mein Sommer – meine Erfolgserlebnisse

Diese Routinen habe ich in meinen Alltag integriert

....

....

....

....

....

Diese Essgewohnheiten haben mir besonders gutgetan

....

....

....

....

....

Für diese Erkenntnis bin ich besonders dankbar

....

....

....

....

....

....

Das nehme ich mit ins nächste Kapitel und möchte ich weiterhin anwenden

....

....

....

....

....

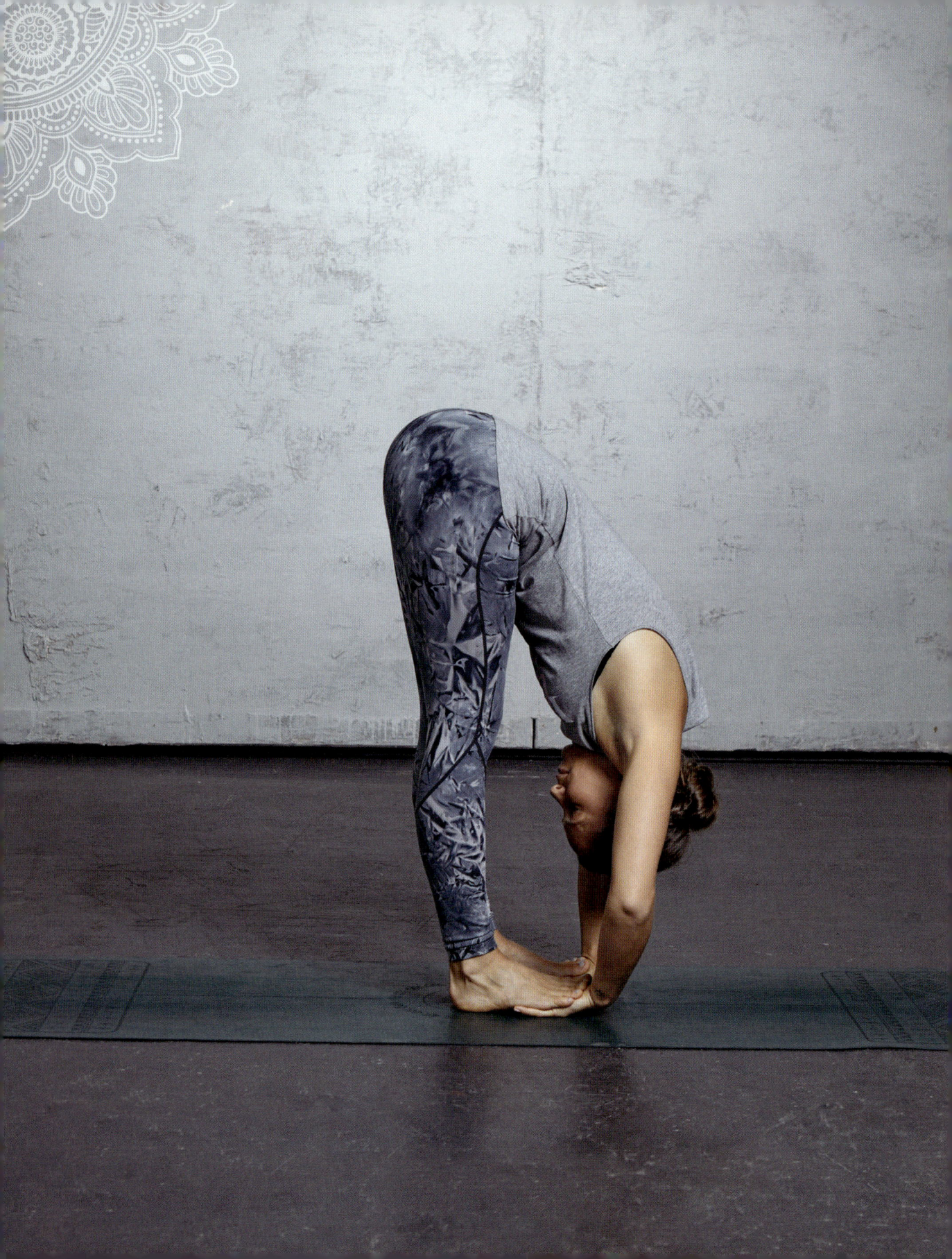

Goldener Herbst

Zeit des Wandels

Wenn es draußen kühler wird, die Blätter in wunderschönen Farben erstrahlen und dann langsam vom Wind zur Erde getragen werden, weißt du: Es ist Herbst. Eine Zeit des Loslassens, eine Zeit des Wandels. Eine Zeit, in der das Vata in der Natur zunimmt und uns manchmal so richtig aus der Bahn werfen kann. Aber auch eine Zeit der Bewegung, in der wir Yoga und Meditation besonders nutzen können, um unser persönliches Potenzial vollständig zu entfalten. Denn nichts beruhigt einen angespannten Geist so wie Yoga.

Zeit zum Loslassen

Ab September werden die Tage langsam wieder kürzer, dunkler und kälter. Die Bäume entledigen sich ihrer Blätter und du spürst, wie sich das Jahr dem Ende nähert. Der Herbst ist hierzulande eine Jahreszeit, in der Wind, Wolken und Regen zunehmen. Noch einmal zur Erinnerung: Vata vereint die Elemente Luft und Raum. Das Element Raum ist für uns Menschen oft schwer zu greifen. Erinnere dich zum besseren Verständnis an das Beispiel vom Kniegelenk. Ohne Raum zwischen deinen Knochen wäre Bewegung nicht möglich. Auch deine Gedanken oder dein Unterbewusstsein kannst du nicht greifen, dennoch sind sie da. In der Natur erkennst du das Bewegungsprinzip unter anderem in den Blättern. Sie fallen von den Bäumen und schaffen damit Raum für etwas Neues. Ohne dieses Platzmachen würde der Baum im Winter absterben. Ohne Raum und Luft wärst du eine leere Hülle, die sich weder körperlich noch mental bewegen könnte. Worauf musst du also in dieser Jahreszeit besonders achten? Wie kannst du sie für dich nutzen, um Raum für Neues zu schaffen?

Vata

Wenn sich im Außen das Vata-Dosha erhöht, heißt es für dich als Vata-Typen, mehr Zeit und Ruhe einzuplanen. Du kannst in dieser Zeit schneller aus der Balance geraten und zu typischen Vata-Störungen wie Trockenheit, knackenden Gelenken und einer unregelmäßigeren Verdauung neigen. Du bist in dieser Zeit womöglich auch mental anfälliger für Stress und Unruhe. Durch das abendliche Gedankenkarussell können Schlafprobleme zunehmen und zu einer allgemeinen Erschöpfung führen. Für dich ist es jetzt wichtig, feste Routinen einzuführen. Sowohl eine morgendliche als auch eine abendliche Routine geben dir Struktur und Ordnung. Um die Trockenheit deines Körpers auszugleichen, solltest du ausreichend trinken. Im Herbst ist es für dich noch wichtiger, auf aufputschende Getränke zu verzichten. Greife stattdessen vermehrt zu Kräutertees. Als Vata-Typ hast du in der Regel instabile oder sogar hypermobile Gelenke. Bei deiner Yogapraxis solltest du darauf achten, dich besonders gut aufzuwärmen und deine Gelenke nicht zu überfordern. Weitere Schwachstellen des Vata-Körpers sind der kleine Brustkorb und der untere Rücken. Wähle deshalb Asanas, die genau diese Bereiche stärken.

Pitta

Dein feuriges Temperament aus der Sommerzeit erfährt nun eine wohlverdiente Abkühlung. Die Elemente des Vata-Doshas sorgen für mehr Akzeptanz und Verständnis für die Menschen in deiner Umgebung und vor allem für dich selbst. Durch die steigende mentale Bewegung schaffst du Raum für neue Ideen, die du dann energiegeladen umsetzen kannst. Im Herbst hast du auch eine größere Fähigkeit zur Selbstreflexion, wodurch es dir leichter fallen kann, zu meditieren oder dein Ego beim Yoga hintanzustellen. Daneben ist es aber auch für dich wichtig, zur Ruhe zu kommen. Denn nur wenn du dir Zeit für dich nimmst, hast du die Möglichkeit, festgefahrene Denkmuster zu verändern und über dich hinauszuwachsen. Deiner Verdauung wird die Vata-Zeit vermutlich nicht viel ausmachen. Durch das wiedererstarkte Verdauungsfeuer nimmt deine Entgiftungsfähigkeit eher zu. Dein muskulöser Körper und deine mittelgroßen Gelenke dürfen im Herbst wieder etwas mehr gefordert werden. Deine Praxis kann jetzt einerseits aus einem etwas intensiveren, erhitzenden Teil und andererseits aus einem entspannteren Teil bestehen.

Kapha

Eine Zeit des Loslassens und der Neuorientierung – für Kapha-Typen ist der Herbst eine wahre Beflügelung. Durch die anregende Wirkung von Luft und Raum schaffst du es, deinen Antrieb zu erhöhen. Bewegung fällt dir leichter, ohne dass du deine Erdung verlierst. Solltest du ein paar Kilo zu viel auf den Rippen haben, ist jetzt die Zeit, ihnen den Kampf anzusagen. Die mentale Bewegung kann sich bei Kapha einerseits in vermehrter Kreativität oder aber in vermehrter Ungeduld zeigen. Versuche – neben aller Veränderung –, trotzdem Momente der Ruhe in deinen Alltag einzubauen. Du profitierst zwar größtenteils vom Wandel in der Natur, aber jeder braucht für Veränderung auch Ruhe und Zeit. Um dir bei kaltem Wetter ein bisschen Wärme zu schenken, kannst du deine Yogapraxis etwas intensiver gestalten. Wähle Asanas, die deinen

Brustkorb öffnen und dich herausfordern. In der Vata-Jahreszeit neigt dein Körper dazu, flexibler zu sein. Dadurch kannst du neue Stellungen ausprobieren, womit sich jedoch auch das Verletzungsrisiko erhöht. Gehe achtsam mit den Möglichkeiten deines Körpers um. Deine träge Verdauung wird durch das verbesserte Verdauungsfeuer im Herbst angekurbelt. Die Vata-Einflüsse können dennoch zu Unregelmäßigkeiten in deiner Verdauung führen. Durch eine intensive Yogapraxis kannst du für mehr Regelmäßigkeit sorgen.

Deine Routinen herbsttauglich gestalten

Was machen Routinen mit dir? Warum sollte es wichtig sein, jeden Tag gleich zu starten oder zu beenden?

Aus dem Leistungssport wissen wir, wie wichtig es ist, nahezu jeden Tag zu trainieren. Sportler trainieren, um motorische Abläufe routiniert durchführen zu können. Wichtig ist die Routine deshalb, weil sie hierdurch eine Wettkampfstabilität aufbauen. Sie sind dann mental in der Lage, auch in stressigen Situationen Höchstleistung zu erbringen. Was passiert im Körper, wenn du dich an Abläufe hältst, die du Tag für Tag durchführst? Dein Körper gewöhnt sich an diese Abläufe und reagiert mit einer verringerten Cortisolausschüttung. Meine Patienten erzählen mir häufig, wie gestresst sie morgens sind. Sie stehen zu spät auf und hetzen schnell aus dem Haus, um noch vor dem großen Stau am Arbeitsplatz zu sein. So wie der Tag begonnen hat – hektisch –, so geht er oft weiter. Das ist nicht gesund. Gönne deinem Körper und deinem Geist eine Auszeit, und zwar schon am Morgen!

Routinen geben deinem Leben Ordnung und Struktur. Damit haben vor allem Menschen mit einem hohen Vata-Anteil in ihrer Konstitution zu kämpfen. Wenn du jeden Tag gleich startest, bringt das sowohl Ordnung in deinen Tagesablauf als auch in deine Gedanken. Es hilft dir, die im Herbst herrschende Vata-Dominanz zu verringern. Natürlich kommt es auch darauf an, welche Routinen du in dein Leben integrierst. Eine abendliche Routine, die aus einem zu späten Ins-Bett-Gehen und Netflix bis in die Morgenstunden besteht, sind dir und deiner Gesundheit sicherlich nicht zuträglich. Ich empfehle immer einen Mix aus reinigenden Techniken sowie beruhigenden Ritualen und Routinen, die deine persönliche Entwicklung fördern. Im Herbst ist die Natur bereit, sich zu reinigen. Genauso ist auch dein Körper bereit, loszulassen und zu entgiften. Wenn du also deinen Morgen nutzt, um deinen Körper bei der Reinigung zu unterstützen, ist das die halbe Miete!

Drei Tipps, um deinen Körper zu reinigen

Um deinen Körper bei der Entgiftung zu unterstützen, habe ich drei einfache Tipps für dich. Als Erstes empfehle ich dir Ayurveda-Wasser. Koche circa 1 bis 1,5 Liter Wasser in einem offenen Topf für 10 bis 20 Minuten. Durch das Kochen wird das Wasser mit Energie angereichert, die du mit aufnimmst. Außerdem wird das Wasser gereinigt und verändert seine Struktur. Laut Ayurveda dringt es tiefer in deine Gewebeschichten ein und hat dadurch eine stärker reinigende Wirkung auf deinen Körper als herkömmliches Wasser. Die Wärme unterstützt zusätzlich dein Agni, wodurch deine Mahlzeiten besser verstoffwechselt werden können. Trinke das Ayurveda-Wasser jeden Morgen auf nüchternen Magen. Glaube mir, nach nicht einmal einer Woche wirst du das Wasser lieben und nichts anderes mehr trinken wollen.

Mein zweiter Tipp ist das morgendliche Zungeschaben. Oft haben wir morgens einen Belag auf unserer Zunge, der durch das normale Zähneputzen nicht zu entfernen ist. Hier hilft ein Zungenschaber. Es gibt ihn in verschiedenen Ausführungen. Der universelle Zungenschaber ist aus Edelstahl. Wenn du einen für dein Dosha passenden Zungenschaber benutzen möchtest, hier eine kleine Kunde: Wähle als Vata-Typ Gold, als Pitta-Typ Silber, als Kapha-Typ Kupfer. Schabe deine Zunge jeden Morgen nach dem Trinken des Ayurveda-Wassers ab und beginne dann mit Tipp Nummer drei.

Last, but not least: Ölziehen! Ölziehen ist ein jahrtausendealtes ayurvedisches Heilmittel. Hierfür wird vor allem gereiftes Sesamöl verwendet. Für Pitta empfehle ich Kokosöl, weil es eine abkühlende Wirkung hat. Nimm jeden Morgen einen Esslöffel Öl und bewege es für 10 bis 20 Minuten intensiv im Mund. Du kannst auch auf dem Öl kauen oder es durch deine Zähne ziehen. Nach Ablauf der Zeit spuckst du das Öl einfach aus und putzt dir wie gewohnt die Zähne. Das Ölziehen hilft deinem Körper bei der Befreiung von Giftstoffen und verbessert deine Zähne. Eine wissenschaftliche Studie aus Indien weist darauf hin, dass Ölziehen zur Reduktion der kariogenen Bakterien Streptococcus mutans führen kann. Außerdem soll es die Häufigkeit von bakteriellen Zahnfleischentzündungen verringern.

Routinen im Schichtdienst

Ich weiß zu gut, wie schwer es ist, den Tagesablauf zu planen, wenn er sich ständig ändert. Nach einem 24-Stunden-Dienst im Krankenhaus war ich einfach nur froh, um neun Uhr morgens ins Bett zu fallen. Der innere Rhythmus ist dadurch natürlich unterbrochen. Ich stand um 15 Uhr auf, hatte den halben Tag verschlafen und musste dann am nächsten Tag wieder um 7:30 Uhr auf der Matte stehen. Schichtdienst kann pures Gift für deinen Körper sein. Umso wichtiger ist es, dass du deinem Körper dabei hilfst, Stress zu reduzieren. Und noch viel wichtiger wird dies für dich im Herbst, in dem du sowieso schon dazu neigst, außer Balance zu geraten. Auch wenn sich die Tageszeit deiner Routinen im Schichtdienst immer wieder verändert, gib deinem Körper Regelmäßigkeit dadurch, dass du sie trotzdem beibehältst! Erlaube deinem Körper, ohne groß nachzudenken entspannt in den Tag zu starten – zu welcher Uhrzeit auch immer.

Du weißt bereits, dass du bei einem erhöhten Vata-Einfluss empfänglicher für Veränderungen in deinem Geist bist. Kreativität, Freigeist, Spiritualität und Toleranz können jetzt mehr Platz einnehmen. Du kannst einen besseren Zugang zu deinem innersten Selbst finden und dadurch auch zur Meditation. Das bedeutet nicht, dass dir die stille Meditation jetzt leichter fällt. Im Gegenteil, im Herbst kann es sehr hart sein, das Gedankenkarussell zu stoppen und dich auf eine Sache oder Idee zu konzentrieren. Dennoch wirst du bei regelmäßiger Anwendung einerseits merken, wie du zur Ruhe kommst und deine Gedanken ordnen kannst, und andererseits, wie offen du für neue Erfahrungen in deiner spirituellen Praxis bist. Welche Meditation sich im Herbst für dich anbietet, erfährst du an späterer Stelle.

Im Herbst kannst du auch deine Yogapraxis dazu nutzen, den kleinen Affen in deinem Kopf ruhigzustellen. Achte vor allem auf eine tiefe und entspannte Atmung. Konzentriere dich die gesamte Zeit darauf, wie dein Atem fließt und wie sich dein Körper anfühlt. Erinnerst du dich noch an die ayurvedische Einteilung der Tageszeiten? Die perfekte Tageszeit für deine Yogapraxis ist abhängig von deinem Konstitutionstyp. Für Kapha- und Pitta-Typen bietet es sich an, in der morgendlichen Kapha-Zeit oder in der Vata-Zeit zu praktizieren. In der Kapha-Zeit reduzierst du Trägheit, in der Vata-Zeit fällt es dir oft leichter, dich zu Bewegung zu motivieren. Als Vata-Typ empfehle ich dir, die morgendliche Kapha-Zeit zu nutzen, um entspannt in den Tag zu starten. Wenn du dich am Nachmittag sehr aufgewühlt und nervös fühlst, kann eine langsame und erdende Yogapraxis mit vielen sitzenden Asanas Entspannung bringen.

Die Verdauung unterstützen

Hast du öfter einen Blähbauch oder eine unregelmäßige Verdauung? Dann kann sich das im Herbst verschlimmern. Wärmende Bauchmassagen mit Sesamöl sind jetzt genau das, was dein Körper braucht. Verteile das Öl abends auf deinem Bauch und massiere es in Verdauungsrichtung, kreisend von rechts nach links, ein. Auch eine abendliche Fußmassage kann dich vor dem Schlaf beruhigen und Erschöpfung vorbeugen. Gehe bei der Fußmassage in streichenden oder kreisenden Bewegungen vor. Achte darauf, dass du mit mehr Kraft vom Körper wegstreichst als zum Körper hin. Diese Massagerichtung wird Anuloma genannt und hat einen entspannenden Effekt auf deinen Körper. Als Pitta- oder Kapha-Typ kannst du ruhig weniger Öl verwenden. Neben diesen abendlichen Routinen und kleinen Anpassungen in deiner Ernährung kann natürlich auch die richtige Yogapraxis deine Verdauung unterstützen und deine Stimmung heben.

Deine Ernährung herbsttauglich gestalten

Um zu erkennen, wie du deine Ernährung anpassen solltest, musst du wissen, was das dominierende Vata-Dosha in dir auslöst. Der Vata-Mensch neigt zu unregelmäßigem Appetit und unregelmäßiger Verdauung. Um nicht aus der Balance zu geraten, ist es für dich wichtig, geregelte Essenszeiten einzuhalten. Dennoch solltest du nicht essen, wenn du keinen Hunger hast. Dein Körper zeigt dir mit Hunger, wann er bereit ist, neue Nahrung zu verdauen und wertvolle Nährstoffe zu verstoffwechseln. Heißhunger nach süßen Lebensmitteln ist jetzt keine Seltenheit, denn durch die süße Geschmacksrichtung reduzierst du Vata in deinem Körper.

Herbstkur mit Kitchari

Im Herbst ist es besonders wichtig, nicht auszukühlen, deshalb kann eine Heilfastenkur ohne Nahrungsaufnahme sehr anstrengend für den Körper sein. Wenn der Körper keine Nahrung bekommt, wird zuallererst die Wärmeversorgung reduziert. Das traditionelle ayurvedische Gericht Kitchari kannst du während deiner Kapha-Herbstkur zwei- bis dreimal täglich eine Woche lang essen. Es enthält alle sechs Geschmacksrichtungen und kann mit Gemüse deiner Wahl zubereitet werden.

Du brauchst:
- Je 1 TL Ajowan, Fenchelsamen, Kreuzkümmelsamen
- 1 EL Kokosöl
- ½ TL Zimt
- 1 TL Kurkuma
- 1 TL Ingwer
- 1 Prise Salz
- 80 g Mung Dal
- 200 g Basmatireis
- 2 Handvoll Gemüse deiner Wahl

So geht's:
1. Gib die Samen mit dem Kokosöl in einen großen Topf und röste sie kurz an. Füge die anderen Gewürze hinzu.
2. Gib das Dal und den Reis hinzu und fülle alles mit Wasser auf, bis die Masse bedeckt ist. Füge alle Gemüsesorten, die lange kochen müssen, gleich hinzu, alles mit kürzeren Garzeiten, etwa grünes Gemüse, später. Lass das Kitchari aufkochen und dann für rund 20 Minuten weiterköcheln. Gib bei Bedarf mehr Wasser hinzu.

Hast du einen großen Vata-Anteil in deiner Konstitution? Dann ist es für dich kein Problem, bei starker Nervosität und Unruhe im Herbst auch einmal etwas gesundes Süßes zu essen. Beispielsweise kannst du nachmittags in der Vata-Zeit auf Dattelbällchen zurückgreifen, um Erschöpfung vorzubeugen. Ist dein Kapha-Anteil in deiner Konstitution sehr groß, ist es besser, auf süße Nahrungsmittel zu verzichten. Die süße Geschmacksrichtung fördert Verschleimungen und kann dann zu Erkältungen führen.

Dein Verdauungsfeuer ist im Herbst besonders aktiv. Mit einer starken Pitta-Konstitution verträgst du jetzt größere Portionen. Außerdem hilft dir das Verdauungsfeuer, Ama zu reduzieren. Kapha-Typen profitieren von Fastenkuren. Wie wäre es beispielsweise mit einer wärmenden Kitchari-Kur?

Deine perfekten Herbstübungen

Der Herbst als Zeit des Wandels ist eine besonders intensive Jahreszeit. Wir sind offener und empfänglicher für die Meinungen anderer und hinterfragen gleichzeitig alles bisher Geschehene. Wir sind bereit, Dinge loszulassen, die uns belastet haben, und sind dennoch in unseren Gedanken gefangen. Was bei all dem hilft, sind Asanas, die dich einerseits zur Ruhe kommen lassen und dich andererseits aktivieren, damit du der kalten Jahreszeit etwas entgegensetzen kannst. Wohltuend sind auch Stellungen, die dir dabei helfen, deine Verdauung zu regulieren.

Als Vata-Typ solltest du sanfte Flows mit vielen erdenden Elementen bevorzugen. Versuche, deine Yogapraxis etwas statischer zu gestalten und länger in den Positionen zu verweilen. Das erzeugt zusätzliche Ruhe im Körper. Konzentriere dich ganz besonders auf deine Atmung, um deine Gedanken zu ordnen und Entspannung zu finden. Pitta- oder Kapha-Typen dürfen den Flow dem aktuellen Gemüt anpassen. Für Pitta-Menschen kann die Yogapraxis jetzt sehr angenehm sein, weil sich die Flexibilität etwas verbessert und sie auch schwierige Asanas gut bewältigen. Um nicht auszubrennen, kann zwischendurch eine Yin-Yoga-Stunde Wunder bewirken. Wenn du einen großen Kapha-Anteil in dir trägst, ist auch im Herbst Aktivität angesagt.

Konzentriere dich auf kraftvolle, fließende Positionen, die Wärme erzeugen und deine Verdauung verbessern.

Asana-Gruppen

Im Herbst sind sitzende oder liegende Asanas zu bevorzugen. Vorbeugen helfen dir, bei dir einzukehren, Rückbeugen öffnen verengte Brustkörbe und verbinden dich mit deinem Herzzentrum, mit der Energie deines Herzens. Das hilft dir dabei zu erkennen, was du wirklich möchtest. Mit deinem Herzen hast du bei schwierigen Entscheidungen einen starken Berater. Du musst dir nur die Zeit nehmen hinzuhören. Durch die Rückbeugen wird außerdem dein unterer Rücken gestärkt, der bei Vata-Störungen oft angegriffen ist. Achte jedoch darauf, dass die Rückbeugen nicht zu intensiv sind. Im Herbst ist die Yogapraxis eher für einen Ausgleich wichtig als zur starken Aktivierung deines physischen Körpers.

Kapha-Typen dürfen gerne etwas kraftvollere Stellungen einnehmen. Sanfte Rückbeugen können fließend kombiniert oder länger gehalten werden. Außerdem wirken Rückbeugen schleimreduzierend, wodurch du Erkältungen vorbeugen kannst. Gedrehte Positionen entlasten deine Verdauung und regulieren sie – dies ist für alle drei Typen wichtig. Neben Twists sind im Herbst auch Balancen für jede Konstitution geeignet. Wo auch immer du gerade bist, auf einem Bein zu stehen ist immer möglich. Jedwede Balance-Übung gelingt dir am besten, wenn du dich fokussierst und deine Gedanken ordnest. Deshalb sind Balancen im Herbst besonders hilfreich, um deinen Kopf frei zu kriegen. Sie fördern deine Konzentrationsfähigkeit und dein Gleichgewicht.

Bei schwierigen Entscheidungen hilft es mir manchmal, die Sichtweise zu wechseln. Wie könnte dir das besser gelingen als mit Umkehrhaltungen? Zugegeben, wenn du gerade unter starker emotionaler Belastung stehst, kann es im ersten Moment unangenehm sein, den Boden unter den Füßen zu verlieren. Oft ist es aber sehr erleichternd, deine Welt ganz bewusst auf den Kopf zu stellen. Umkehrhaltungen erhitzen deinen Körper, deshalb solltest du mit einem dominanten Pitta-Anteil dein Ego zurücknehmen und nicht allzu lange in diesen Stellungen verweilen.

Deine perfekten Herbstübungen

	Im Herbst vermehrt ausführen	Im Herbst seltener ausführen	Wirkungen auf Körper und Geist	Wirkungen auf die Doshas
Vorbeugen	Ja		Dehnung der Beinrückseiten und des Rückens Fördern Trägheit und Schwere Beruhigend, stressreduzierend, schlaffördernd, entspannend	Vata: reduzierend Pitta: meist reduzierend Kapha: erhöhend
Stehende Rückbeugen, liegende Rückbeugen in Rückenlage		Ja	Stärkung der Beine und deiner Körpermitte Öffnung des Brustkorbs Dehnung deiner Schultern Energetisierend, belebend, erhitzend Fördern Offenheit	Vata: erhöhend Pitta: erhöhend Kapha: reduzierend
Liegende Rückbeugen in Bauchlage		Ja	Stärkung der Beine und deiner Körpermitte Öffnung des Brustkorbs Dehnung deiner Schultern Energetisierend, belebend, erhitzend Fördern Offenheit Eher kühlende Wirkung	Vata: erhöhend Pitta: meist reduzierend Kapha: reduzierend
Drehungen	Ja		Erhöhen die Flexibilität deiner Wirbelsäule Lösen Verspannungen deines Rückens Verbessern die Entgiftung deiner inneren Organe Regen Agni an Reduzieren Stress, Ängste und Anspannung Schaffen innere Balance	Bringen alle Doshas in Balance

Goldener Herbst

	Im Herbst vermehrt ausführen	Im Herbst seltener ausführen	Wirkungen auf Körper und Geist	Wirkungen auf die Doshas
Seitbeugen	Ja		Öffnen den Brustkorb und dehnen deine Flanken Verbessern die Atmung Aktivierend, belebend, stimmungsaufhellend	Vata: reduzierend Pitta: liegende/sitzende Seitbeuge reduzierend, stehende Seitbeuge erhöhend Kapha: reduzierend
Balancen	Ja		Fördern dein Gleichgewicht Bringen dich körperlich und geistig in Balance Stressabbau und Ruhe Fördern Achtsamkeit und Konzentration	Bringen alle Doshas in Balance Kapha: zum Teil reduzierend
Stehende Asanas	Ja		Stärken meist den gesamten Körper Wirken erhitzend Verbessern die Konzentration	Vata und Pitta: meist beruhigend Kapha: reduzierend
Umkehrhaltungen		Ja	Aktivieren deinen gesamten Körper Entlasten dein Herz-Kreislauf-System und helfen bei Krampfadern Erhöhen Menstruationsbeschwerden Stimulieren Stoffwechsel und Verdauung Verbessern dein hormonelles Gleichgewicht Perspektivwechsel Beruhigend, ausgleichend	Vata: erhöhend Pitta: teils erhöhend, teils reduzierend Kapha: reduzierend

> ### Shavasana für noch mehr Erdung
>
> Zum Abschluss deiner individuellen Yogapraxis darfst du dich mit einem langem Shavasana belohnen. Vata-Typen finden hier noch einmal Ruhe und Erdung für den weiteren Verlauf des Tages. Je nachdem, wie angespannt du dich fühlst, kannst du bis zu 20 Minuten in Shavasana verweilen und den Boden unter dir wahrnehmen. Für Kapha-Typen empfiehlt es sich, die Endentspannung auf 10 bis 15 Minuten zu begrenzen, um Trägheit vorzubeugen. Um die Energie, die du durch deine Asana-Praxis freigesetzt hast, bei dir zu behalten und dich gleichzeitig zu wärmen, kannst du dich in Shavasana zudecken. Das gibt dir zusätzlich ein Gefühl von Erdung und Entspannung. Vata-Typen finden es oft auch angenehm, ein Kissen auf die Hüftknochen zu legen. Dies fördert das Gefühl von Ankommen und Getragenwerden.

Herbstmeditation

Im Herbst kann dir die Meditation je nach Konstitution sehr leichtfallen oder dich sehr herausfordern. Die Elemente Luft und Raum sorgen für mentale Bewegung. Du hast einerseits die Chance, dich der spirituellen Praxis mehr zu öffnen, andererseits kann es dir schwerfallen, deine Gedanken zu beruhigen und wirklich Stille zu finden. Vor allem für Vata-Typen kann es schwierig sein, still zu sitzen und sich nur auf eine Sache zu konzentrieren. Wenn du es aber schaffst, profitierst du ungemein davon. Kapha- und Pitta-Typen haben weniger Probleme, fokussiert zu bleiben, sondern genießen die Leichtigkeit, mit der die Meditation funktioniert.

Die perfekte Tageszeit für die Meditation ist für Vata-Menschen im Herbst morgens oder abends jeweils in der Kapha-Zeit von sechs bis zehn beziehungsweise von 18 bis 22 Uhr. Durch den Einfluss von Kapha gelingt es dir, mehr Erdung zu finden und in Ruhe zu meditieren. Mit einem dominanten Kapha-Anteil solltest du nicht in der Kapha-Zeit meditieren, da du sonst müde und träge wirst. Nimm dir lieber in der

Goldener Herbst

Vata-Zeit, vor sechs Uhr morgens, Zeit für deine Yogapraxis. Die Kapha-Zeit am Abend kannst du gut für die Meditation nutzen, um einen erholsamen Schlaf zu fördern. Der Pitta-Typ darf ganz nach Gemütslage entscheiden, wann er meditiert. In der Vata-Zeit hast du möglicherweise einen leichteren Zugang zur Meditation als in der Kapha-Zeit.

Für den Herbst habe ich dir eine Meditation mitgebracht, die dich zur Ruhe bringt und durch die du Altlasten gehen lassen kannst. Auf meiner Website steht dir die Audiodatei zum Download zur Verfügung.

Setze dich in einen aufrechten Sitz deiner Wahl und lege dir eine Decke über den Körper, damit du nicht auskühlst. Schließe langsam deine Augen und bringe deine Aufmerksamkeit zu deinem Herzen.

Atme tief ein. Atme tief aus.

Spüre, wie sich dein Brustkorb mit jeder Einatmung weitet und mit jeder Ausatmung wieder senkt. Konzentriere dich auf deine Herzregion. Vielleicht kannst du neben deiner Atmung sogar deinen Herzschlag spüren.

Atme tief ein. Atme tief aus.

Während du in dein Herz hineinspürst, entsteht plötzlich ein wundervolles weißgoldenes Licht in dir. Aus deinem Herzen heraus. Dieses Licht wärmt dich. Dieses Licht ist strahlend hell.

Atme tief ein. Atme tief aus.

Lass dieses Licht ganz langsam immer größer werden. Es nimmt deinen gesamten Brustraum ein. Es strahlt weiter bis in deinen Unterkörper. Und noch weiter bis in deinen Kopf. Du kannst es spüren. Die Wärme, die aus dir erwächst.

Atme tief ein. Atme tief aus.

Ganz langsam weitet sich dieses weißgoldene Licht mehr und mehr in dir aus, bis es die Grenzen deiner Haut erreicht. Du strahlst von innen heraus. Du erhellst deinen gesamten Körper. Du erhellst deine gesamte Umgebung. Alles wird von deinem Licht erhellt. Jede einzelne Zelle deines Körpers ist erfüllt mit Mitgefühl und Liebe.

Atme tief ein. Atme tief aus.

Du sitzt in diesem Licht, warm und entspannt, verbunden mit deinem Herzen. Mit dieser liebevollen Energie, mit all dem Mitgefühl, all der Liebe, erinnere dich an einen Menschen, der dich verletzt oder wütend gemacht hat. An jemanden, der dich verletzt hat, eine Verletzung, die du vielleicht bis heute nicht nachvollziehen kannst.

Erinnere dich an diese Person. Spüre, wie sie in diesem weißgoldenen Licht auf dich zukommt. Du kannst sehen, wie sie vor dir steht. Und du siehst dich, warm und voller Liebe. Du gehst einen Schritt auf diese Person zu und lächelst sie an. Du weißt, welchen Schmerz diese Person dir zugefügt hat. Du weißt aber auch, dass jede Erfahrung dich prägt. Dass jede Erfahrung dich zu dem wundervollen, warmherzigen Menschen hat werden lassen, der du heute bist.

Atme tief ein. Atme tief aus.

Lächele diesen Menschen vor dir an, mit all deiner Kraft, mit all deiner Liebe, mit all deinem Mitgefühl. Nimm diese Person ganz bewusst wahr. Spüre, dass der Moment gekommen ist, ihr zu vergeben. Du weißt, tief in deinem Inneren, dass es Zeit ist, zu verzeihen. Auch wenn du nicht gutheißt, was die Person getan hat, so weißt du dennoch, dass du dich jetzt selbst befreien musst. Um die Vergangenheit loszulassen und kraftvoll in der Gegenwart zu sein.

Atme tief ein. Atme tief aus.

Nimm mit jeder Zelle deines Körpers wahr, dass du bereit bist, zu vergeben. Du siehst, wie dieser Mensch von deinem weißgoldenen Licht eingenommen wird. Von deiner

Goldener Herbst

Liebe, deiner Wärme, von deinem Mitgefühl. Erkläre diesem Menschen, dass das, was passiert ist, dich verletzt hat. Erzähle dieser Person, dass du jetzt dennoch loslässt und ihr für dich selbst vergibst. Sage diesem Menschen: »Ich vergebe dir. Und ich bitte dich, dass du mir auch vergibst.« Du weißt, in dem Moment, in dem du vergibst, dass du frei bist.

Atme tief ein. Atme tief aus.

Du spürst, wie sich diese Person mit jedem Atemzug weiter von dir entfernt, umhüllt von deiner Liebe und deinem Mitgefühl. Du spürst, wie sich in dir ein Gefühl von Leichtigkeit ausbreitet. Du bist frei. Nimm dieses Gefühl von Freiheit, von Leichtigkeit, von Dankbarkeit und Liebe mit in deinen restlichen Tag.

Komme langsam zurück. Du fühlst dich warm und geborgen. Atme noch ein paarmal tief ein und tief aus und öffne dann langsam deine Augen.

Herbst-Pranayama: Bhramari

Im Herbst wollen wir ins Gleichgewicht kommen und gleichzeitig Ruhe und Entspannung finden. Eine der besten Atemübungen, um den Geist zu beruhigen und dich von Wut, Aufregung oder Angst zu befreien, ist Bhramari-Pranayama, die Bienenatmung. Die negativen Emotionen werden sofort gelöst und Anspannung oder übermäßiger Stress reduziert. Die Bienenatmung stärkt die Konzentrationsfähigkeit und das Selbstvertrauen und hilft bei hohem Blutdruck und Migräne. Wenn du sehr gestresst bist, kannst du diese Übung drei- bis viermal pro Tag machen.

1. Setze dich aufrecht hin und schließe die Augen. Dein Gesicht ist komplett entspannt.
2. Drücke mit beiden Zeigefingern sanft auf deine Ohrknorpel, bis deine Ohren leicht verschlossen sind. Drücke nicht zu fest!
3. Atme langsam und gleichmäßig durch die Nase ein. Atme durch die Nase aus und mache ein lautes, summendes Geräusch wie eine Biene.
4. Wiederhole diesen Vorgang sechs- bis siebenmal.

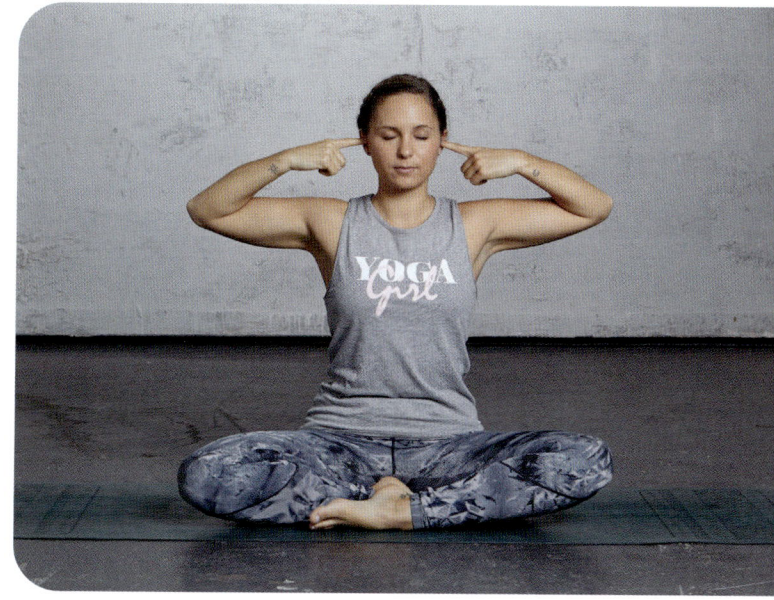

Heuschrecke

Mit dieser Übung wird die gesamte Körperrückseite gestärkt. Die Wirbelsäule wird gekräftigt und vitalisiert. Außerdem wird deine Brust- und Schultermuskulatur geöffnet.

1. Lege dich auf den Bauch und deine Stirn auf die Matte. Deine Beine sind geschlossen und deine Arme entlang deines Körpers Richtung Füße gestreckt.
2. Aktiviere mit der Einatmung deine gesamte Körperrückseite, inklusive Gesäß und den Bereich zwischen deinen Schulterblättern.
3. Hebe ausatmend Oberkörper, Arme und Beine.
4. Strecke dich mit der nächsten Einatmung noch weiter nach hinten oben. Versuche, die Position drei tiefe Atemzüge zu halten.

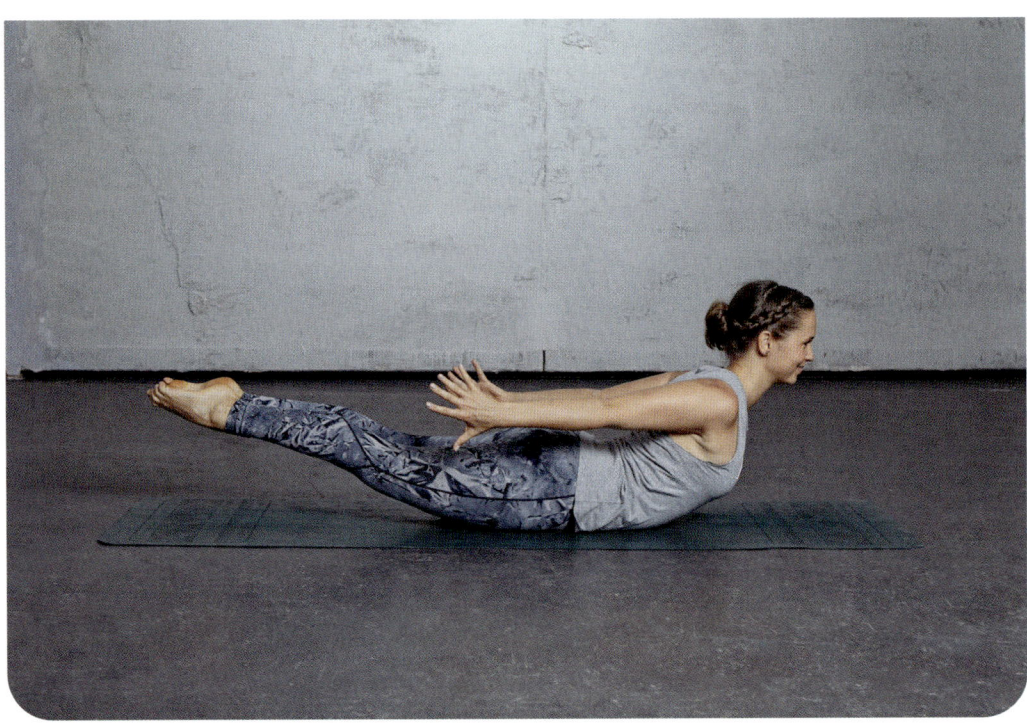

Deine perfekten Herbstübungen

Variante

1. Für eine leichtere Variante verschränke die Hände hinter deinem unteren Rücken und lass die Beine auf der Matte.
2. Ziehe mit der Einatmung nur deine Hände nach hinten und öffne die Brust. Aktiviere deine Oberschenkel, sodass sich die Kniescheiben von der Matte lösen und du alle Zehen in den Boden pressen kannst.

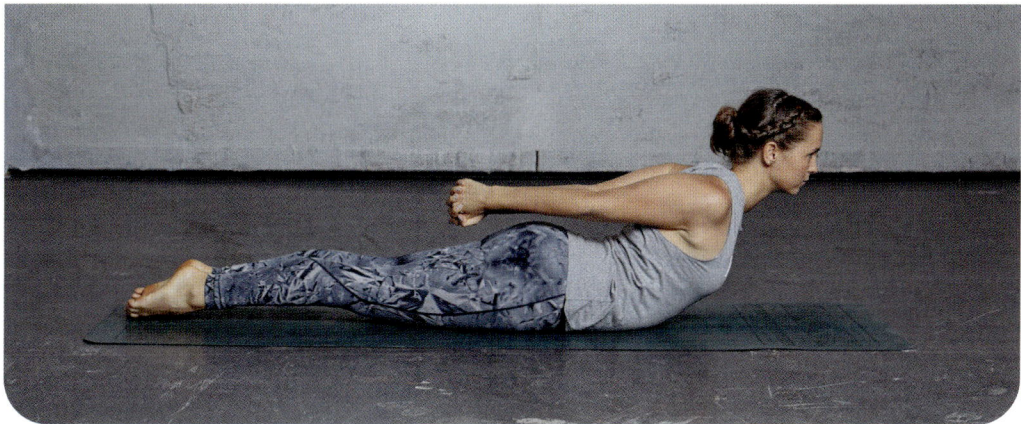

Vata: Die Massage deiner inneren Organe durch die Ein- und Ausatmung reguliert deine Verdauung und hilft dir, typischen Vata-Störungen im Herbst, zum Beispiel Blähungen, vorzubeugen.

Pitta: Dieses Asana wirkt stark aktivierend und verursacht Hitze. Willst du dieses Asana im Sommer praktizieren, mache nicht zu viele Wiederholungen.

Kapha: Die energetisierende Wirkung wird dir helfen, Trägheit zu überwinden. Versuche, die Stellung mehrere Atemzüge zu halten oder deine Arme nach vorn auszustrecken, um noch mehr Aktivität zu erzeugen.

Goldener Herbst

Sphinx

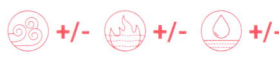

Die Sphinx zählt zu den entspannteren Rückbeugen. Richtig ausgeführt ist sie aber anspruchsvoller, als man denkt. Rücken- und Beinmuskulatur werden gestärkt, dein Brustkorb wird geweitet und gedehnt. Dein Nacken kann hier entspannen, sodass sich Verspannungen im oberen Rücken lösen.

1. Lege dich auf den Bauch und schließe die Beine. Aktiviere die Oberschenkel, sodass sich die Kniescheiben von der Matte lösen. Deine Unterarme liegen parallel zueinander auf der Matte, sodass deine Ellenbogen direkt unter deinen Schultern sind, die Finger sind gespreizt.
2. Ziehe deine Finger auf der Matte energetisch zu dir, ohne dabei die Arme zu heben. Dadurch aktivierst du deinen unteren Rücken und öffnest deine Brust etwas mehr.
3. Wenn du keine Probleme im unteren Rücken hast, kannst du deine Arme langsam strecken. Bleibe hier ganz achtsam und vermeide zu viel Druck im unteren Rücken. Die Hüften sollten auf der Matte bleiben. Wenn das nicht möglich ist, kannst du ein Kissen unter den Hüften platzieren.

> **Vata:** Der Kontakt zur Erde bringt dir Ruhe. Der Vata-Typ neigt zu Verspannungen im Rückenbereich, sodass du dir hier Erleichterung verschaffen kannst.
>
> **Pitta:** Zugegeben, für Pitta-Typen ist diese Position auf den ersten Blick wenig anspruchsvoll. Bleibe bei deiner Atmung und versuche, die Vorteile des Asana zu spüren.
>
> **Kapha:** Du solltest nicht zu lange in dieser Stellung verweilen, sondern sie mit anderen Asanas kombinieren.

Deine perfekten Herbstübungen

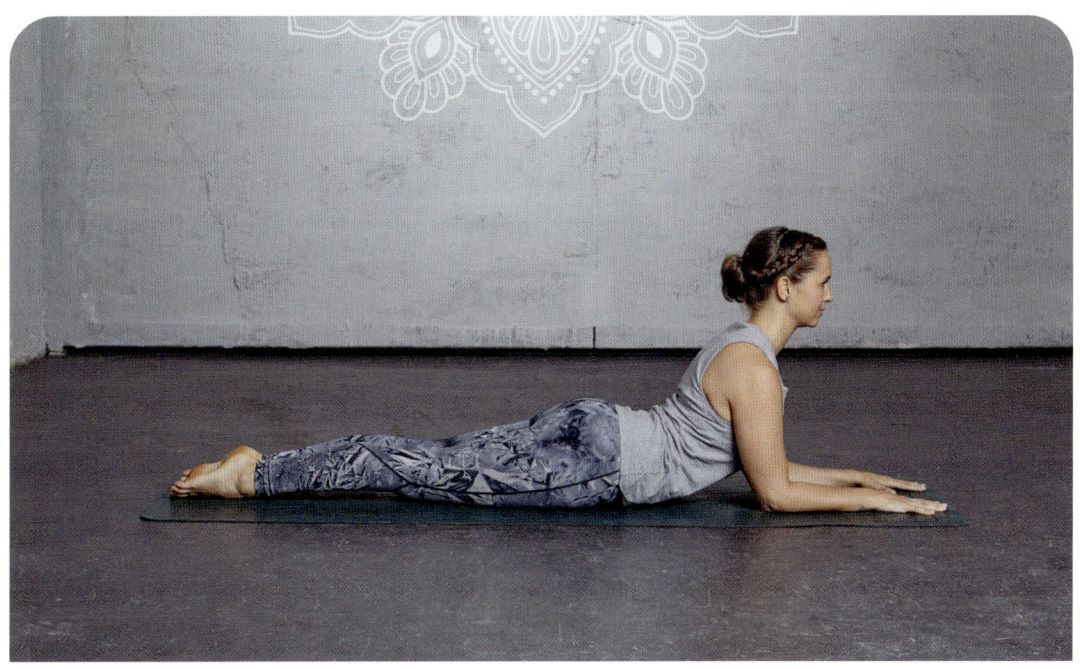

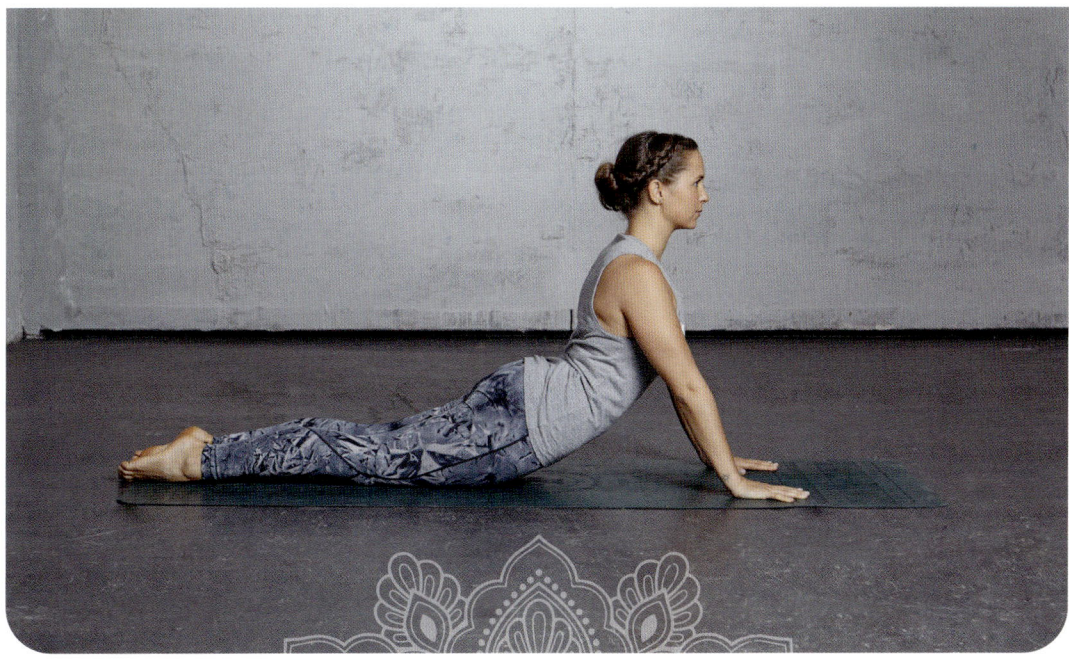

Goldener Herbst

Baum

Neben erhitzenden Rückbeugen sind auch Balancen gut geeignet, dich im Herbst wieder in deine Mitte zu bringen. Der Baum stärkt Körpermitte, Beine und Schultern. Deine Hüften werden geöffnet und dein Gleichgewicht gefördert.

1. Stelle dich aufrecht hin und hebe mit der Einatmung deine rechte Ferse von der Matte. Spüre, was sich in deinem linken Sprunggelenk verändert, und arbeite gegebenenfalls dagegen.
2. Fixiere einen Punkt vor dir an der Wand und hebe mit der nächsten Einatmung dein rechtes Knie. Dein Standbein bleibt gestreckt. Greife mit der Hand nach deinem rechten Sprunggelenk und setze den Fuß dort ab, wo er ganz natürlich zum Liegen kommen kann – egal ob Wade oder Oberschenkel. Achte darauf, die rechte Hüfte zu öffnen und das Knie nach außen zu ziehen.
3. Strecke die Arme nach oben aus oder bringe die Handflächen vor der Brust zusammen.
4. Um die Position wieder aufzulösen, führe dein Knie zuerst nach vorn und setze dann das Bein vorsichtig auf der Matte ab. Danach wiederholst du die Übung mit der anderen Seite.

> **Vata:** Deine Konzentration ist gefragt. Dadurch gewinnst du Stabilität und Ausgeglichenheit.
>
> **Pitta:** Wenn dir das Asana zu leichtfällt, versuche, es mit geschlossenen Augen zu halten.
>
> **Kapha:** Balancen geben deinem Körper ein Gefühl von Leichtigkeit. Sie können länger gehalten werden.

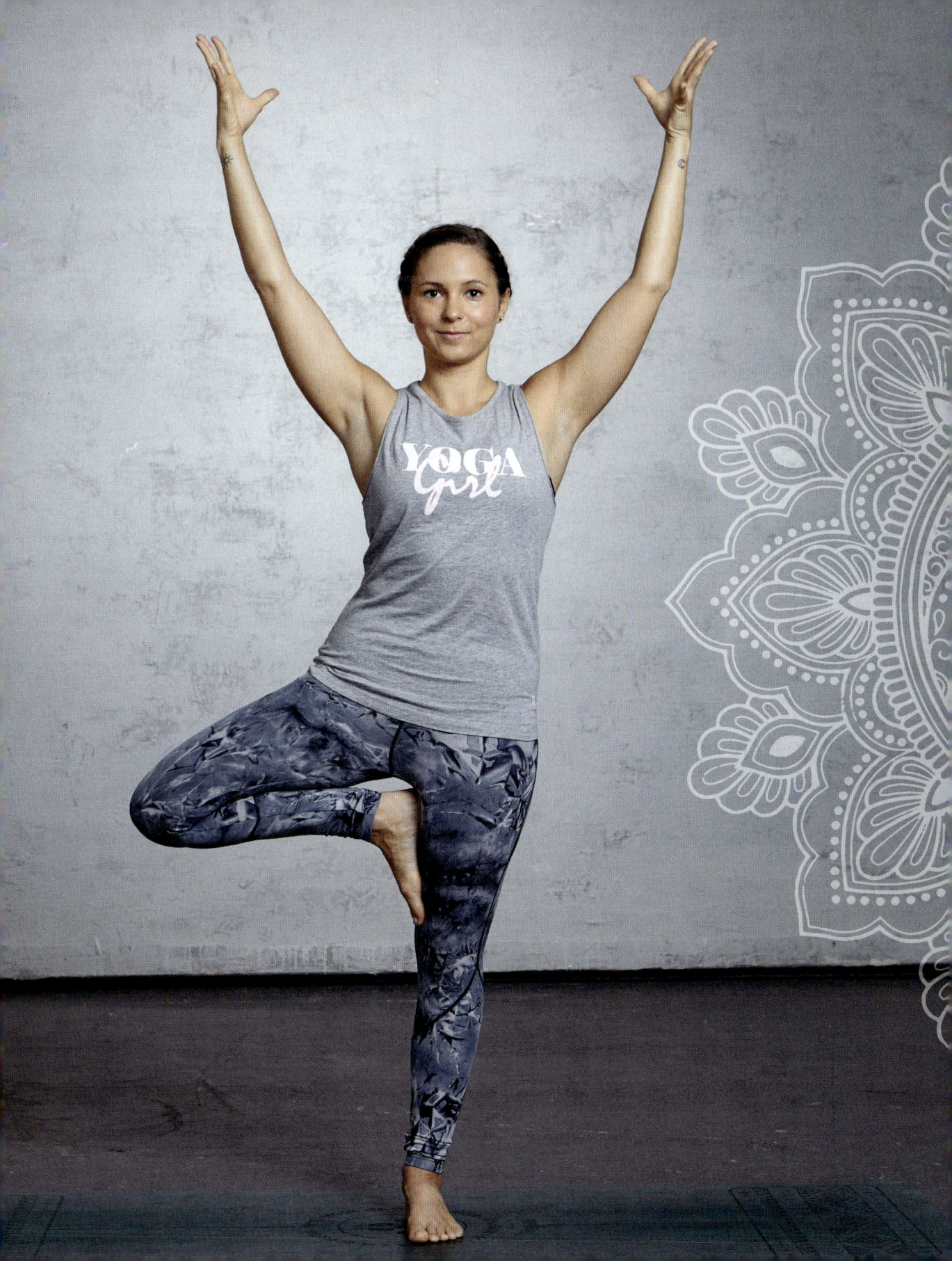

Goldener Herbst

Königstaube

Rückbeuge: 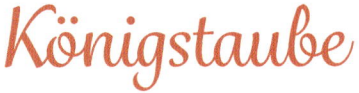 + ... + ... -
Vorbeuge: ... - ... - ... +

In diesem Asana wird dein gesamter Körper vitalisiert. Durch Dehnung von Brust, Schultern, Beinvorderseite, Gesäß und Hüftbeuger gewinnst du neue Energie. Dieses Asana ist die perfekte Übung für alle, die viel Zeit am Laptop verbringen.

1. Starte im herabschauenden Hund. Bringe ein Bein nach vorn, winkle es so an, dass dein Knie nach außen zeigt, und setze dich ab. Das andere Bein streckst du gerade nach hinten aus. Deine Hüftknochen sind parallel ausgerichtet.
2. Strecke mit der Einatmung die Kopfkrone weiter nach oben und beuge dich sanft zurück. Wenn deine Hüfte noch stark in der Luft ist, kannst du ein Kissen darunterlegen.
3. Winkle dein hinteres Bein an und greife mit beiden Händen nach deinem Fuß. Wenn du ihn nicht erreichst, nimm ein Band zu Hilfe. Hierdurch öffnen sich deine Brust und deine Schultern noch intensiver. Wenn du mehr Erdung benötigst, kannst du deinen Oberkörper nach vorn verlagern. Lege entweder deine Unterarme oder deinen kompletten Oberkörper auf der Matte ab.

> **Vata:** Erlaube dir im Herbst, die Nähe zur Erde zu spüren, und wähle die liegende Variante der Königstaube. Dadurch kannst du besonders hingebungsvoll Stress und Anspannung abbauen.
>
> **Pitta:** Je nach Stimmungslage kannst du zwischen den Varianten wählen. Fühlst du dich ausgebrannt, kann der Kontakt zur Erde neue Kraft schenken.
>
> **Kapha:** Durch diese Stellung öffnest du deine Brust und schaffst Raum für eine tiefe Atmung, mit der du neue Energie gewinnst.

Deine perfekten Herbstübungen 191

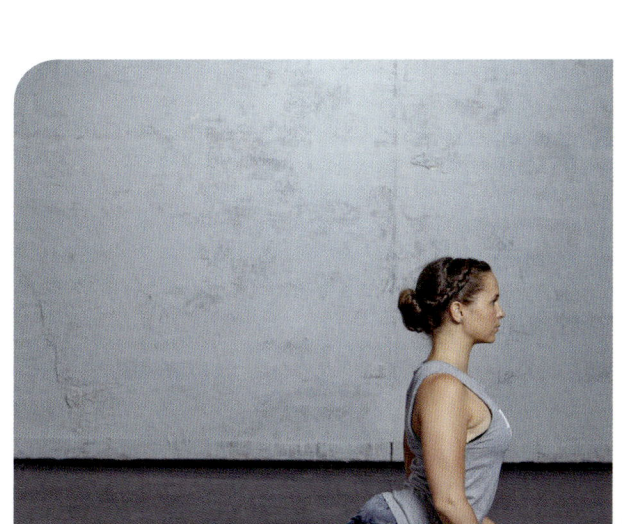
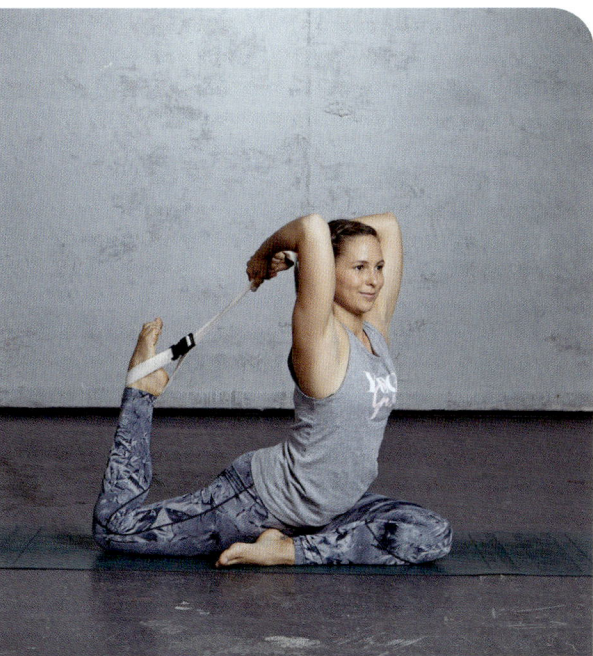
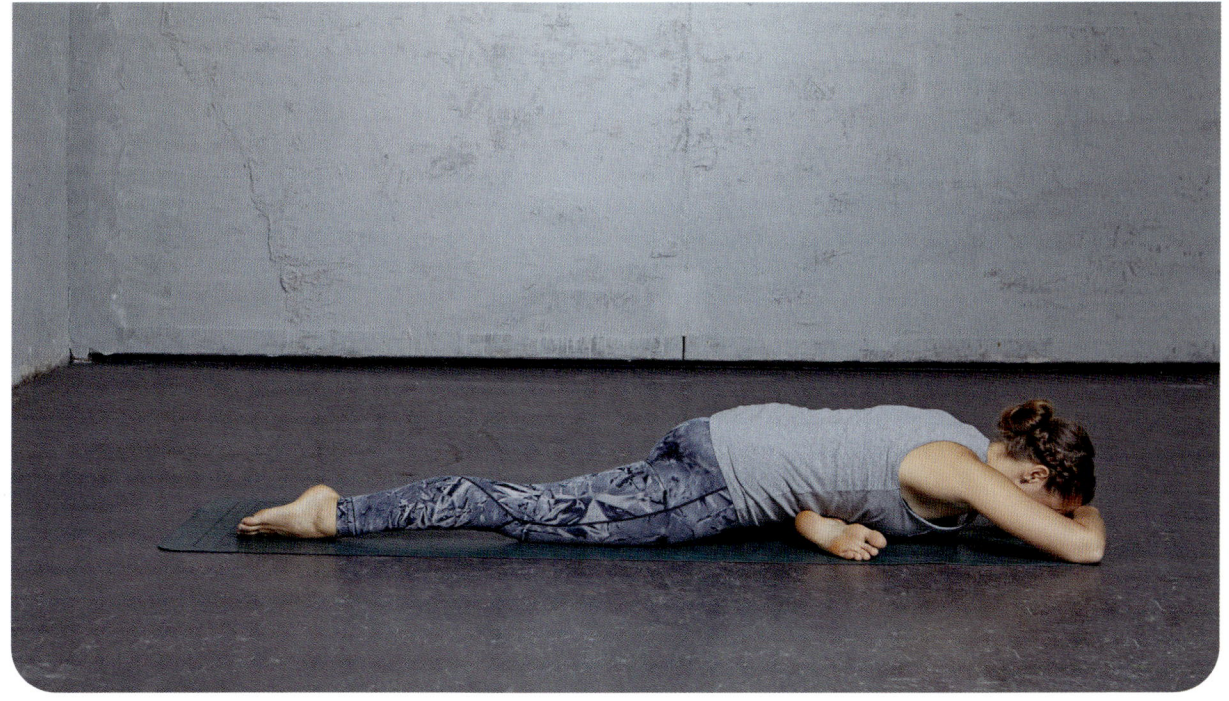

Hand-zum-Fuß-Position

In dieser Vorbeuge kannst du noch aktiver arbeiten als in der stehenden Vorbeuge im Sonnengruß. Durch eine tiefe und gleichmäßige Atmung wird dein Rücken intensiver gedehnt. Vor allem werden aber deine Beinrückseiten gedehnt. Diese Übung ist also für alle Personen geeignet, die viel sitzen oder regelmäßig Laufsport betreiben.

1. Beginne in einer stehenden Vorbeuge. Deine Beine sind hüftbreit geöffnet. Umgreife deine großen Zehen mit Daumen, Zeige- und Mittelfinger. Falls das mit gestreckten Beinen nicht möglich ist, kannst du die Knie beugen. Achte aber darauf, dass die Knie nicht nach innen oder außen fallen.
2. Atme ein und strecke deinen Rücken halbhoch in die Länge, ohne deine Hände zu lösen. Atme aus und lass deine Ellenbogen nach außen gleiten. Dein Oberkörper zieht nach unten und du belastest den Vorfuß stärker als die Fersen. Strecke mit jeder weiteren Einatmung deine Wirbelsäule ganz lang, deine Kopfkrone strebt diagonal nach unten. Ziehe mit jeder weiteren Ausatmung den Bauchnabel zur Wirbelsäule, um Raum für eine tiefere Vorbeuge zu schaffen.
3. Wenn die Vorbeuge mit gestreckten Beinen sehr gut klappt, kannst du die Handflächen unter deinen Füßen platzieren (siehe unteres Bild). Deine Zehen sollten mit der Handgelenksfalte abschließen. Das Gewicht bleibt auf dem Vorfuß.

> **Vata**: In dieser Variation der Vorbeuge kannst du deinen Atem vertiefen und aktiv Entspannung finden.
>
> **Pitta**: Wenn du dich noch weiter herausfordern möchtest, kannst du dich auf Blöcke stellen.
>
> **Kapha**: Die Dehnung deiner gesamten Körperrückseite ist eine Wohltat für dich. Bleibe nur nicht zu lange in der Vorbeuge, um Schleimbildung in den oberen Atemwegen zu vermeiden.

Deine perfekten Herbstübungen

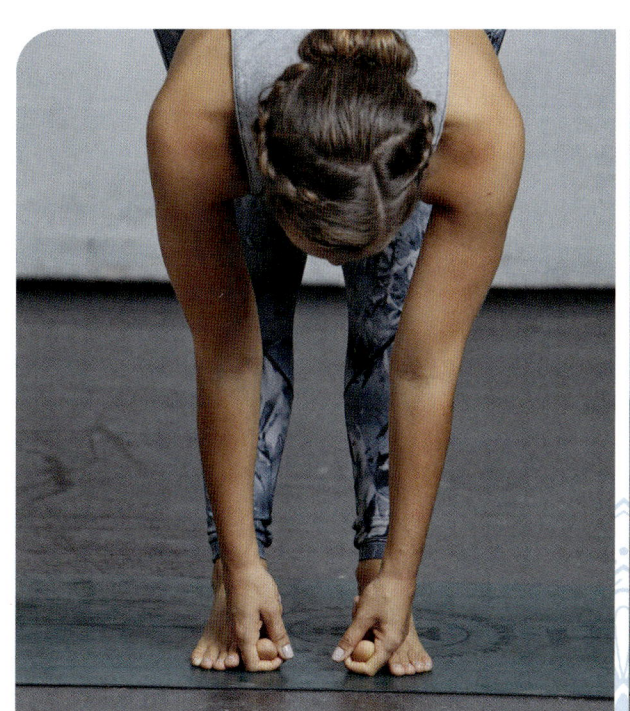
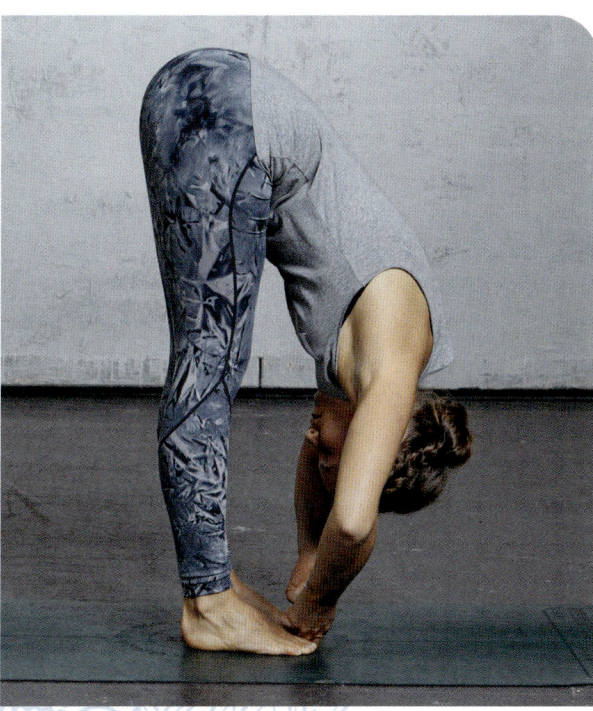
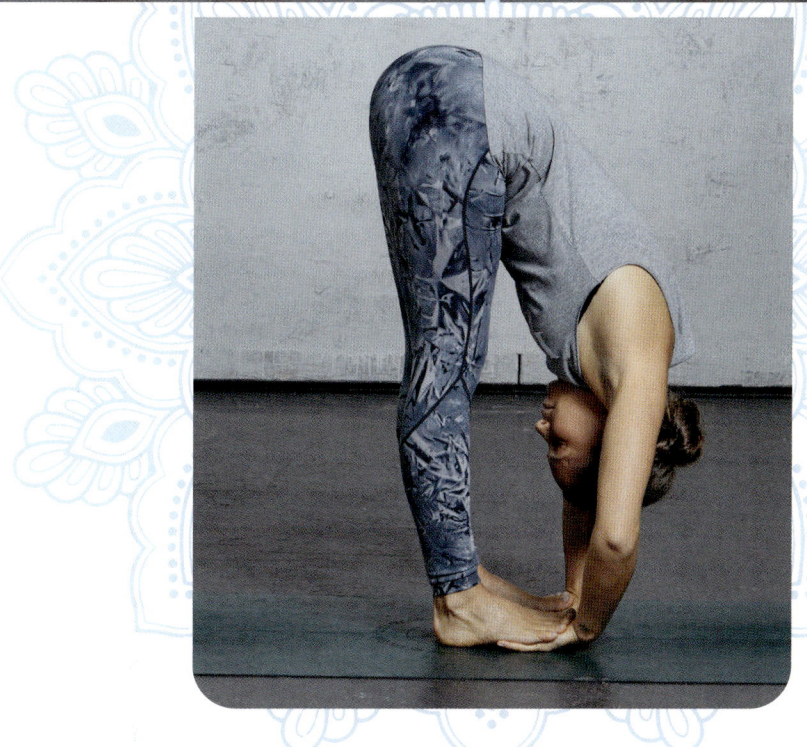

Dem Weisen Bharadvaja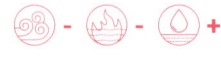

Bei diesem Asana kommt der Lotussitz zum Einsatz. Wenn du die Füße auf den gegenüberliegenden Oberschenkeln platzieren kannst, ohne Knieschmerzen zu bekommen, wirst du eine intensive Erdung erfahren. Du fühlst dich stark und stabil. Durch die leichte Drehung der Wirbelsäule werden deine Organe bei jedem Atemzug massiert und deine Verdauung reguliert. Durch die Öffnung der Hüften und der Aktivierung deiner Körpermitte kannst du in der kühlen Jahreszeit Wärme freisetzen. Wenn du Drehungen deiner Wirbelsäule durchführst, versuche, dich auf dein Brustbein zu konzentrieren. Du solltest die Schultern nicht rumreißen und auch den Kopf nicht komplett in die andere Richtung drehen. Damit verletzt du deine Brust- und Halswirbelsäule. Dein Brustbein gibt an, wie weit du dich drehst. Dein Kinn schaut die ganze Zeit in dieselbe Richtung wie dein Brustbein. Deine Schultern bleiben entspannt hinten unten und sind parallel zueinander.

1. Für die einfache Version nimm einen Block zu Hilfe. Setze dich aufrecht in den Schneidersitz, platziere den Block unter deinem rechten Knie und lege deinen rechten Fuß auf deinem linken Oberschenkel ab. Bist du sehr flexibel und hast keine Schmerzen in deinen Knien, kannst du den vollen Lotussitz ausprobieren. Lege hierfür beide Füße auf deinen Oberschenkeln ab. Lass deine Füße aktiv und versuche, die Zehen zu aktivieren.
2. Atme ein und richte deinen Oberkörper auf.
3. Drehe dich ausatmend zur linken Seite. Lege die rechte Hand auf dem linken Knie ab und stelle die linke Hand hinter dir auf. Atme in dieser Position mehrfach ein und aus.
4. Komme einatmend zurück zur Mitte und führe die Übung zur anderen Seite durch.

Deine perfekten Herbstübungen

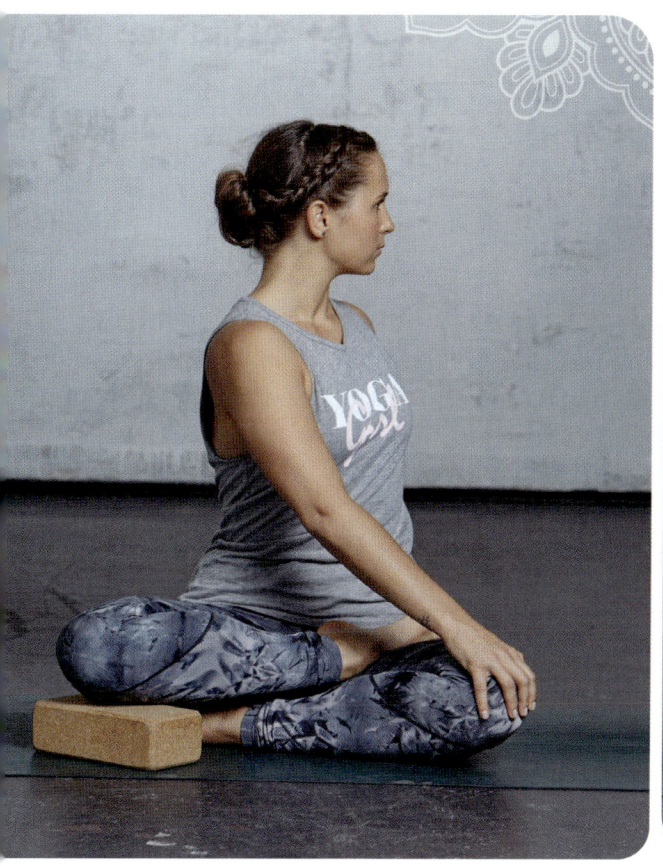
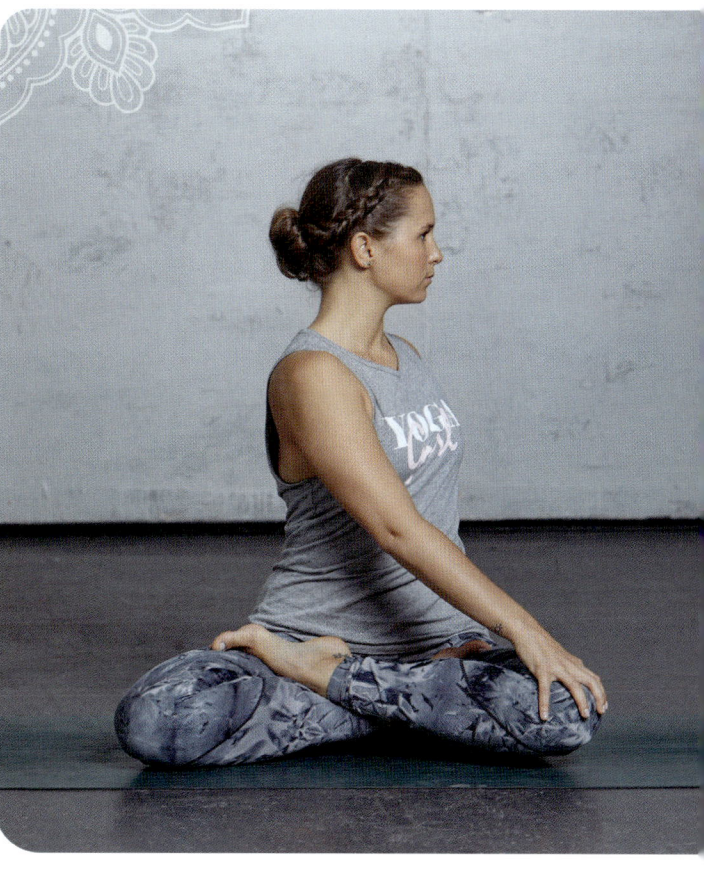

Vata: Für Vata-Typen sollte es kein Problem sein, in den vollen Lotussitz zu kommen. Schließe deine Augen, um noch mehr Ruhe zu finden.

Pitta: Die Hüftöffnung kann Emotionen lösen. Gehe ganz liebevoll und achtsam mit dir um.

Kapha: Der halbe Lotus kann trotz Block anstrengend für dich sein. Du kannst diese Stellung auch einfach in Sukhasana, dem Schneidersitz, durchführen.

Spagat

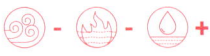

Hanumanasana, der Spagat, ist einfacher zu meistern als so manch andere Position. Genau genommen ist der Spagat eine Rückbeuge im Oberkörper. Dadurch werden die Brust und die vorderen Schultern gedehnt und der Rücken aktiviert. Die gesamte Körpermitte muss in dieser Stellung mitarbeiten. Die Beine werden sowohl gedehnt als auch gestärkt. Bleibe bei der Ausführung achtsam und respektiere die Grenzen deines Körpers. Es bringt rein gar nichts, wenn du in den Spagat kommst, dir dabei aber alle Bänder reißt.

1. Beginne nach einem ordentlichen Aufwärmprogramm in einem großen, tiefen Ausfallschritt. Die hinteren Zehen sind aufgestellt und der Winkel im vorderen Knie ist etwas größer als 90 Grad.
2. Lege einen Block unter dein vorderes Bein und wandere mit dem vorderen Fuß Stück für Stück nach vorn. Dein Oberkörper bleibt aufrecht. Wenn du das Gefühl hast, dass du das Bein ablegen kannst, strecke es aus und ziehe die Zehen zu dir. Beide Beine bleiben aktiv. Spanne die Oberschenkel an, um die Beinrückseiten vor Überdehnung zu schützen.
3. Wenn deine Hüftknochen parallel bleiben und du dich stabil genug fühlst, kannst du die Arme nach oben strecken und die Rückbeuge im Oberkörper vertiefen.

> **Vata:** Deiner Flexibilität sind keine Grenzen gesetzt? Dann probiere Variationen aus: Winkle zum Beispiel das hintere Bein an oder twiste den Oberkörper.
>
> **Pitta:** Diese Position ist sehr herausfordernd. Versuche, dich nicht zu überfordern, und ärgere dich nicht, wenn es bei anderen besser funktioniert.
>
> **Kapha:** Sei nicht enttäuscht, wenn du sehr lange dafür brauchst, dein vorderes Bein zu strecken. Dein Körper hat Stärken, die dir in anderen Asanas deutlicher zugutekommen.

Deine perfekten Herbstübungen

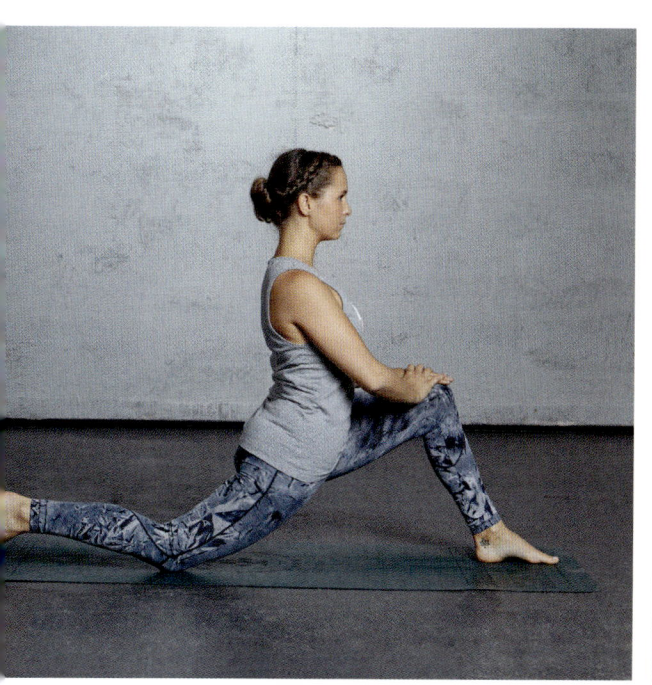

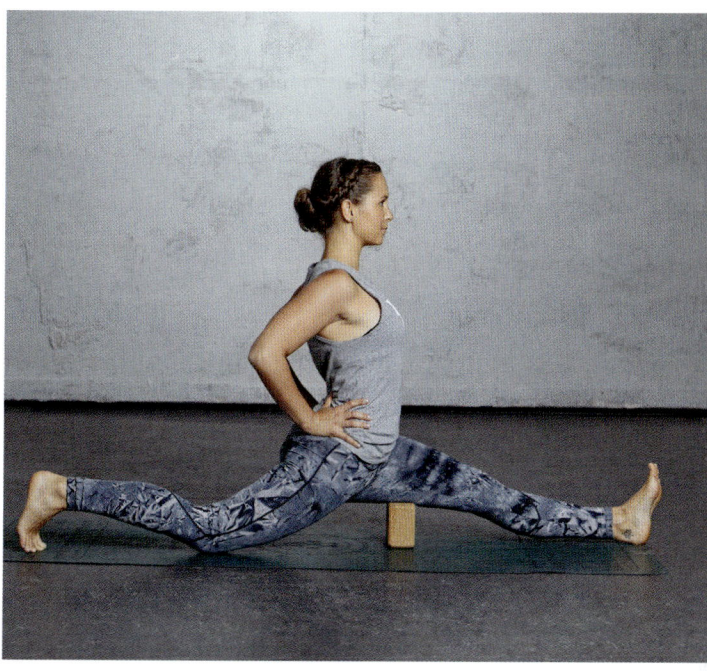

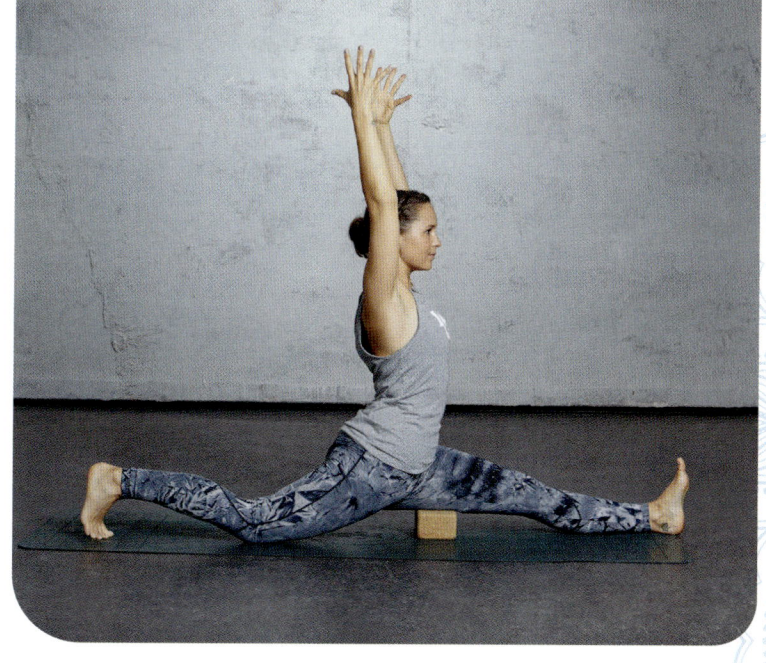

Kopfstand

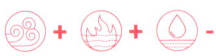

Im Herbst, einer von Luft geprägten Jahreszeit, kann es anfangs unangenehm sein, die Füße vom Boden zu nehmen. Doch der Kopfstand hilft dir, deine Sichtweise zu ändern. Zudem wirkt die Position erhitzend. Du stärkst Körper und Geist. Um den Kopfstand sicher durchzuführen, musst du kontrolliert bei dir bleiben und darfst dich nicht von Angst oder anderen Gedanken ablenken lassen.

1. Starte im Vierfüßlerstand. Platziere die Knie unter den Hüften, die Zehen bleiben aufgestellt. Bringe die Unterarme zur Matte und greife die gegenüberliegenden Ellenbogen. In diesem Abstand sollten die Ellenbogen voneinander entfernt sein. Bringe deine Unterarme wie in einem Dreieck nach vorn und verschränke die Finger ineinander. Lege den Hinterkopf in deine Hände.
2. Bringe mehr Gewicht auf die Unterarme und strecke langsam die Beine. Nähere dich in kleinen Trippelschritten mit deinen Füßen deinem Kopf, bis dein Becken annähernd über deinen Schultern ist.
3. Hebe zuerst eine Ferse Richtung Gesäß. Wenn du stabil bist, löse die zweite Ferse. Wenn du sehr viel Kraft in der Körpermitte besitzt, kannst du beide Beine gleichzeitig nach oben bringen.
4. Strecke langsam beide Beine nach oben. Aktiviere die Beine und presse sie ineinander. Das verleiht dir mehr Stabilität. Versuche, so viel Gewicht wie möglich auf deinen Unterarmen zu tragen und so wenig wie möglich auf deinem Kopf.

> **Vata**: Wenn du sehr unruhig bist, würde ich auf den Kopfstand verzichten. Die Verletzungsgefahr ist zu groß.
>
> **Pitta**: Überschätze dich nicht, sonst verletzt du die Halswirbelsäule.
>
> **Kapha**: Als starker Kapha-Typ hast du sowohl mental als auch körperlich die Kraft, um lange im Kopfstand zu verweilen.

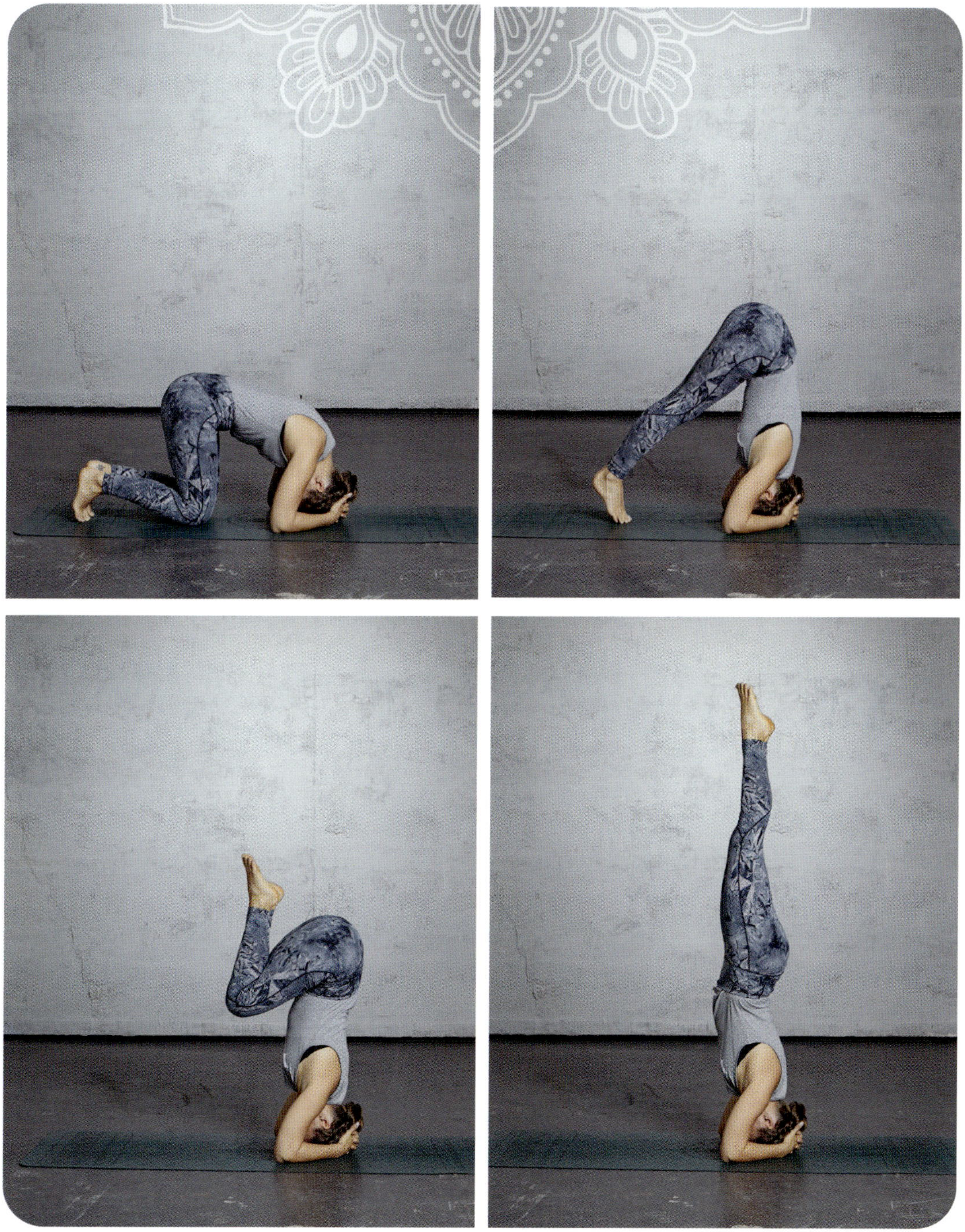

Deine perfekten Herbstübungen

Vata: Dein Flow für den Herbst

Herbstzeit ist Vata-Zeit. Deine Praxis sollte jetzt besonders erdend sein. Der folgende Yin-Yoga-Flow bringt dich ins Gleichgewicht und schenkt dir Ruhe und Entspannung. Fühlst du dich gestresst und nicht in Balance? Fehlt es dir an Konzentration? Dann mach alternativ zur Bienenatmung die Wechselatmung aus dem nächsten Kapitel. Dieses Pranayama bringt dich wieder komplett in deine innere Mitte!

Schwachstellen: starke Flexibilität, instabile Gelenke
Stärken: Drang zu Bewegung, mentale Offenheit für spirituelle Praxis

Meditation im Sitzen oder Liegen Seite 179	**Herbst-Pranayama** Seite 183	**Sitzende Seitbeuge** Seite 68
15 Minuten	5–10 Wiederholungen Alternativ: Wechselatmung (Seite 223)	3 Minuten pro Seite
Dem Weisen Bharadvaja Seite 194	**Kindposition** Seite 80	**Schmetterling** Seite 82
5 Minuten pro Seite	10 Minuten	10 Minuten

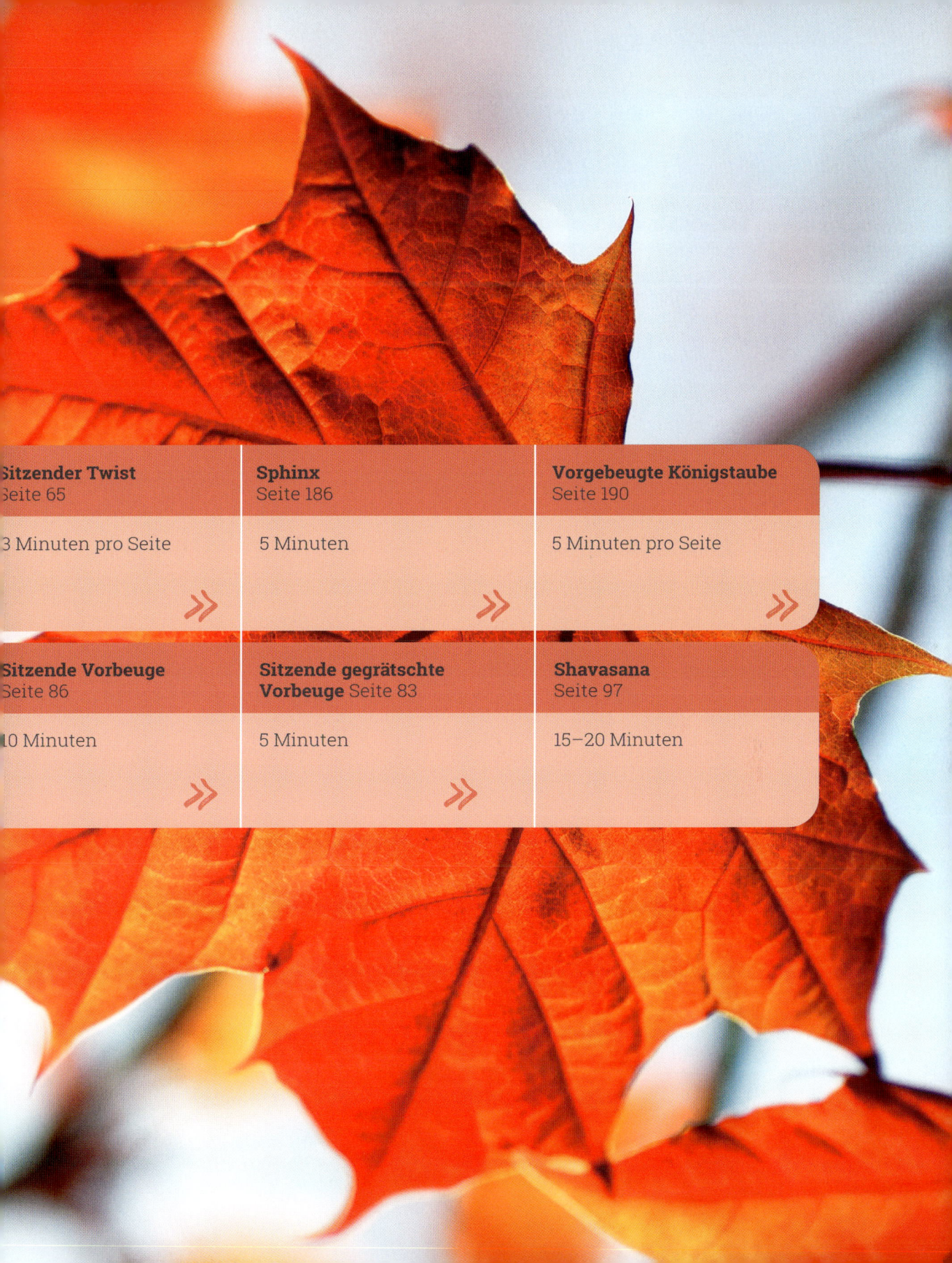

Sitzender Twist Seite 65	**Sphinx** Seite 186	**Vorgebeugte Königstaube** Seite 190
3 Minuten pro Seite »	5 Minuten »	5 Minuten pro Seite »
Sitzende Vorbeuge Seite 86	**Sitzende gegrätschte Vorbeuge** Seite 83	**Shavasana** Seite 97
10 Minuten »	5 Minuten »	15–20 Minuten

Pitta: Dein Flow für den Herbst

Der Einfluss von Vata bringt dir die größte Flexibilität des Jahres. Zusätzlich schafft der Herbst einen offenen Geist, was dir hilft, einen neuen Blickwinkel auf bestimmte Situationen oder Konflikte einzunehmen. Die Meditation fällt dir jetzt besonders leicht.

Schwachstellen: vermehrte Instabilität in den Gelenken
Stärken: steigende Flexibilität, mentale Offenheit für spirituelle Praxis

Meditation im Sitzen Seite 179	**Herbst-Pranayama** Seite 183	**Schulterdehnung** Seite 58
15 Minuten	5–10 Wiederholungen	3–4 Atemzüge pro Seite
Ausfallschritt Seite 152	**Pyramide** Seite 151	**Sonnengruß A** Seite 72
4 Atemzüge Rechts, tiefe Variante	6 Atemzüge Rechts	2 Wiederholungen Im herabschauenden Hund enden
Hand-zum-Fuß-Position Seite 192	**Yogi-Squat** Seite 155	**Sonnengruß A** Seite 72
10 Atemzüge	10–15 Atemzüge	1 Wiederholung Im herabschauenden Hund enden
Kindposition Seite 80	**Frosch** Seite 81	**Sitzende gegrätschte Vorbeuge** Seite 83
5 Atemzüge	10–15 Atemzüge	10–15 Atemzüge

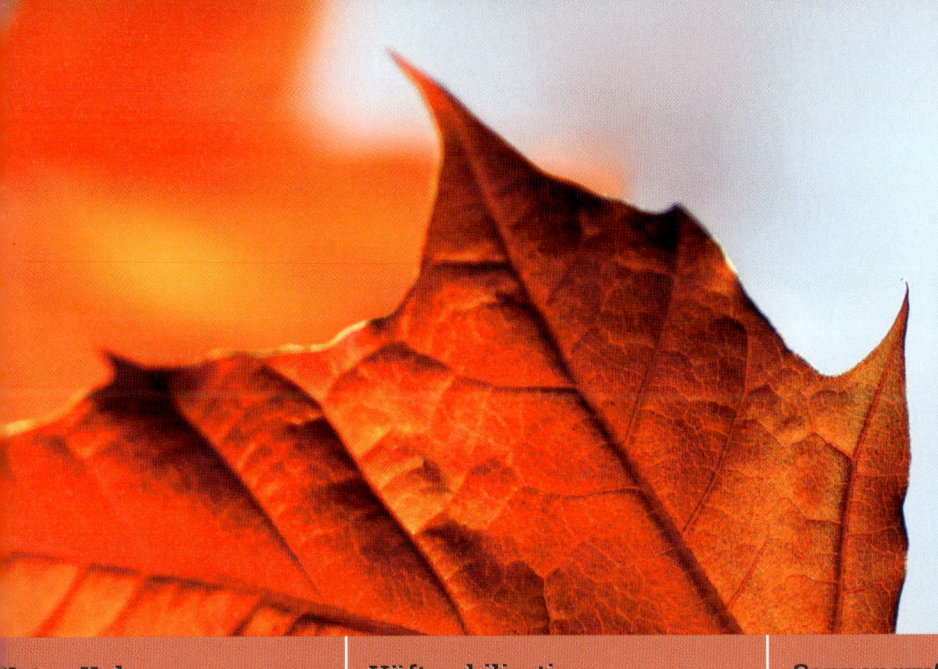

Katze-Kuh Seite 54	**Hüftmobilisation** Seite 66	**Sonnengruß A** Seite 72
6 Atemzüge	5 Atemzüge pro Seite	4 Wiederholungen Im herabschauenden Hund enden
Ausfallschritt Seite 152	**Pyramide** Seite 151	**Sonnengruß A** Seite 72
4 Atemzüge Links, tiefe Variante	6 Atemzüge Links	2 Wiederholungen In der ganzen Vorbeuge enden
Vorgebeugte Königstaube Seite 190	**Herabschauender Hund** Seite 73, Schritt 9	**Spagat** Seite 196
5–10 Atemzüge pro Seite	Zum Übergang	5–10 Atemzüge pro Seite
Kopf-zum-Knie-Stellung Seite 84	**Liegende Drehung** Seite 92	**Shavasana** Seite 97
10–15 Atemzüge pro Seite	10–15 Atemzüge pro Seite	10 Minuten

Kapha: Dein Flow für den Herbst

Als Kapha-Typ profitierst du im Herbst von einem gesteigerten Antrieb und großer Flexibilität. Jetzt ist genau die Jahreszeit für neue Aktivitäten. Mit diesem dynamischen Flow kannst du an deinem ganzen Körper arbeiten.

Schwachstellen: Körpermasse
Stärken: größte Flexibilität, weiterhin große Muskelkraft

Meditation im Sitzen Seite 179	Herbst-Pranayama Seite 183	Schulterdehnung Seite 58
10 Minuten	5 Wiederholungen	3–4 Atemzüge pro Seite
Zehendehnung Seite 70	**Sonnengruß A** Seite 72	**Sonnengruß B** Seite 76
10 Atemzüge	4 Wiederholungen	4 Wiederholungen Im herabschauenden Hund enden
Sonnengruß A Seite 72	**Sphinx** Seite 186	**Sonnengruß A** Seite 72
2 Wiederholungen In der kleinen Kobra enden	10 Atemzüge	2 Wiederholungen In der kleinen Kobra enden
Sonnengruß B Seite 76	**Kopfstand** Seite 198	**Kindposition** Seite 80
2 Wiederholungen Im herabschauenden Hund enden	10 Atemzüge	5 Atemzüge

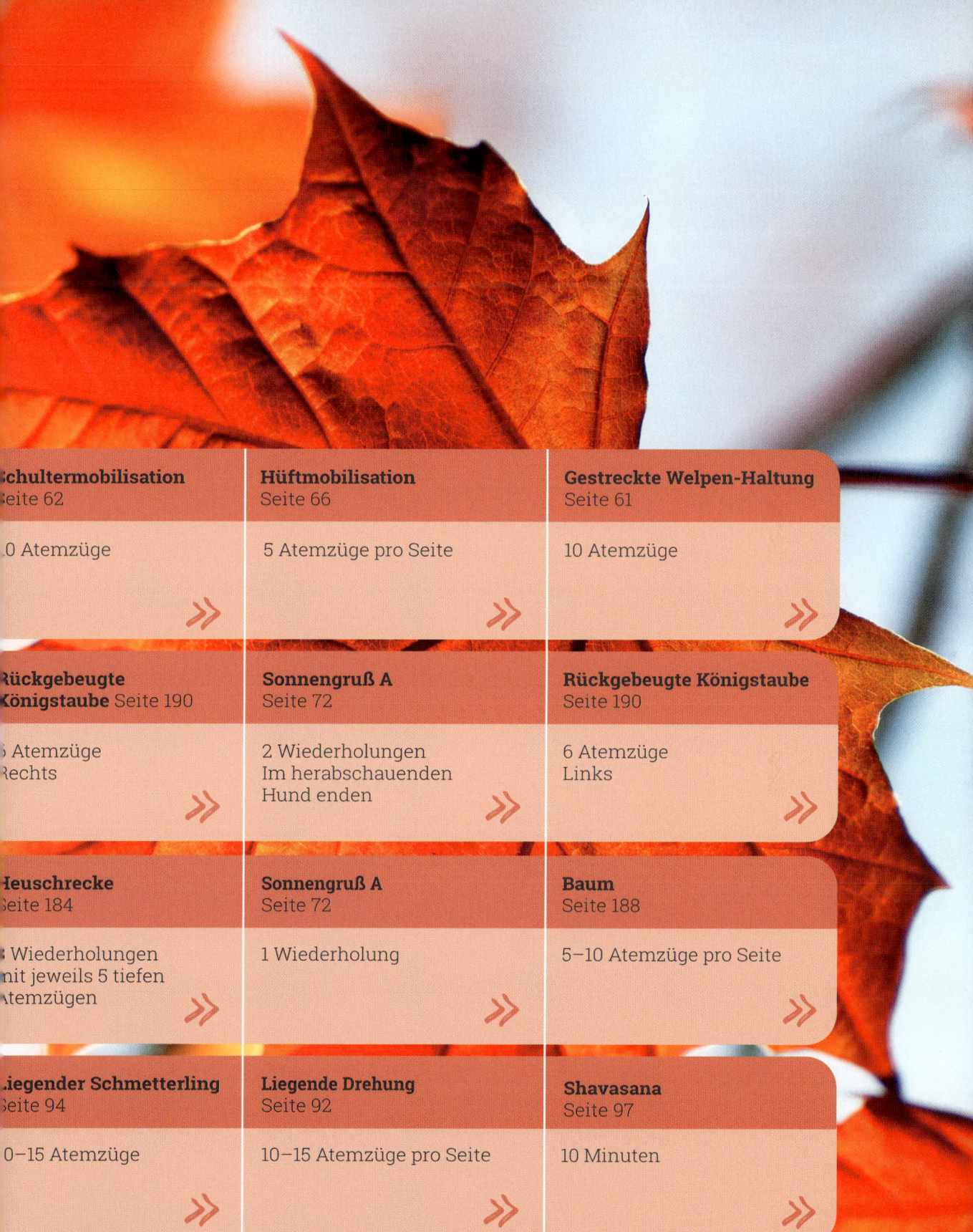

Schultermobilisation Seite 62	**Hüftmobilisation** Seite 66	**Gestreckte Welpen-Haltung** Seite 61
10 Atemzüge	5 Atemzüge pro Seite	10 Atemzüge

Rückgebeugte Königstaube Seite 190	**Sonnengruß A** Seite 72	**Rückgebeugte Königstaube** Seite 190
6 Atemzüge Rechts	2 Wiederholungen Im herabschauenden Hund enden	6 Atemzüge Links

Heuschrecke Seite 184	**Sonnengruß A** Seite 72	**Baum** Seite 188
3 Wiederholungen mit jeweils 5 tiefen Atemzügen	1 Wiederholung	5–10 Atemzüge pro Seite

Liegender Schmetterling Seite 94	**Liegende Drehung** Seite 92	**Shavasana** Seite 97
10–15 Atemzüge	10–15 Atemzüge pro Seite	10 Minuten

Mein Herbst – meine Erfolgserlebnisse

Diese Routinen habe ich in meinen Alltag integriert

....

....

....

....

....

Diese Essgewohnheiten haben mir besonders gutgetan

....

....

....

....

....

Für diese Erkenntnis bin ich besonders dankbar

....
....
....
....
....
....

Das nehme ich mit ins nächste Kapitel und möchte ich weiterhin anwenden

....
....
....
....
....

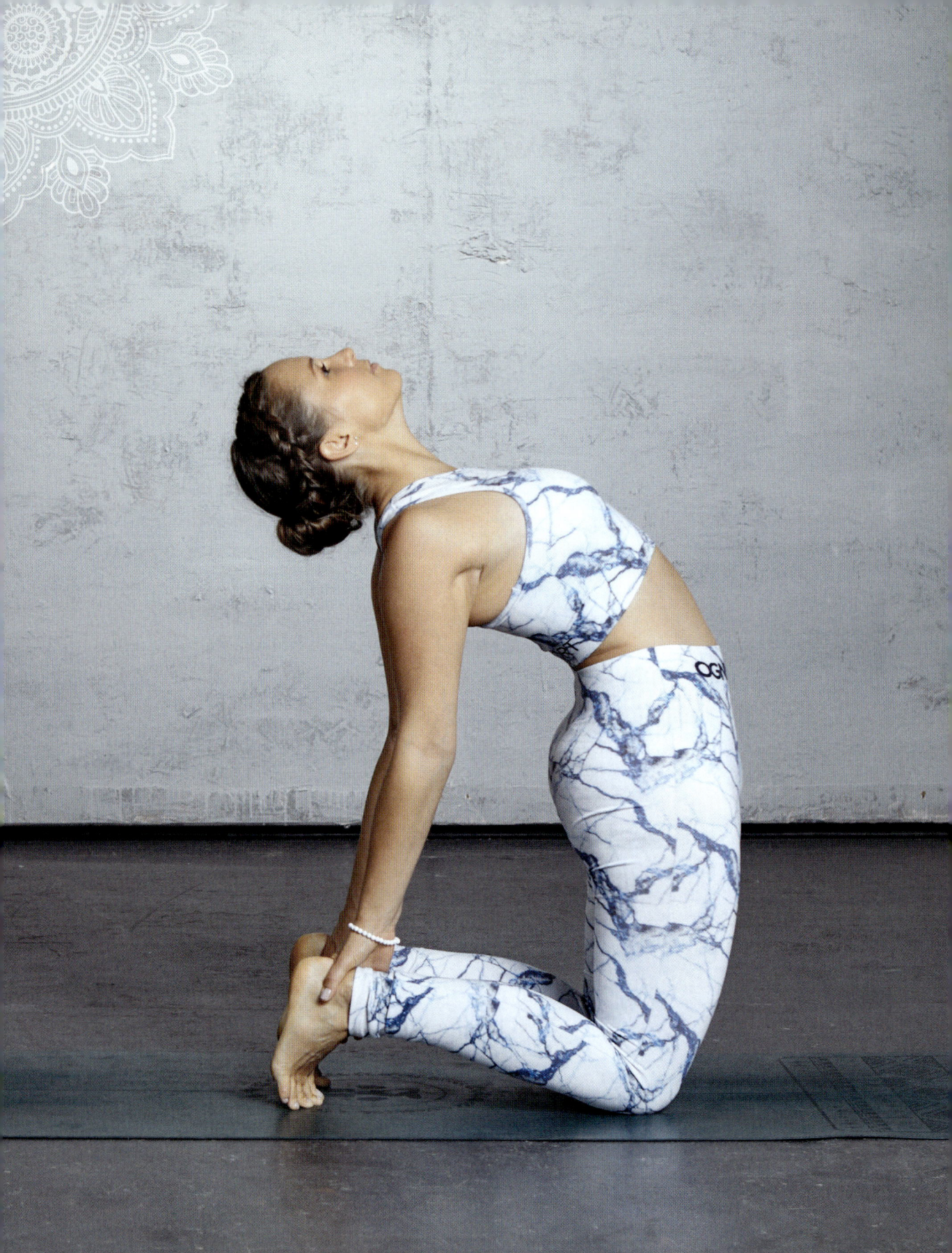

6

Winterzeit

Entspannt das Jahr beenden

Angekommen in der letzten Jahreszeit. Was auch immer in deinem Jahr passiert ist, jetzt ist die Zeit, in der du noch einmal so richtig zur Ruhe kommen kannst. Angesichts des typischen Weihnachtsstresses zwischen Weihnachtsfeiern, Geschenkeinkäufen und Weihnachtsmarktmarathon sind die ayurvedischen Tipps aus diesem Kapitel umso wichtiger. Nutze die Winterzeit, um trotz Weihnachtsplätzchen und Lebkuchen gesund und in Balance zu bleiben.

Zur Ruhe kommen

Im Winter kehrt Ruhe ein. Die Bäume zeigen ihre kargen Äste und die Böden sind mit Laub oder Schnee bedeckt. Auch dein Körper und dein Geist brauchen in dieser kalten Jahreszeit mehr Ruhe als sonst. Wir neigen dazu, uns bei dunklem Regenwetter zu Hause unter der Decke zu verkriechen, anstatt uns durch Aktivität unser Wohlbefinden zurückzuholen. Der Winter ist genau wie der Frühling eine Zeit, die durch das Kapha-Dosha geprägt ist. Wir machen alles etwas langsamer und genießen die besinnliche Zeit – am liebsten mit Süßigkeiten und Glühwein. Trotzdem ist der Einfluss von Vata noch bis zur Mitte des Winters vorhanden. Tatsächlich ist dein Agni, also dein Verdauungsfeuer, in dieser Zeit besser denn je. Dadurch darfst du dir so manches erlauben. Vor allem, wenn du gesund und ausbalanciert bist, ist der Winter eine pure Genusszeit, in der man es sich gut gehen lassen sollte. Dabei ist es aber auch wichtig, einen Ausgleich zu finden, denn leider sind es genau die süßen Lebensmittel, die Kapha-Störungen wie schleimbildende Atemwegsinfekte verursachen können.

Vata

Hast du einen hohen Vata-Anteil in deiner Konstitution? Dann wirst du den Winter lieben. Nach dem luftigen Herbst kannst du jetzt zur Ruhe kommen. Die besinnliche Zeit mit Familie und Freunden wärmt dein Herz und bringt dir ein Gefühl von Liebe und Vertrauen. Süße Lebensmittel bringen dich genauso ins Gleichgewicht wie das richtige Maß an Bewegung. Um auch ohne Stress ins neue Jahr zu starten, solltest du die von Kapha und Vata geprägte Jahreszeit als Auszeit für dich selbst sehen. Im Yoga brauchst du nicht mehr nur auf Erdung und Stabilität zu setzen, weil diese Qualitäten schon durch die Jahreszeit auf dich einwirken. Du darfst wieder mehr fließende, kraftvollere Bewegungen einbauen, die helfen, Wärme zu erzeugen. Deine Gelenke und Muskeln neigen jetzt zu mehr Steifheit. Mit einem etwas längeren, intensiveren Warm-up kannst du deine volle Flexibilität erreichen. Im Vergleich zum Herbst dreht sich dein Gedankenkarussell im Winter langsamer. Die Meditation fällt dir dadurch vielleicht leichter und deine Konzentration steigt wieder. Nutze das in deiner Yogapraxis, um neue Kraft für einen entspannten Start in das neue Jahr zu sammeln.

Pitta

Der Winter ist für Pitta-Typen nach dem Herbst ideal, um wieder komplett ins Gleichgewicht zu kommen. Die über den Sommer angesammelte Hitze kann endlich weichen. Du solltest seltener kühlende Lebensmittel zu dir nehmen, um dein inneres Feuer nicht zu stark zu reduzieren. Wichtig ist, dir Zeit und Raum für Entspannung zu geben. So ein Jahr kann ganz schön anstrengend sein. Versuche, den Sprint der letzten Monate in einen Winterspaziergang zu verwandeln. Der Kapha-Einfluss kann in deinem Körper zu stärkeren Wassereinlagerungen führen, die dich träge machen. Wenn du also im sportlichen Bereich deine Ziele nicht mehr sofort erreichst, versuche, liebevoll mit dir umzugehen. Erlaube dir Fehler und akzeptiere die Grenzen deines Körpers. In der kühlen Umgebung darf die Yogasequenz auch für dich etwas erhitzender sein.

Kapha

Für Kapha-Menschen ist der Winter eine wunderbare Zeit. Wenn du im Gleichgewicht bist, fühlst du dich in jeder Situation wohl. Deine Verdauung und dein Stoffwechsel sind dank des starken Verdauungsfeuers ausgezeichnet. Achte aber trotzdem darauf, in jeder Hinsicht Kapha-reduzierend zu leben. Es tut dir gut, ein bisschen Trägheit und Schwere zu verlieren. Denn im Endeffekt neigst du trotz deines guten Immunsystems dazu, dass sich Schleim und andere Flüssigkeiten in dir ansammeln. Wassereinlagerungen in den Beinen, Gewichtszunahme oder Atemwegserkrankungen sind dann oft Probleme, gegen die du kämpfen musst. In den nächsten Abschnitten lernst du, auf was du achten solltest. Du kannst dich auch zusätzlich an die Empfehlungen des Frühlingskapitels halten. Mit deiner Yogapraxis kämpfst du jetzt gegen Steifheit und Müdigkeit an. Ein intensives Warm-up hilft, Flexibilität in Gelenke und Muskeln zu bringen.

Deine Routinen wintertauglich gestalten

Der Kapha-Einfluss bringt die morgendliche Trägheit zurück. Für Vata-Menschen kann das nach einem anstrengenden Hoch im Herbst eine Wohltat sein. Wenn du einen großen Vata-Anteil in deiner Konstitution hast, neigst du dazu, ein schlechteres Immunsystem zu haben. Im Herbstkapitel hast du bereits verschiedene reinigende Verfahren kennengelernt. Um dich im Winter vor den typischen Erkältungskrankheiten zu schützen, kannst du diese morgendlichen Reinigungsroutinen beibehalten. Als Vata-Typ gibt es für dich mehrere Zeitfenster, in denen du deine Asanas praktizieren kannst. Kapha trägt im Winter zu Schwere, aber auch zu Stabilität bei. Wenn du sehr gestresst bist, dich viele Gedanken quälen oder du nicht gut schlafen kannst, kannst du die abendliche Kapha-Zeit für eine langsame, erdende Praxis nutzen. Fühlst du dich morgens nach dem Aufstehen müde und steif? Dann solltest du entweder in der Vata-Zeit, also vor sechs Uhr morgens, aufstehen, oder eine intensive, anregende Praxis in der morgendlichen Kapha-Zeit durchführen. Diese muss nicht besonders kreativ sein. Manchmal reichen zehn Sonnengrüße, um deinen Kreislauf in Schwung zu bringen und deinem Körper Flexibilität zu verleihen.

Dein Feuer findet in den Wintermonaten eine kleine Abkühlung. Wenn du viel Pitta in deiner Konstitution hast, kannst du das Jahresende zur Regeneration nutzen. Du kannst neue Pläne schmieden und ihnen gleichzeitig die nötige Struktur verleihen. Das Immunsystem eines starken Pitta-Typs ist deutlich besser als das eines Vata-Typs, dennoch solltest du auf dich achten und dir Ruhe gönnen. Wenn du zu wenig schläfst oder zu viel Stress hast, kann aus einer Erkältung schnell eine Mandelentzündung werden. Die ideale Tageszeit für deinen Flow hängt wie bei Vata-Menschen von deinem Gemütszustand ab. Im Herbst hast du durch den Einfluss der Elemente Luft und Leere einen leichteren Zugang zur Meditation und Asana-Praxis gefunden, hast erfahren, dass Yoga mehr ist als ein reines Workout, und gelernt, dass du dich zurücknehmen darfst. Nutze den Winter, um dich für das neue Jahr zu wappnen und in Balance zu kommen. Die kalte Luft kühlt dein Feuer ordentlich ab, sodass deine Yogapraxis jetzt wieder etwas intensiver sein darf. Wenn du dich jedoch gestresst fühlst, wenn du Ärger oder Wut verspürst, dann übe dich erneut in einer sanften, erdenden Praxis.

Das Immunsystem eines starken Kapha-Typs ist meist sehr gut. Im Winter können Verschleimungen zunehmen. Um Erkältungen vorzubeugen, ist es für dich wichtig, die reinigende Morgenroutine beizubehalten. Wir neigen in der dunklen Jahreszeit dazu, länger zu schlafen. Als Kapha-Typ neigst du aber sowieso schon dazu, zu viel zu schlafen. Um Trägheit und Schwere im Winter zu reduzieren, solltest du vor sechs Uhr aufstehen und auch deine Yogapraxis in den Morgenstunden durchführen. Das lässt dich energiegeladen und topfit in den Tag starten. Eine intensive abendliche Praxis könnte dazu führen, dass du nicht gut schlafen kannst. Deshalb rate ich davon ab.

Die richtige Atmosphäre schaffen

Wenn ich aufs Meer blicke, spüre ich jedes Mal etwas Warmes in meinem Herzen. Dieses warme Gefühl trägt mich durch meinen Tag. Es hilft mir, mit allem, was kommt, umzugehen. Die Emotion, von der ich spreche, ist Freude. Freude ist wie ein starker Magnet. Ein Magnet, der nicht nur dir ein gutes Gefühl verleiht, sondern auch den Menschen um dich herum. Durch Freude kannst du dich sozusagen von innen wärmen.

Es gibt viele Wege, wie du Freude in dein Leben bringen kannst. Wichtig ist, dass Glück, Liebe und Vertrauen ihren Ursprung in dir haben. Du musst bereit sein, deine eigenen Schwingungen den Schwingungen von Freude anzupassen. Wie einen kleinen Samen kannst du deine innere Freude jeden Tag gießen und pflegen, bis daraus eine wunderschöne Pflanze wird. Wenn du das schaffst, wirst du viel Freude geben und viel Freude empfangen.

Du darfst dir im Winter ausgiebig Zeit für dich selbst nehmen. Bringe dich in Balance. Frage dich jeden Tag, was du tun kannst, um Freude in dein Leben zu bringen. Vielleicht ist es ein gutes Buch oder einfach der Duft eines Räucherstäbchens am Abend, vielleicht ein Dankbarkeitstagebuch zur Erinnerung an all die wundervollen Erfahrungen, Menschen und Dinge in deinem Leben. Achte im Winter aber auch darauf, dich nicht abzuschotten, sondern Menschen zu treffen, die dir wichtig sind. Durch die gemütliche Besinnlichkeit mit Freunden und Familie am Jahresende bringst du Wärme und Zufriedenheit in dein Leben.

Deine Ernährung wintertauglich gestalten

Um deinen Körper in der kalten Jahreszeit perfekt zu unterstützen, solltest du vor allem wärmende Mahlzeiten zu dir nehmen. Im Winter ist dein Agni, dein Verdauungsfeuer, am größten. Du verträgst also auch etwas schwerere Mahlzeiten ziemlich gut. Selbst mit viel Kapha in deiner Konstitution darfst du dich jetzt Nahrungsmitteln annähern, die dir im Sommer nicht so gut bekommen sind. Du musst dein Agni in dieser Zeit nicht extra mit Ingwer oder ähnlichen Gewürzen anfeuern. Dennoch ist Ingwer im Winter keine schlechte Idee. Er gibt dir innere Wärme und kann deshalb zum Beispiel in dein Frühstück oder Mittagessen integriert werden. Andere wärmende Gewürze sind Zimt, Bockshornklee und Kurkuma. In dir schlummert ein großer Vata-Anteil? Dann probiere eine goldene Milch, um deine Energiespeicher am Nachmittag wieder aufzufüllen.

Goldene Milch

Ich trinke auch morgens gerne eine warme goldene Milch, um geerdet in den Tag zu starten. Deshalb möchte ich mein Rezept mit dir teilen:

- 300 ml Pflanzenmilch (z. B. Hafermilch)
- 1 TL Kurkuma
- ½ TL Ingwer
- ½ TL Zimt
- ¼ TL Kardamom
- 1 Prise schwarzer Pfeffer

Erhitze die Milch zusammen mit den Gewürzen in einem Topf. Nach ein paar Minuten kannst du deine goldene Milch genießen.

Deine Ernährung wintertauglich gestalten

Neben dem Ausgleich von Kapha zur Reduktion von Trägheit und Schleim ist es im Winter wichtig, auch Vata auszugleichen. Der Vata-Einfluss im Herbst kann dir noch etwas nachhängen, vor allem an Tagen, an denen es stürmisch und eiskalt ist. Mit wärmenden Tees und Speisen sowie Massagen mit Sesamöl bringst du dich selbst wieder in Balance und kannst den Winter ohne Krankheit genießen.

Wenn du viel Vata oder Pitta hast, darfst du im Winter ein wärmendes Frühstück zu dir nehmen. Du solltest immer darauf achten, achtsam zu essen. Lass dich nicht ablenken, sondern gib deinem Körper die Chance, dein Essen mit allen Sinnen zu verarbeiten. Rieche, sieh und schmecke dein Essen in jeder einzelnen Nuance. Setze deinen Tastsinn ein und spüre, wie schwer dein Besteck ist, wenn du es mit Essen füllst. Das Essen darf gerne warm und süß sein – natürlich nicht in Form von industriellem Zucker, sondern durch süße Gemüsesorten. Hast du ein dominantes Kapha, kann die Geschmacksrichtung süß dieses noch erhöhen. Dem solltest du mit bitteren und herben Nahrungsmitteln entgegenwirken. Horche in deinen Körper. Fühlst du dich müde? Fühlst du dich steif? Dann lege beispielsweise einen Suppen-Fastentag ein.

Im Außen ist Kapha erhöht. Mit einem starken Kapha-Anteil in deiner Konstitution bedeutet das, dass du gegebenenfalls auf dein Frühstück verzichten kannst. Wenn du fit und voller Energie bist, ist der Winter die beste Zeit, um warm zu frühstücken.

Aus eigener Erfahrung weiß ich, dass es anfangs komisch ist, alle Mahlzeiten warm zu sich zu nehmen. Früher gab es bei uns zum Frühstück typischerweise Brot oder Müsli und zum Abendessen war oft die gute alte Brotzeit angesagt. Auch meine Ayurveda-Kunden haben oft Widerstände gegen drei warme Mahlzeiten. Meist ist es der kleine Kalorienteufel im Kopf, der einem vermittelt, man habe zu viel gegessen, weil man warm gegessen hat. Tatsächlich stärkt eine warme Mahlzeit deinen Körper von innen, unterstützt deine Verdauung und damit die Nährstoffaufnahme und befriedigt dich länger. Probiere es einfach aus: morgens, mittags und abends warm. Du wirst sehen, wie gut dir das bekommt und wie viel weniger Hunger du verspürst. Eintöpfe mit regionalem und saisonalem Gemüse sind jetzt genau das richtige Abendessen, um deinen Körper bei seiner nächtlichen Regeneration zu unterstützen und mit viel Energie in den neuen Tag zu starten.

Deine perfekten Winterübungen

Wenn ich an den Winter denke, denke ich immer an Ruhe und Besinnlichkeit. Ich denke aber auch an Kälte, Weihnachtsstress und Dunkelheit. Deine Yogapraxis sollte dich in Balance bringen und dir Wärme schenken. Alle Asanas, die innere Wärme erzeugen und dafür sorgen, dein inneres Gleichgewicht wiederherzustellen, sind jetzt besonders geeignet. Durch die richtigen Übungen kannst du außerdem die Schleimbildung in den Atemwegen reduzieren und so Erkältungen vorbeugen. Mit einer intensiven, kraftvollen Yogapraxis erzeugst du Wärme und Leichtigkeit und reduzierst damit Kapha. Als Vata-Natur solltest du jedoch neben kraftvollen, dynamischen Flows auch ab und zu sanfte, statische Yin-Yoga-Stunden absolvieren. Es geht immer um die richtige Balance.

Asana-Gruppen

Wenn wir über erhitzende Asana-Gruppen sprechen, dann kommen wir an zwei Gruppen definitiv nicht vorbei. Das sind einerseits Umkehrhaltungen oder auch Armbalancen und andererseits Rückbeugen. Für Umkehrhaltungen wie Kopfstand oder Unterarmstand benötigst du eine Menge Kraft aus der Körpermitte. Aber auch alle anderen Muskelgruppen müssen mitarbeiten, wenn du sicher und stabil in diesen Positionen verweilen möchtest. Frauen sollten Umkehrhaltungen nicht während ihrer Regelblutung ausführen, da hierbei der Blutfluss umgekehrt wird, was zu vermehrten Schmerzen und einer stärkeren Blutung führen kann.

Auch Rückbeugen beanspruchen deine Körpermitte und erzeugen Hitze. Ohne Bauchkraft kannst du leicht deinen Rücken verletzen. Rückbeugen können dich nicht nur physisch, sondern auch psychisch zum Überkochen bringen. Deshalb bietet es sich an, diese Asanas nur zu praktizieren, wenn du nicht schon zu viel Hitze in dir hast. Wenn du dich stark gestresst fühlst, solltest du auf intensive Rückbeugen verzichten und dich eher Vorbeugen widmen. Ist deine Yogapraxis eher sanft gestaltet, kannst du mit Rückbeugen ein wenig Wärme erzeugen.

Auch Drehungen können Hitze erzeugen. Man unterscheidet zwischen intensiven und sanften Twists. Die intensiven Drehungen wärmen dich und aktivieren deinen Stoffwechsel. Die eher sanften Drehhaltungen wirken lösend auf deinen Körper und helfen, Verspannungen der Schulter- und Rückenmuskulatur zu reduzieren. Alle Drehungen sorgen für innere Stabilität, Ruhe und Klarheit und helfen dir, in der Winterzeit zu entspannen.

Auch durch Vorbeugen kommen Körper und Geist zur Ruhe. In der Kindposition wendest du dich zu dir selbst. Das bringt ein Gefühl von Ruhe und Geborgenheit. Vorbeugen können dich im Winter allerdings auch auskühlen. Wenn du dich sehr gestresst fühlst oder unter Schlafstörungen leidest, kannst du im Winter etwas länger in einer Vorbeuge verweilen. Lege dann aber eine Decke über dich. Ein weiterer Nachteil von Vorbeugen im Winter ist, dass sie laut Ayurveda Schleim produzieren und diesen in die oberen Atemwege transportieren. Sie erhöhen Kapha in deinem Körper, was vor allem im Winter und Frühjahr Atemwegsinfekten Vorschub leistet.

Stehende Asanas fördern die Durchblutung deiner Beine und Füße und können dich, richtig ausgeführt, aktivieren. Auch Balancen haben im Winter einen positiven Effekt auf dein Gemüt. Der winterliche Kapha-Einfluss bringt dir Ruhe und Gemütlichkeit. Balancen können deine Geduld weiter schulen, deinen Mut fördern und dir Stabilität verleihen. Wenn du also noch Reste des Vata-Herbstes in dir spürst, sind Balancen auch im Winter in Ordnung. Achte nur darauf, dabei nicht auszukühlen.

	Im Winter vermehrt ausführen	Im Winter seltener ausführen	Wirkungen auf Körper und Geist	Wirkungen auf die Doshas
Vorbeugen	Ja, wenn viel Stress besteht	Ja	Dehnung der Beinrückseiten und des Rückens Fördern Trägheit und Schwere Beruhigend, stressreduzierend, schlaffördernd, entspannend	Vata: reduzierend Pitta: reduzierend Kapha: erhöhend
Stehende Rückbeugen, liegende Rückbeugen in Rückenlage	Ja		Stärkung der Beine und Körpermitte Öffnung des Brustkorbs Dehnung deiner Schultern Energetisierend, belebend, erhitzend Fördern Offenheit	Vata: erhöhend Pitta: erhöhend Kapha: reduzierend
Liegende Rückbeugen in Bauchlage	Ja		Stärkung der Beine und Körpermitte Öffnung des Brustkorbs Dehnung deiner Schultern Energetisierend, belebend, erhitzend Fördern Offenheit Eher kühlende Wirkung	Vata: erhöhend Pitta: meist reduzierend Kapha: reduzierend
Drehungen	Ja		Erhöhen die Flexibilität deiner Wirbelsäule Lösen Verspannungen deines Rückens Verbessern die Entgiftung deiner inneren Organe Regen Agni an Reduzieren Stress, Ängste und Anspannung Schaffen innere Balance	Bringen alle Doshas in Balance

Deine perfekten Winterübungen

	Im Winter vermehrt ausführen	Im Winter seltener ausführen	Wirkungen auf Körper und Geist	Wirkungen auf die Doshas
Seitbeugen	Ja		Öffnen den Brustkorb und dehnen deine Flanken Verbessern die Atmung Aktivierend, belebend, stimmungsaufhellend	Vata: reduzierend Pitta: liegende/sitzende Seitbeuge reduzierend, stehende Seitbeuge erhöhend Kapha: reduzierend
Balancen	Ja		Fördern dein Gleichgewicht Bringen dich körperlich und geistig in Balance Stressabbau und Ruhe Förderung von Achtsamkeit und Konzentration	Bringen alle Doshas in Balance Kapha: zum Teil reduzierend
Stehende Asanas	Ja		Stärken meist den gesamten Körper Wirken erhitzend Stärken die Konzentration	Vata und Pitta: meist beruhigend Kapha: reduzierend
Umkehrhaltungen	Ja	Ja, aber nicht, wenn sehr viel Stress besteht, und nicht während der Menstruation	Aktivieren deinen gesamten Körper Entlasten dein Herz-Kreislauf-System und helfen bei Krampfadern Stimulieren Stoffwechsel und Verdauung Verbessern dein hormonelles Gleichgewicht Perspektivwechsel Beruhigend, ausgleichend	Vata: erhöhend Pitta: teils erhöhend, teils reduzierend Kapha: reduzierend

Wintermeditation

Der Winter bringt die nötige Ruhe, dir Zeit für dich selbst zu nehmen. Sowohl das Jahresende als auch der Start ins neue Jahr sind von Reflexion und guten Vorsätzen geprägt. Genau dafür kannst du auch die Meditation nutzen. Ich nehme dich mit auf eine Reise durch dein vergangenes Jahr und wir stärken gemeinsam deine Wünsche für das kommende Jahr. Wie wir das machen? Indem wir dich wieder mit deiner Intuition verbinden und deine Träume visualisieren. Das schaffst du besonders gut, wenn du während der Meditation dein drittes Auge (der Punkt zwischen den Augenbrauen) fixierst. Dein drittes Auge bildet die energetische Verbindung zwischen Seele und Geist. Medizinisch gesehen entsteht diese Energie durch ein Magnetfeld zwischen Hypophyse und Epiphyse. Diese beiden Drüsen in deinem Gehirn regeln den Großteil deiner hormonellen Prozesse und sind unter anderem für Schlafrhythmus und Entspannung zuständig. Sie gewährleisten unser Wohlbefinden und Gleichgewicht. Um im Winter nicht auszukühlen, kannst du dich auf eine Decke setzen und dir zusätzlich eine Decke überwerfen. Bist du bereit, dich wieder mit deiner Intuition zu verbinden? Auf meiner Website steht dir die Audiodatei zum Download zur Verfügung.

Finde einen aufrechten Sitz deiner Wahl und ziehe deine Schultern mit einer tiefen Einatmung langsam nach oben zu den Ohren. Lass sie ausatmend nach hinten unten sinken. Deine Wirbelsäule ist ganz lang und aufrecht und du schließt langsam deine Augen. Konzentriere dich auf den Punkt zwischen deinen Augenbrauen, dein drittes Auge.

Dein Atem fließt weiter ganz natürlich ein und aus.

Komme in Ruhe in dieser Position an, nimm dich in ihr wahr. Konzentriere dich weiterhin auf den Punkt zwischen deinen Augenbrauen. Wenn du Formen vor deinem inneren Auge erkennen kannst, lass sie kommen und gehen. Halte sie nicht fest. Spüre deine Auflagepunkte zum Boden und die Ruhe, die sich in deinem Körper ausbreitet. Lass deine Atmung immer tiefer in deinen Körper fließen.

Atme tief ein. Atme tief aus.

Gib dich komplett deinem tiefen Atem hin. Du sitzt hier, warm und entspannt. Spüre die Verbindung zu deinem dritten Auge. Du siehst, wie dort langsam ein weißgoldenes Licht entsteht. Spüre die Wärme, die Geborgenheit, die von diesem Licht ausgeht. Dieses wunderschöne Licht wird immer größer, bis es den gesamten Raum einnimmt. Du wirst eingehüllt von diesem wunderschönen, weißgoldenen Licht. Es umarmt dich mit Wärme und Geborgenheit.

Atme tief ein. Atme tief aus.

Ganz langsam siehst du kleine Bilder in diesem weißgoldenen Licht vor deinem inneren Auge auftauchen. Du siehst all deine Erfahrungen des vergangenen Jahres. Ganz langsam sieht du sie an dir vorbeiziehen. Spürst die Emotionen, die du mit diesen Erfahrungen verbindest. Du spürst Freude und Wärme. Freude und Dankbarkeit für all die Erfahrungen, die du in diesem Jahr machen durftest. Dankbarkeit für all die Menschen, die dieses Jahr für dich da waren. Dankbarkeit für all die Personen, für die du dieses Jahr da sein durftest. In dir breitet sich ein warmes Licht voller Dankbarkeit und Freude aus.

Atme tief ein. Atme tief aus.

Gehe nach und nach die einzelnen Erinnerungen durch. Spüre in sie hinein. Spüre, wie du dadurch wachsen durftest. Spüre, wie viel Liebe und Freude jetzt schon in deinem Leben ist. Wie Freude und Liebe in dir selbst entstehen.

Komme ganz langsam zurück zu dir. Sieh dich hier sitzen. Gemütlich und warm, von außen und von innen. Vor deinem inneren Auge leuchtet das weißgoldene Licht, dein Herz ist erfüllt von Freude und Dankbarkeit für alles in deinem Leben.

Langsam siehst du vor deinem inneren Auge, wie du aufstehst. Wie sich dein Körper in Richtung Zukunft bewegt. Du spürst, wie du dich mit Geduld und Vertrauen in Richtung des neuen Jahres bewegst. Du kannst die Wärme auf deiner Haut spüren. Das Vertrauen in deinem Herzen.

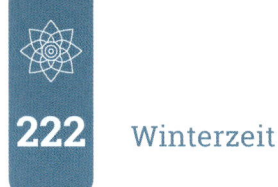

Winterzeit

Atme tief ein. Atme tief aus.

Vor deinem inneren Auge siehst du deine Wünsche und Träume für das nächste Jahr in einem wunderschönen weißgoldenen Licht erscheinen. Du siehst sie ganz klar vor dir. Du bist voller Vertrauen und Freude für das, was kommen wird. Auch wenn du vielleicht noch nicht weißt, wie du deine Wünsche erreichst, so weißt du doch, dass du es schaffen wirst. Stelle sie dir vor, so detailreich wie möglich. Sieh dich in deinen Träumen. Voller Vertrauen, voller Liebe, voller Wärme. Spüre erneut die tiefe Dankbarkeit für die Erfüllung deiner Träume. Wie sich diese Dankbarkeit in jeder einzelnen Zelle deines Körpers ausbreitet. Wie du von ihr ausgefüllt wirst. Gebe dich diesem Gefühl für einen Moment ganz in Ruhe hin. Lass dir Zeit, deine Träume zu spüren.

Atme tief ein. Atme tief aus.

Komme langsam zurück, lass deine Träume und Wünsche für das neue Jahr wieder im weißgoldenen Licht verschwinden. Du weißt: Sie sind da. Du weißt: Sie sind wahr. Du bedankst dich beim Universum dafür, dass die Erfüllung deiner Wünsche oder etwas noch Schöneres auf dich wartet. Du bedankst dich dafür, dass alles, was du dir erträumst, wahr wird. Lass dann, ganz langsam, das weißgoldene Licht kleiner werden. Was bleibt, sind Freue und Wärme. Liebe und Vertrauen. Komme langsam, in deinem Tempo, zurück auf die Matte.

Atme tief ein. Atme tief aus.

Öffne sanft, blinzelnd deine Augen. Komme zurück ins Hier und Jetzt.

Winter-Pranayama: Nadi Shodhana

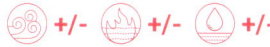

Mit der Wechselatmung Nadi Shodhana bringst du Körper und Geist im Winter ins Gleichgewicht. Durch die reinigende Wirkung dieser Atemübung wappnest du dich gegen Erkältungskrankheiten. Die abwechselnde Ein- und Ausatmung über die beiden Nasenlöcher bringt beide Gehirnhälften in Balance. Nadi Shodhana verbessert deine Konzentrationsfähigkeit. Wende sie immer an, wenn du dich gestresst fühlst.

1. Setze dich aufrecht hin. Hebe deine rechte Hand und winkle Zeige- und Mittelfinger an. Deine linke Hand ruht auf deinem Schoß oder Knie. Verschließe mit deinem Daumen sanft dein rechtes Nasenloch. Atme durch das linke Nasenloch ein.
2. Verschließe dein linkes Nasenloch sanft mit deinem Ringfinger. Beide Nasenlöcher sind jetzt geschlossen. Halte kurz den Atem an.
3. Öffne dein rechtes Nasenloch. Atme auf der rechten Seite aus und wieder ein. Verschließe erneut beide Nasenlöcher und halte den Atem kurz an. Öffne dein linkes Nasenloch, atme links aus und wieder ein. Das ist der Rhythmus, den du die ganze Zeit beibehältst. Wiederhole den Wechsel ungefähr 20-mal und beende deinen Zyklus immer mit dem Nasenloch, mit dem du gestartet hast. Bleibe nach der Wechselatmung noch einen Moment sitzen und spüre, wie sich dein Körper anfühlt.

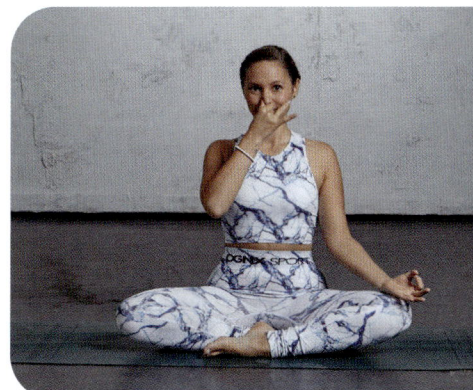
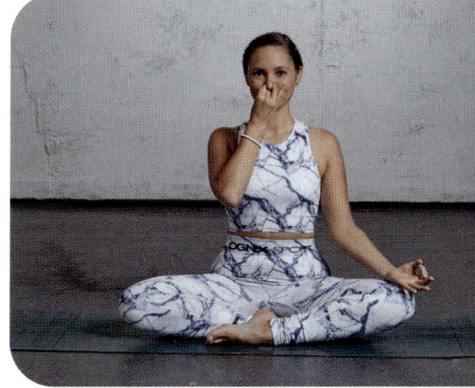
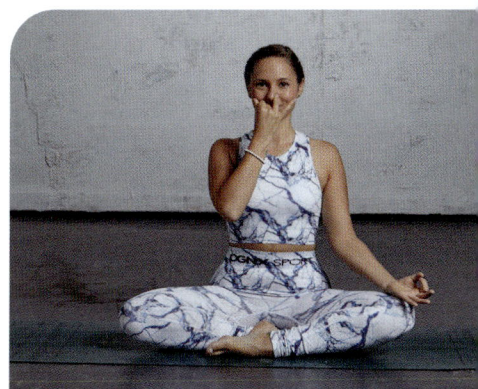

Schulterstand

Diese Übung hat einen starken Effekt auf den Bewegungsapparat und den Hormonhaushalt. Du stimulierst deine Schilddrüse, die Stoffwechsel und Verdauung reguliert. Im Schulterstand werden die Beine entlastet, der Nacken gedehnt und die Durchblutung wird aktiviert, was Krampfadern vorbeugt. Er wirkt beruhigend und ausgleichend. Wenn du Probleme mit der Halswirbelsäule hast, solltest du ihn allerdings nicht ausführen. Auch bei Herzproblemen, Bluthochdruck, Kopfschmerzen oder während der Menstruation kann der zusätzliche Blutfluss Richtung Kopf zur Verschlechterung führen. Das oberste Gebot lautet: den Kopf nicht drehen! Lass den Blick die ganze Zeit nach oben gerichtet.

1. Starte in Rückenlage. Die Arme sind mit den Handflächen zur Matte entlang des Körpers ausgestreckt. Bringe die Beine gestreckt nach oben. Hebe dein Becken mit etwas Schwung oder mithilfe deiner Bauchmuskeln von der Matte.
2. Lege deine Hände an den unteren Rücken, sodass die Fingerspitzen Richtung Füße zeigen. Aktiviere deine Bauch-, Bein- und Gesäßmuskeln, um deine Beine ganz gerade nach oben auszustrecken. Ziel ist, das Becken in eine Linie mit dem Schultergürtel zu bekommen. Atme tief ein und aus.

> Vata: Das Stillhalten kann dir schwerfallen. Konzentriere dich auf deine Atmung und lass alle Gedanken los.
>
> Pitta: Im Gegensatz zum Kopfstand ist der Schulterstand eine Umkehrhaltung, die dein inneres Feuer reduzieren kann. Wenn du genau hinhörst, fällt es dir vielleicht leichter, neue Perspektiven zuzulassen.
>
> Kapha: Wenn der schwere Kapha-Körper erst einmal im Schulterstand angekommen ist, profitiert er von der verbesserten Verdauung und stoffwechselanregenden Wirkung dieses Asana.

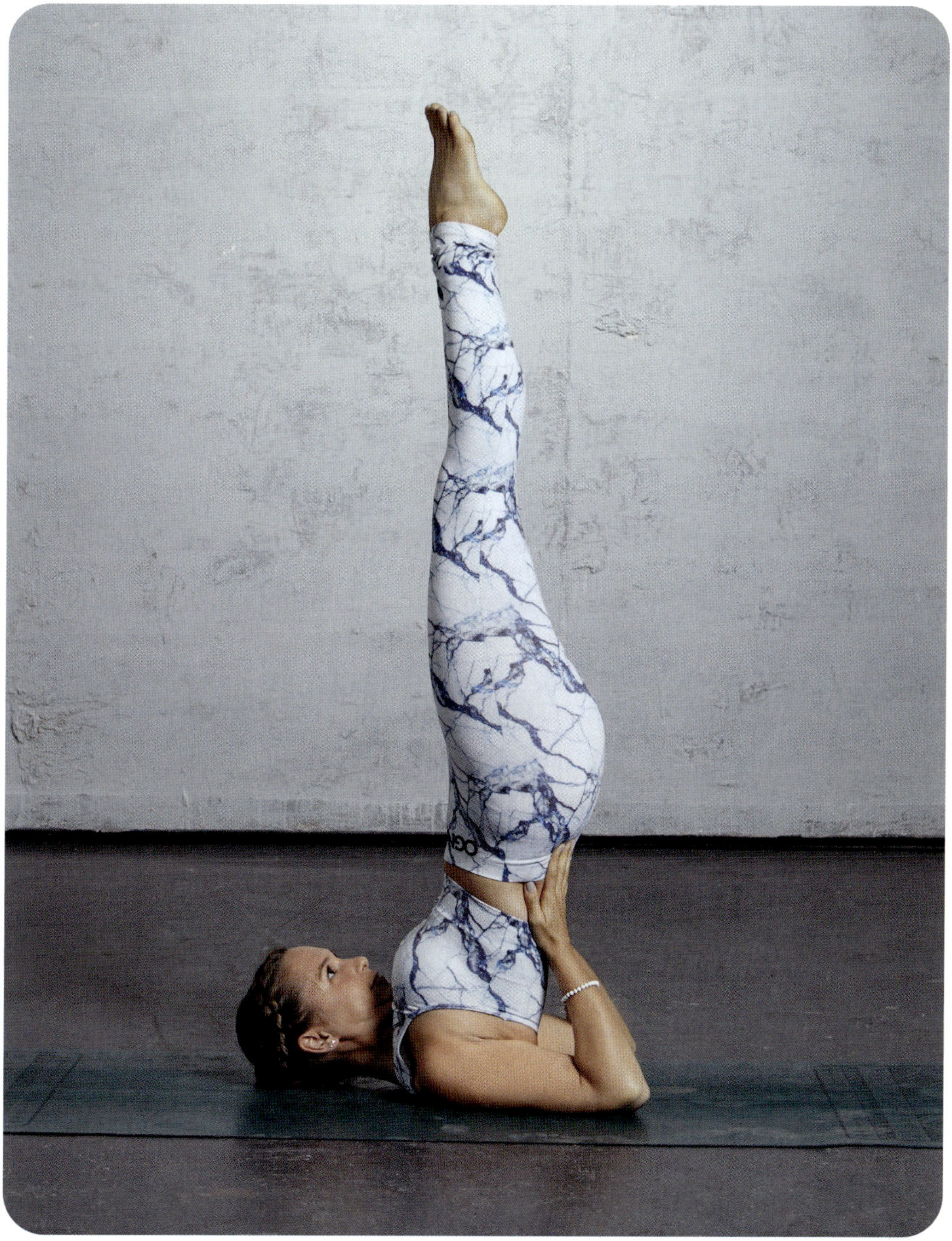

Deine perfekten Winterübungen

Pflug

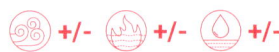 +/-

Der Pflug dehnt deine gesamte Rückenmuskulatur noch intensiver und löst Verspannungen im Nacken- und Schulterbereich. Durch die Enge im Bauchbereich werden deine Bauchorgane mit jedem Atemzug massiert und deine Verdauung reguliert. Die Schilddrüse wird weiter stimuliert.

1. Starte aus dem Schulterstand. Führe deine Knie langsam Richtung Stirn.
2. Strecke langsam die Beine aus und lege die Zehen hinter dir auf dem Boden ab. Wenn du die Matte mit den Zehen nicht erreichst, platziere einen Block unter deinen Füßen. Ob Boden oder Block, versuche in jedem Fall, deine Beine durchzustrecken und deinen Rücken ganz gerade zu halten. Atme in dieser Position mehrfach tief ein und aus. Auch wenn es sich in deiner Kehle eng anfühlt, vertraue deinem Körper, dass er problemlos atmen kann.
3. Um aus dem Pflug sicher herauszukommen, beuge deine Knie zuerst wieder Richtung Stirn. Lass dich dann mithilfe deiner Bauchmuskeln oder deiner Hände am unteren Rücken Wirbel für Wirbel zur Matte gleiten.

> **Vata:** Wenn du einen kleinen und engen Vata-Brustkorb hast, kann der Pflug im ersten Moment unangenehm für dich sein. Schließe deine Augen und konzentriere dich nur auf eine tiefe Atmung.
>
> **Pitta:** Du profitierst von der beruhigenden Wirkung, wenn du deinen Ehrgeiz vor der Tür lässt und dich langsam an die Dehnung deiner Nacken- und Schultermuskulatur gewöhnst. Verletzungsgefahr besteht nur dann, wenn du deinem Körper keine Zeit lässt.
>
> **Kapha:** Neben der verdauungsfördernden Wirkung profitiert der Kapha-Typ auch von der Dehnung der gesamten Körperrückseite. Verweile nicht zu lange im Pflug, wenn du stark verschleimt bist.

Deine perfekten Winterübungen 227

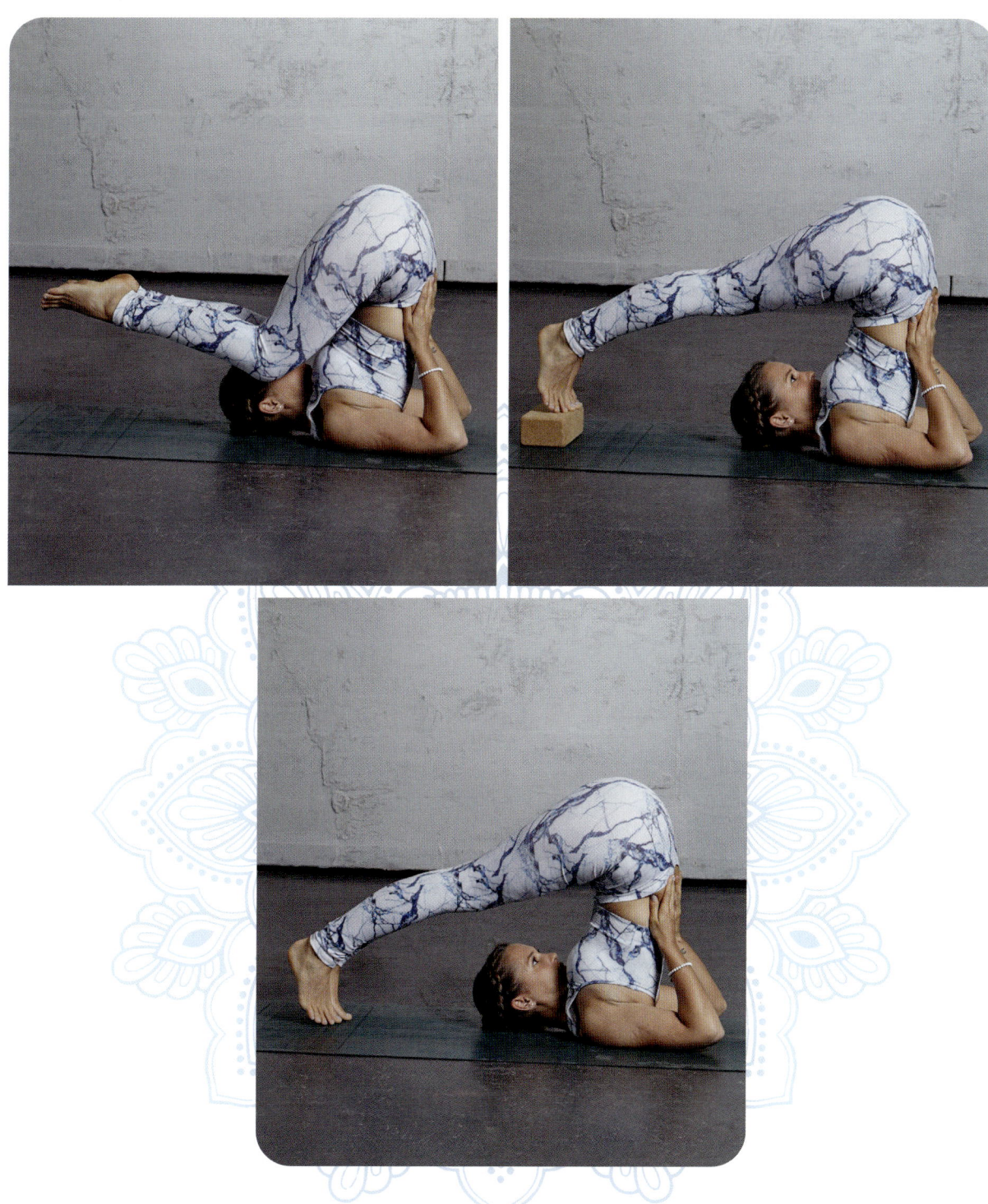

Fisch

Im Fisch, der Ausgleichsstellung zum Pflug, wird dein Brustkorb vollständig geöffnet. Du kannst wieder tiefer atmen und Spannungen oder Stauungen auflösen. Deine Bauch- und Brustmuskeln werden gedehnt und deine Beine aktiviert.

1. Starte in Rückenlage mit geschlossenen Beinen. Deine Arme sind entlang des Körpers ausgestreckt. Hebe sanft das Becken und schiebe die Hände mit den Handflächen nach unten ein Stück darunter.
2. Bringe etwas mehr Gewicht auf die Unterarme und hebe deine Brust nach oben. Lass deine Kopfkrone wieder zur Matte sinken, ohne in der Brust einzusinken. Auf deinem Kopf ist jetzt kaum Gewicht. Wenn du den Brustkorb nicht aus eigener Kraft oben halten kannst, schiebe einen Block darunter.
3. Bleibe für 10 bis 20 tiefe Atemzüge in dieser Stellung.

> **Vata:** Dein enger Brustkorb kann hier ideal geweitet werden. Durch die vereinfachte Atmung gelingt es dir, neue Energie zu speichern. Wenn du dich sehr nervös fühlst, solltest du auf den Fisch verzichten. Einschlafen kann durch seine revitalisierende Wirkung erschwert werden.
>
> **Pitta:** Durch diese sanfte Rückbeuge kann dein Feuer ansteigen. Wenn du Ärger oder Wut verspürst, solltest du die Position verlassen.
>
> **Kapha:** Die Öffnung des Brustkorbs wirkt schleimreduzierend. Eine großartige Position, um überschüssiges Kapha im Winter zu reduzieren.

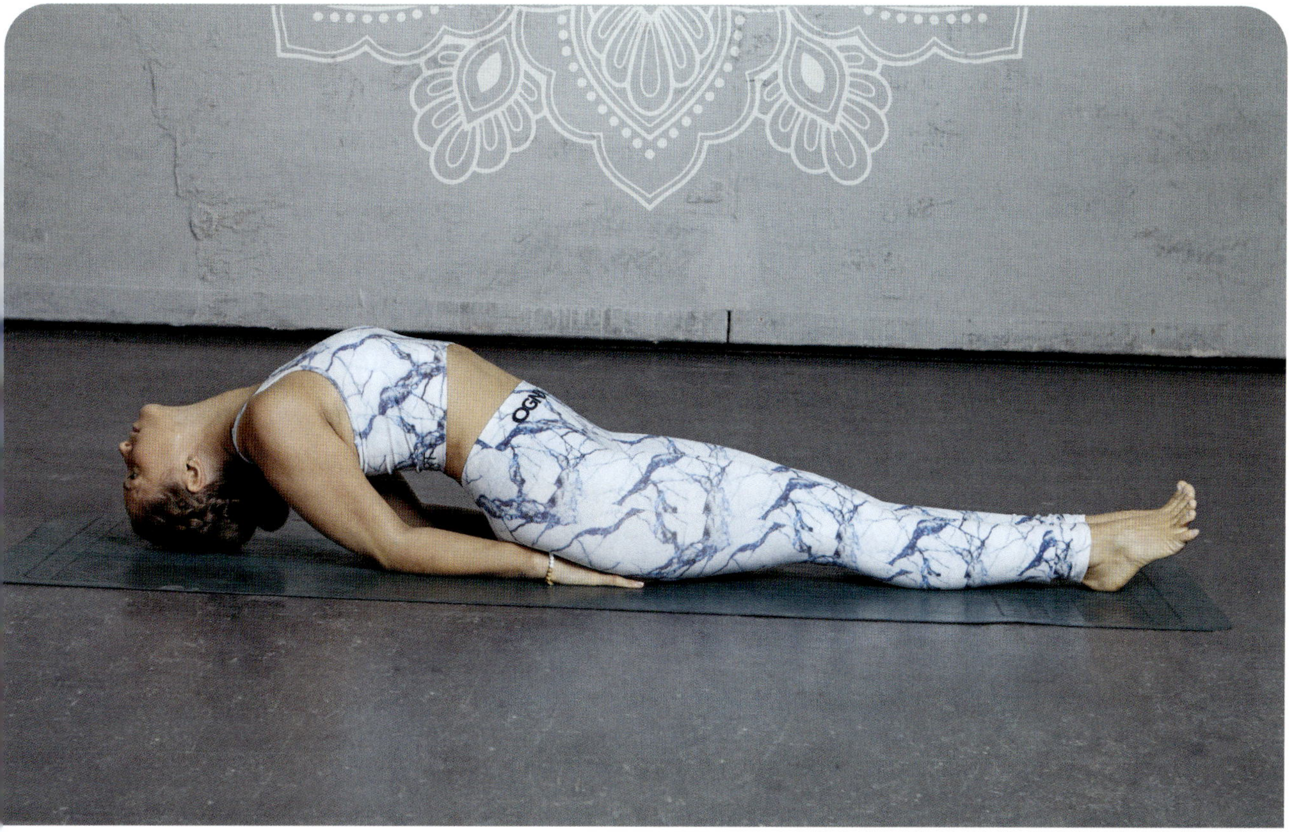

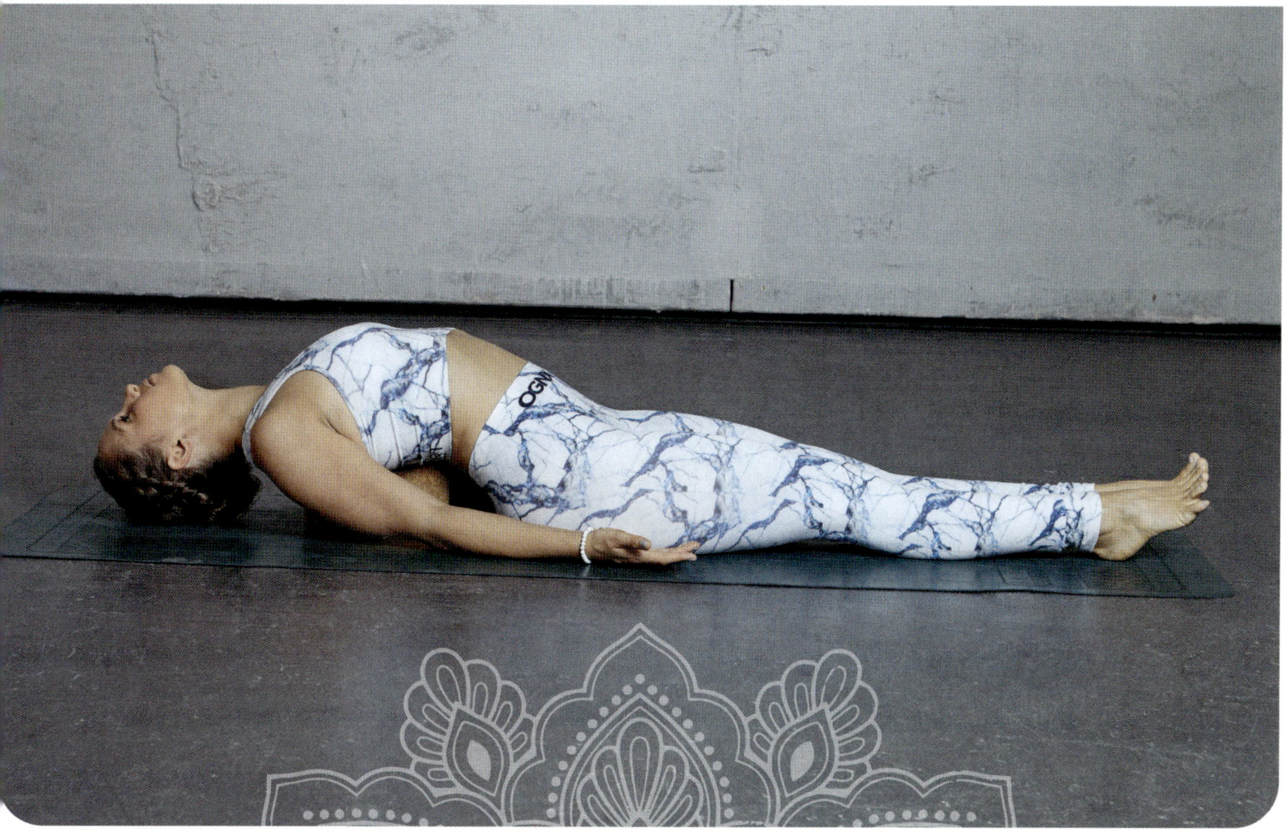

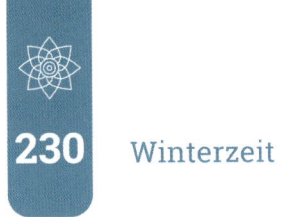

Kamel

Diese Übung ist für Menschen mit einem empfindlichen Nacken zunächst nicht ganz einfach. Sie hat aber viele positive Effekte. Neben der Kräftigung der Oberschenkelrückseiten und der Gesäßmuskulatur wird deine Brust- und Schultermuskulatur gedehnt. Deine gesamte Wirbelsäule wird aktiviert und du fühlst dich danach energetisiert. Hast du das Gefühl, dass du eine schlechte Körperhaltung hast? Spätestens dann solltest du das Kamel regelmäßig üben.

1. Knie dich aufrecht hin, die Knie hüftbreit geöffnet. Stelle die Zehen auf oder lass die Fußrücken auf der Matte, wenn du sehr flexibel bist. Bringe deine Hände zum unteren Rücken, um ihn in der Rückbeuge zu unterstützen. Aktiviere deine Bauchmuskulatur und lass dich mit der Einatmung ein Stück in die Rückbeuge sinken.
2. Wenn du dich in der Position sicher fühlst, kannst du nach und nach die Hände vom unteren Rücken lösen und auf deinen Fersen platzieren. Je nachdem, ob es sich für deinen Nacken angenehm anfühlt oder nicht, kannst du auch den Kopf mit in die Rückbeuge nehmen. Halte die Stellung für 30 bis 60 Sekunden und komme dann genauso langsam heraus, wie du hineingefunden hast. Bringe nach und nach die Hände wieder zurück zum unteren Rücken.

> **Vata:** Deine Flexibilität hilft dir, ins Kamel zu kommen. Vielleicht fehlt dir aber die Kraft aus der Körpermitte, um die Position sicher zu halten. Gehe ganz achtsam mit deinem Körper um. Bei Schlafstörungen solltest du auf diese Rückbeuge verzichten.
>
> **Pitta:** Dank deiner kräftigen Muskulatur gleitest du sicher ins Kamel. Wenn du dein Feuer verloren hast, hilft dir diese Übung, es wieder zu entfachen.
>
> **Kapha:** Wenn die Flexibilität deiner Wirbelsäule nicht ausreicht, kannst du dir mit Blöcken behelfen (siehe untere Abbildung).

Deine perfekten Winterübungen

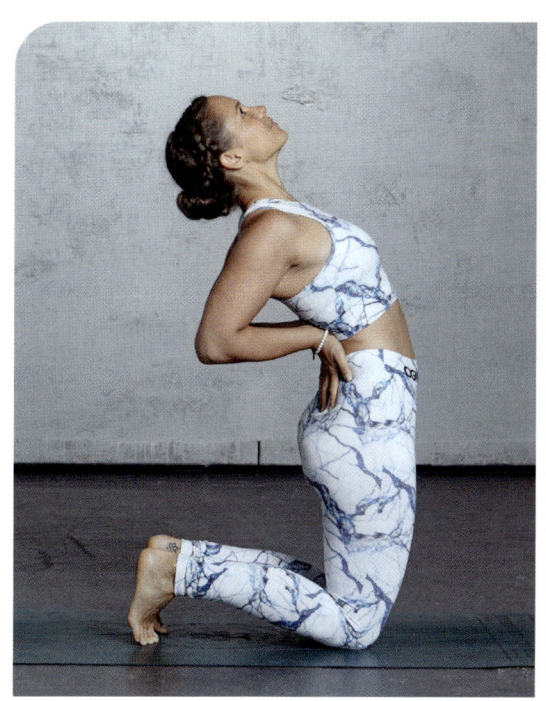
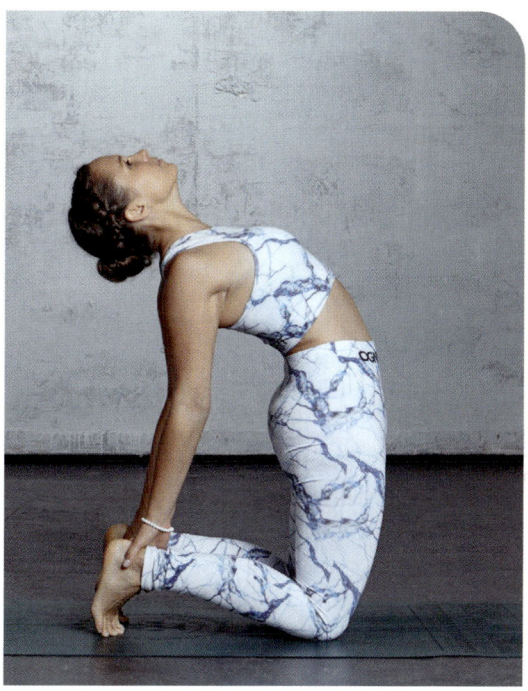
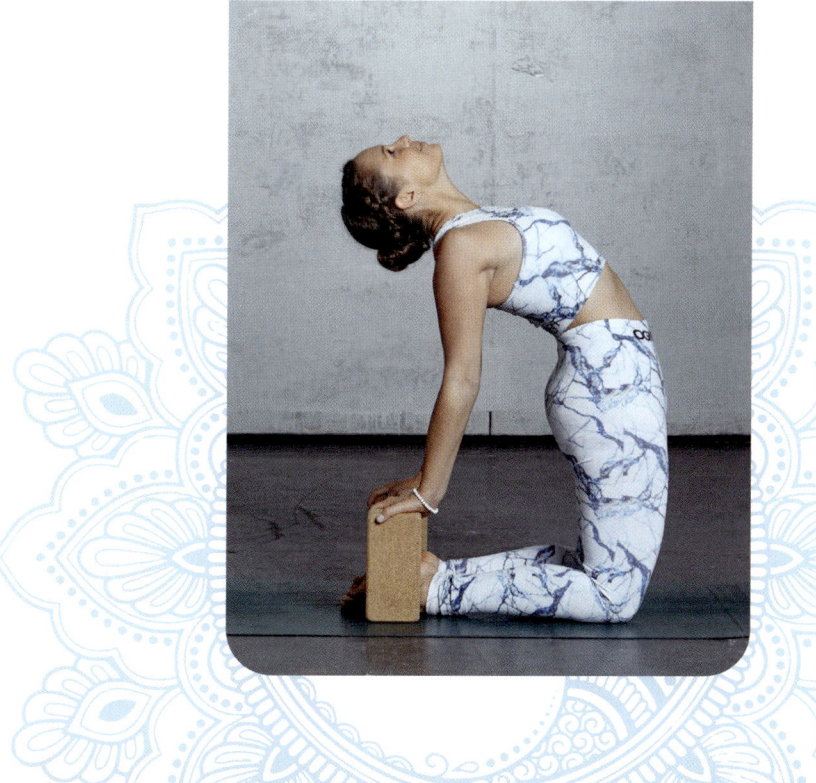

Liegender Bogen

Aktive Rückbeugen wie der Bogen helfen dir, Verspannungen im Rücken zu lösen und deine Körperhaltung zu verbessern. Achte darauf, deinen unteren Rücken nicht zu stark zu stauchen, sondern dich aus der Brustwirbelsäule heraus nach hinten zu neigen. Beim Bogen wird die Körpervorderseite gedehnt, die Körperrückseite gestärkt und die inneren Organe werden durch die tiefe Atmung massiert und aktiviert.

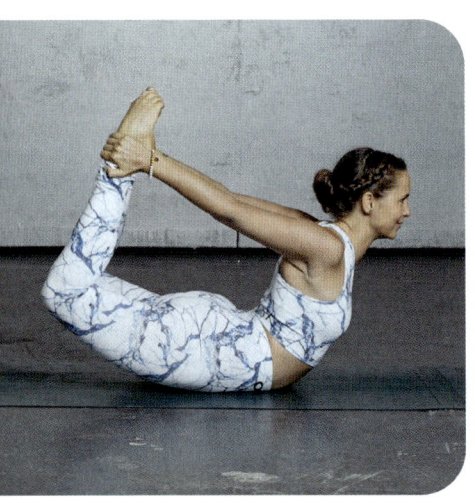

1. Starte in der Bauchlage mit angewinkelten Knien. Greife von außen nach deinen Fußrücken, ohne den Kopf von der Matte zu heben. Deine Knie sind hüftbreit geöffnet.
2. Atme ein und presse deine Fußrücken in die Hände. Ziehe die Füße nach vorn und hebe Brust und Oberschenkel von der Matte.
3. Presse mit der Ausatmung dein Schambein in die Matte und ziehe den Bauchnabel Richtung Wirbelsäule.
4. Atme ruhig weiter und halte die Position für 30 bis 60 Sekunden. Löse den Bogen ausatmend auf und wiege dein Becken von links nach rechts, um den unteren Rücken zu entlasten.

Vata: Wenn dir das nötige weiche Gewebe um die Hüftknochen fehlt, kann der Bogen sehr unangenehm sein. Lege dir eine Decke unter die Hüftknochen.

Pitta: Im Gegensatz zu anderen Rückbeugen hat der Bogen eine beruhigende und abkühlende Wirkung auf dich. Er ist zwar grundsätzlich energetisierend, die Massage und Entspannung des Bauchraums reduzieren jedoch überschüssiges Feuer.

Kapha: Die anregende Wirkung dieses Asana hilft, Trägheit und Schwere zu reduzieren. Du kannst den Bogen in einem Yoga-Flow ruhig öfter machen.

Krähe

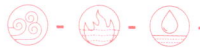

Der kleinste Handstand der Welt hilft dir, Kraft in der Körpermitte, in den Armen und in den Schultern aufzubauen. Tatsächlich brauchst du für die Krähe gar nicht so viel Kraft, wie du vielleicht vermutest. Es geht vielmehr um die Technik und vor allem auch um den Mut und die Überwindung. Die Krähe gehört zu den Armbalancen und ist gleichzeitig eine kleine Vorbeuge.

1. Starte in einer Squat-Position. Bringe die Hände schulterbreit auf die Matte und fächere deine Finger weit auf, um deine Handgelenke zu entlasten.
2. Stelle die Füße näher zu den Händen und platziere die Knie an der Rückseite deiner Oberarme. Dein Blick ist die ganze Zeit nach vorn auf den Boden gerichtet.
3. Bringe langsam deine Brust nach vorn und verlagere dein Gewicht immer mehr auf die Hände. Löse zuerst einen, dann den zweiten Fuß von der Matte. Bringe deine großen Zehen zusammen.

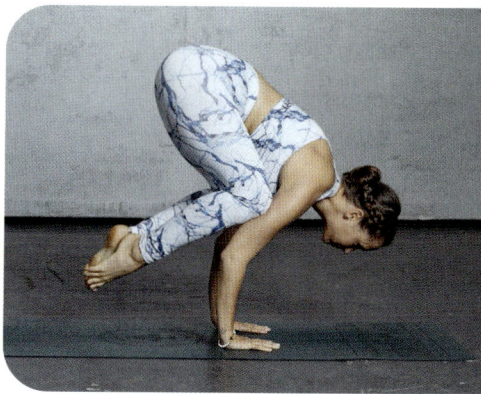

Vata: Wärme deine schwachen Handgelenke vorher unbedingt ordentlich auf. Bringe nicht direkt dein gesamtes Gewicht auf die Hände, sondern gewöhne deinen Körper über mehrere Wochen an die neue Belastung.

Pitta: Lass den Ehrgeiz vor der Tür. Springe nicht in die Stellung, sondern akzeptiere die Grenzen deines Körpers. Dann wirst auch du von der Stärkung deiner Konzentration profitieren, ohne dich zu verletzen.

Kapha: Aufgrund deiner stabilen Gelenke ist die Krähe kein Problem für dich. Außerdem hast du die nötige Geduld, um in Ruhe in diese Position zu gelangen. Dennoch kann die vorbeugende Position dein Kapha erhöhen. Verweile nicht zu lange darin.

Schulterbrücke und volles Rad

Diese zwei Asanas habe ich zusammengefasst, weil sie einen sehr ähnlichen Effekt auf deinen Körper haben und aufeinander aufbauen können. Beide Stellungen öffnen deinen Brustkorb und lösen Verspannungen im Schulter- und Nackenbereich. Rücken und Oberschenkel werden gestärkt und die Flexibilität der Wirbelsäule wird verbessert. Das volle Rad wirkt deutlich aktivierender und energetisierender auf deinen gesamten Körper als die Schulterbrücke.

1. Starte in der Rückenlage und stelle deine Füße so auf, dass du deine Fersen gerade noch mit den Fingerspitzen berühren kannst. Deine Arme sind nah am Körper ausgestreckt und deine Handflächen zeigen Richtung Matte.
2. Führe dein Kinn Richtung Brustbein, ohne den Kopf zu heben, um Länge in der Halswirbelsäule zu gewinnen.
3. Atme tief ein und presse die Fersen in die Matte, um dein Becken und deinen Rücken Wirbel für Wirbel nach oben zu rollen. Wenn du dich in dieser Position stabil fühlst, kannst du die Schultern näher zusammenbringen und deine Hände unter deinem Körper auf der Matte verschränken.
4. Schiebe mit jeder Einatmung das Brustbein weiter Richtung Kinn. Denke immer dran: Die Rückbeuge findet im oberen Rücken statt.
5. Um die Position zu verlassen, bringe zuerst die Hände wieder zu den Seiten und rolle dann mit der Ausatmung Wirbel für Wirbel zurück auf die Matte.
6. Für mehr Aktivierung probiere das volle Rad. Starte in derselben Position wie in Schritt 1, bringe aber die Hände neben deinen Kopf.
7. Hebe mit der Einatmung dein Becken und deinen Kopf und lege die Kopfkrone auf der Matte ab. Auf der Kopfkrone lastet nur minimal Gewicht. Wenn du genug Kraft hast und deine Schultern offen genug sind, kannst du dich mit der nächsten Einatmung komplett nach oben drücken. Versuche, die Füße parallel zu halten.
8. Halte die Stellung für ein paar Atemzüge. Um sie wieder zu verlassen, bringe zuerst das Kinn wieder Richtung Brustbein. Beuge die Ellenbogen und komme Wirbel für Wirbel zurück auf die Matte.

Deine perfekten Winterübungen

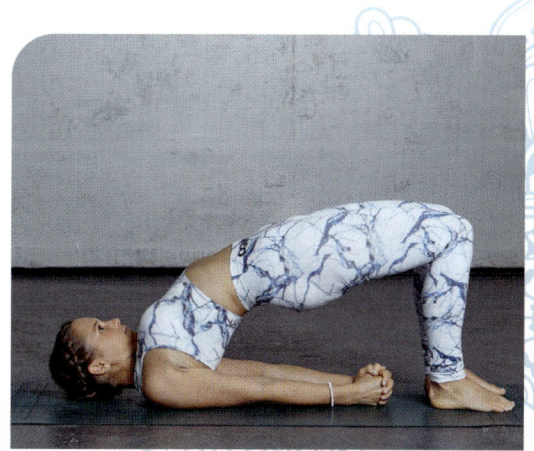
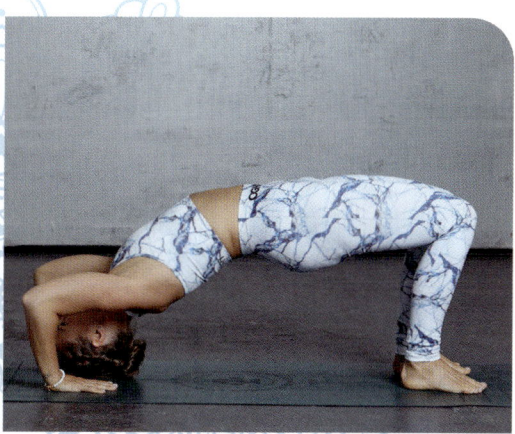
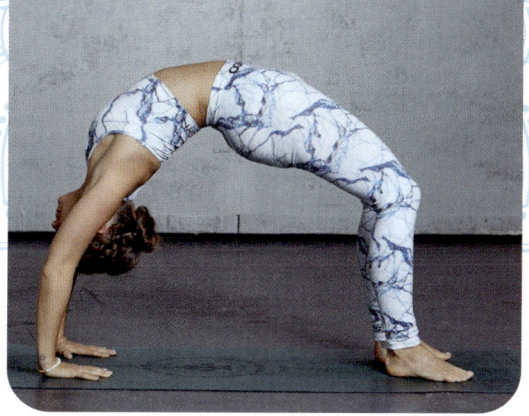

Vata: Wenn das volle Rad in den Handgelenken schmerzt, kannst du bei der Schulterbrücke bleiben.

Pitta: Mit dem vollen Rad hast du eine herausfordernde Position gefunden. Du kannst sie im Winter auch mehrfach wiederholen. Dein inneres Feuer wird allerdings erhöht. Verzichte also im Sommer auf diese Übung.

Kapha: Das Rad ist genau die Übung, die dir gefehlt hat. Deine Flexibilität wird maximal gefordert und dein inneres Feuer aktiviert. Eine gute Position, um überschüssigen Schleim zu reduzieren.

Unterarmstand

Wenn es ein Asana gibt, das den gesamten Körper beansprucht, dann ist das der Unterarmstand. Sei nicht eingeschüchtert, wenn er nicht auf Anhieb funktioniert. Dein Körper braucht Zeit, die nötige Kraft in Armen, Schultern, Rücken- und Bauchmuskulatur aufzubauen. Wie beim Kopfstand ist die richtige Basis essenziell.

1. Starte im Vierfüßlerstand. Bringe deine Unterarme auf die Matte. Miss den optimalen Abstand zwischen den Ellenbogen ab, indem du mit den Händen die Oberarme umgreifst.
2. Platziere die Unterarme parallel zu den Längsseiten der Matte und fächere die Finger weit auf. Für zusätzliche Stabilität und um zu verhindern, dass deine Ellenbogen nach außen rutschen, kannst du ein Band um die Oberarme legen. Stelle die Zehen auf. Atme aus und strecke langsam die Beine, um in den Delfin zu kommen. Hier kannst du entweder verweilen, um Kraft für den Unterarmstand aufzubauen, oder mit den Füßen weiter Richtung Unterarme trippeln.
3. Hebe ein Bein nach oben. Spüre, was sich in deinem Körper verändert. Wenn es sich für dich gut anfühlt, kannst du dich mit deinem anderen Fuß leicht vom Boden abdrücken und mit ganz wenig Schwung nach oben kommen.

> **Vata:** Die Beine von der Erde zu heben, kann dein Vata erhöhen und für Unruhe und Nervosität sorgen. Führe diese Übung nicht am Abend durch, um Schlafprobleme zu vermeiden.
>
> **Pitta:** Auch für dich ist diese Stellung sehr aktivierend. Taste dich langsam heran, dein muskulöser Körper wird schnell lernen, was zu tun ist.
>
> **Kapha:** Wenn dir die nötige Öffnung im Schulterbereich fehlt, findest du im Warm-up-Teil viele hilfreiche Übungen (vor allem die Schultermobilisation, Seite 62, und die gestreckte Welpen-Haltung, Seite 61).

Deine perfekten Winterübungen

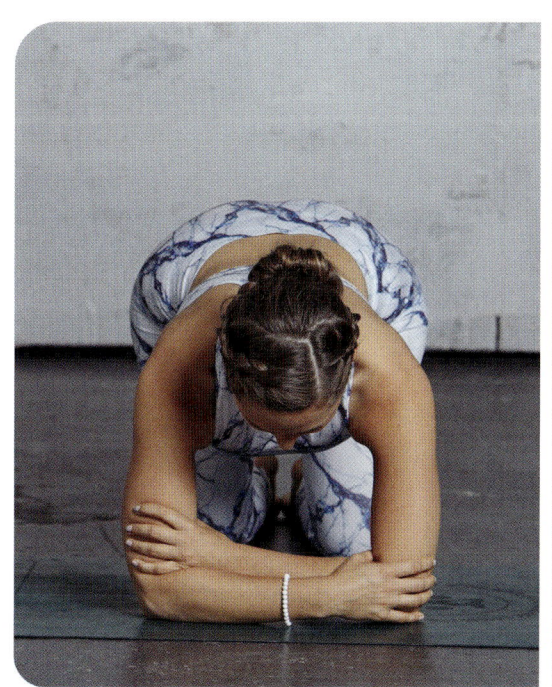

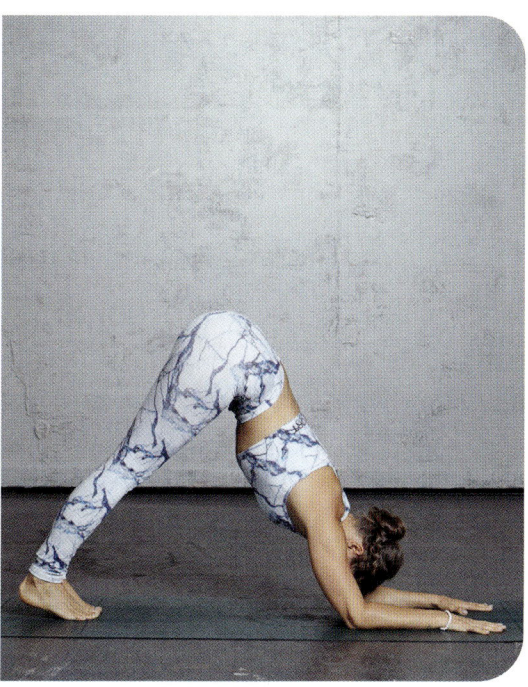

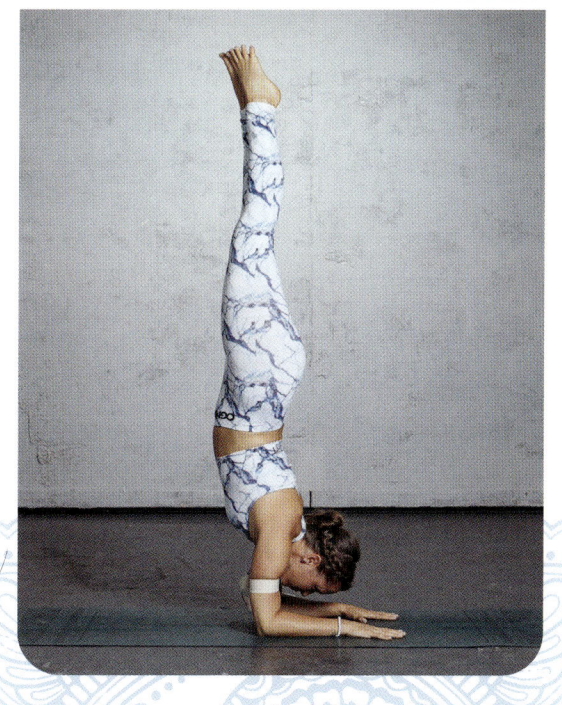

Vata: Dein Flow für den Winter

Der Wechsel von Herbst zu Winter bringt dir mehr Ruhe, sodass du dich einer dynamischeren Praxis widmen kannst.

Schwachstellen: Kälteempfindlichkeit
Stärken: mehr Ruhe und Gelassenheit

Meditation im Sitzen Seite 220	Winter-Pranayama Seite 223	Handgelenksmobilisation Seite 64
15 Minuten	10 Wiederholungen	10 Atemzüge pro Seite
Sonnengruß A Seite 72	**Sonnengruß B** Seite 76	**Sphinx** Seite 186
4 Wiederholungen	2 Wiederholungen In der kleinen Kobra enden	6 Atemzüge
Sphinx Seite 186	**Sonnengruß A** Seite 72	**Liegender Bogen** Seite 232
10 Atemzüge	2 Wiederholungen In der kleinen Kobra enden	3 Wiederholungen
Pflug Seite 226	**Fisch** Seite 228	**Sitzende Vorbeuge** Seite 86
10 Atemzüge	5 Atemzüge	10–15 Atemzüge

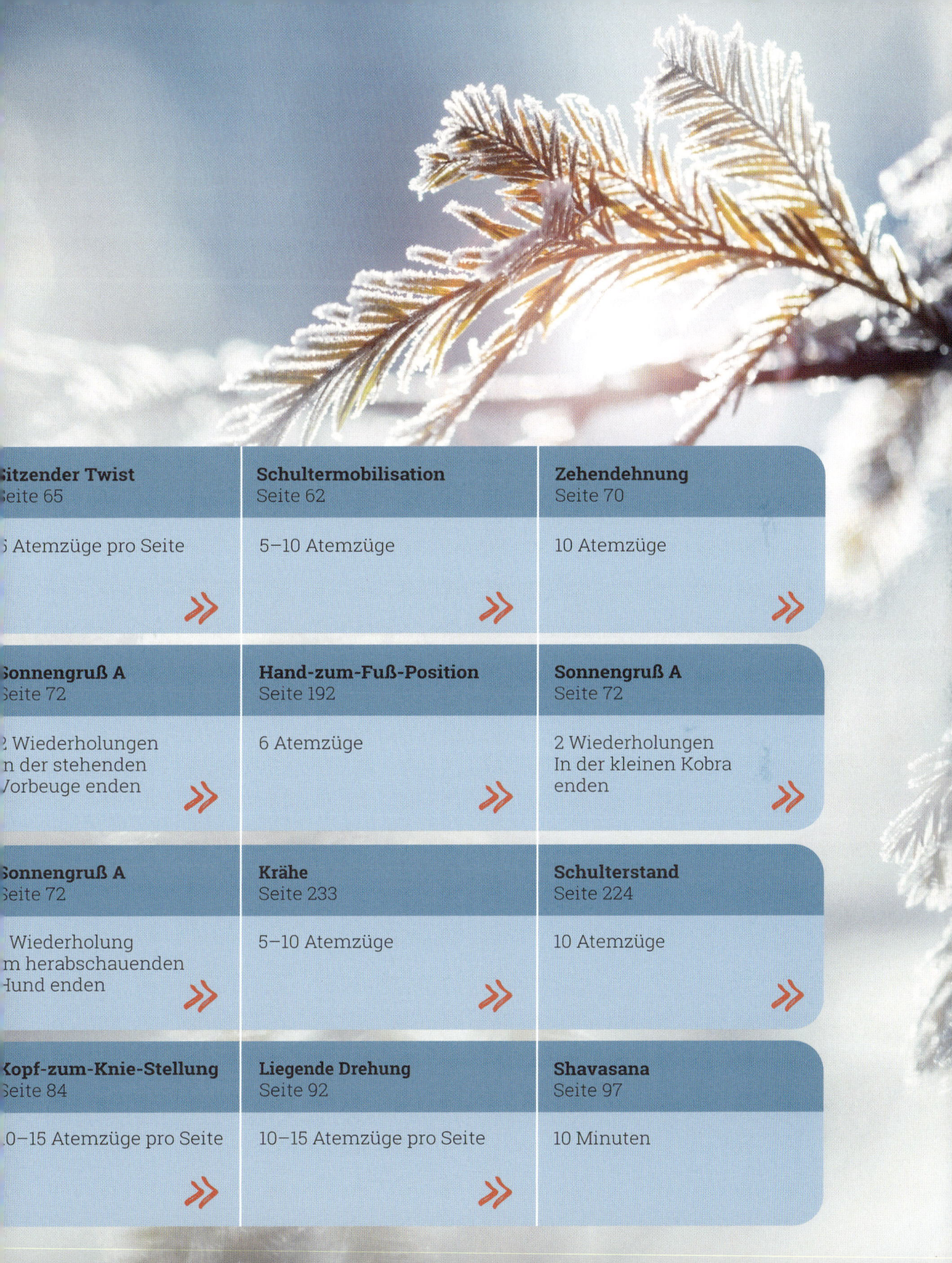

Sitzender Twist Seite 65	Schultermobilisation Seite 62	Zehendehnung Seite 70
5 Atemzüge pro Seite	5–10 Atemzüge	10 Atemzüge
Sonnengruß A Seite 72	Hand-zum-Fuß-Position Seite 192	Sonnengruß A Seite 72
2 Wiederholungen In der stehenden Vorbeuge enden	6 Atemzüge	2 Wiederholungen In der kleinen Kobra enden
Sonnengruß A Seite 72	Krähe Seite 233	Schulterstand Seite 224
1 Wiederholung Im herabschauenden Hund enden	5–10 Atemzüge	10 Atemzüge
Kopf-zum-Knie-Stellung Seite 84	Liegende Drehung Seite 92	Shavasana Seite 97
10–15 Atemzüge pro Seite	10–15 Atemzüge pro Seite	10 Minuten

Pitta: Dein Flow für den Winter

Durch die niedrigen Temperaturen kannst du jetzt auch Asanas praktizieren, die normalerweise dein Pitta stark erhöhen. Rückbeugen erhitzen dich nicht so sehr wie zu anderen Jahreszeiten. Wenn du dich gut fühlst, kannst du sie in deine Yogapraxis integrieren.

Schwachstellen: Flexibilitätsverlust im Vergleich zum Herbst
Stärken: Die kühle Luft bringt dich in Balance.

Meditation im Sitzen Seite 220 — 10 Minuten	**Winter-Pranayama** Seite 223 — 5 Wiederholungen Alternativ: Kapalabhati (siehe Seite 113)	**Sitzender Twist** Seite 65 — 5 Atemzüge pro Seite
Sonnengruß B Seite 76 — 2 Wiederholungen In der kleinen Kobra enden	**Sphinx** Seite 186 — 6 Atemzüge	**Sonnengruß A** Seite 72 — 2 Wiederholungen In der kleinen Kobra enden
Kindposition Seite 80 — 3 Atemzüge	**Delfin** Seite 236, Schritt 2 — 4 Atemzüge Zwischenposition zum Unterarmstand	**Sonnengruß A** Seite 72 — 1 Wiederholung Im herabschauenden Hund enden
Sitzende Vorbeuge Seite 86 — 10–15 Atemzüge	**Passiver Schulterstand** Seite 95 — 10–15 Atemzüge	**Liegende Drehung** Seite 92 — 10–15 Atemzüge pro Seite

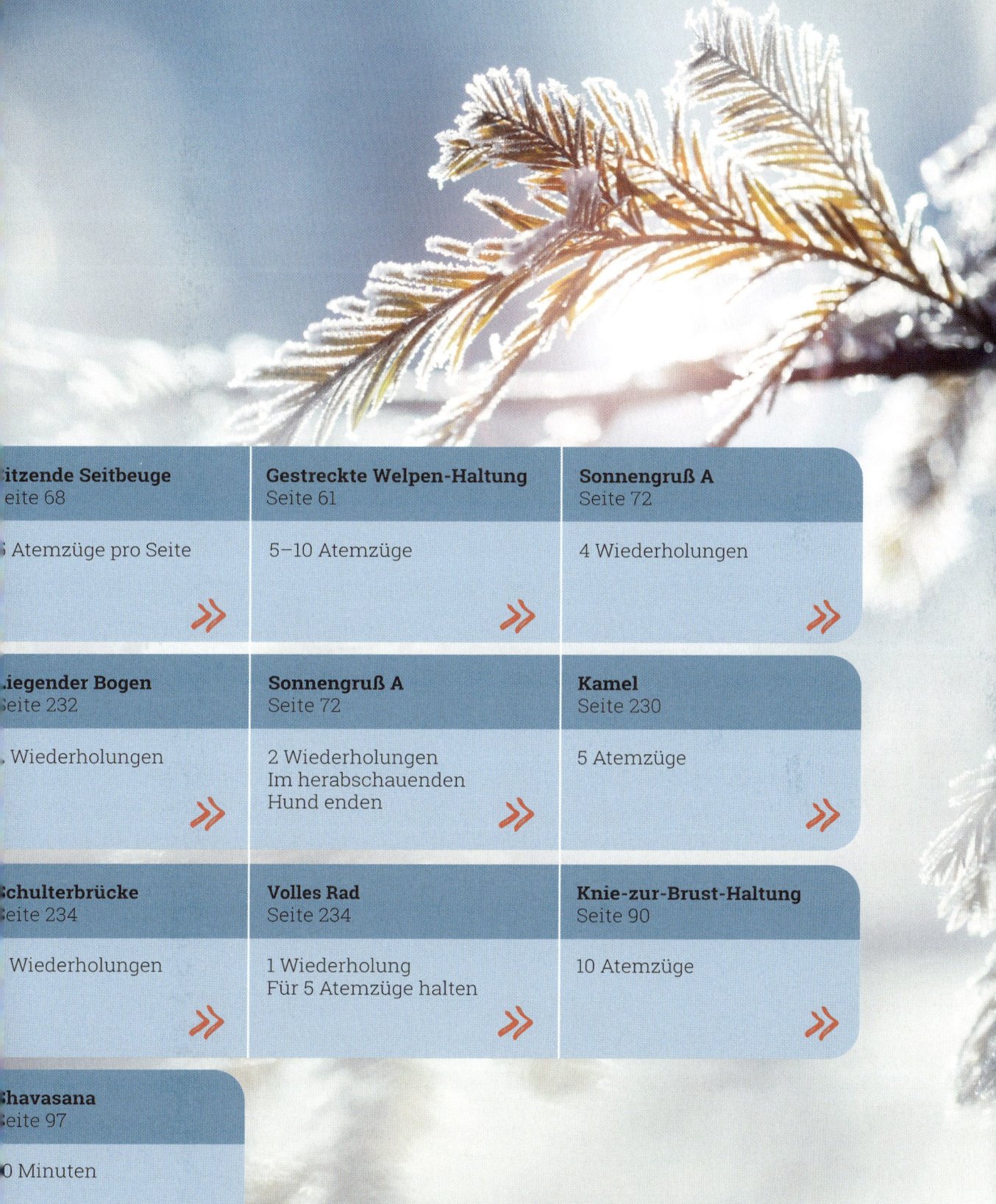

itzende Seitbeuge eite 68	**Gestreckte Welpen-Haltung** Seite 61	**Sonnengruß A** Seite 72
Atemzüge pro Seite »	5–10 Atemzüge »	4 Wiederholungen »
Liegender Bogen Seite 232	**Sonnengruß A** Seite 72	**Kamel** Seite 230
Wiederholungen »	2 Wiederholungen Im herabschauenden Hund enden »	5 Atemzüge »
Schulterbrücke Seite 234	**Volles Rad** Seite 234	**Knie-zur-Brust-Haltung** Seite 90
Wiederholungen »	1 Wiederholung Für 5 Atemzüge halten »	10 Atemzüge »
Shavasana Seite 97		
0 Minuten		

Kapha: Dein Flow für den Winter

Der Winter erhöht die Trägheit und Schwere deines Körpers. Deswegen solltest du starke, dynamische Flows absolvieren. Dein Warm-up ist in zweifacher Hinsicht wichtig: um dich zu schützen und um dir Wärme zu schenken.

Schwachstellen: geringe Flexibilität
Stärken: Muskelkraft, Agni noch stark

Meditation im Sitzen Seite 220 — 10 Minuten	**Winter-Pranayama** Seite 223 — 5 Wiederholungen Alternativ: Kapalabhati (siehe Seite 113)	**Katze-Kuh** Seite 54 — 6 Atemzüge
Schultermobilisation Seite 62 — 10 Atemzüge	**Sonnengruß A** Seite 72 — 4 Wiederholungen	**Sonnengruß B** Seite 76 — 4 Wiederholungen Im herabschauenden Hund enden
Sonnengruß A Seite 72 — 1 Wiederholung In der ganzen Vorbeuge enden	**Hand-zum-Fuß-Position** Seite 192 — 5 Atemzüge	**Sonnengruß A** Seite 72 — 1 Wiederholung Im herabschauenden Hund enden
Pflug Seite 226 — 10 Atemzüge	**Fisch** Seite 228 — 10–15 Atemzüge	**Sitzende Vorbeuge** Seite 86 — 10 Atemzüge

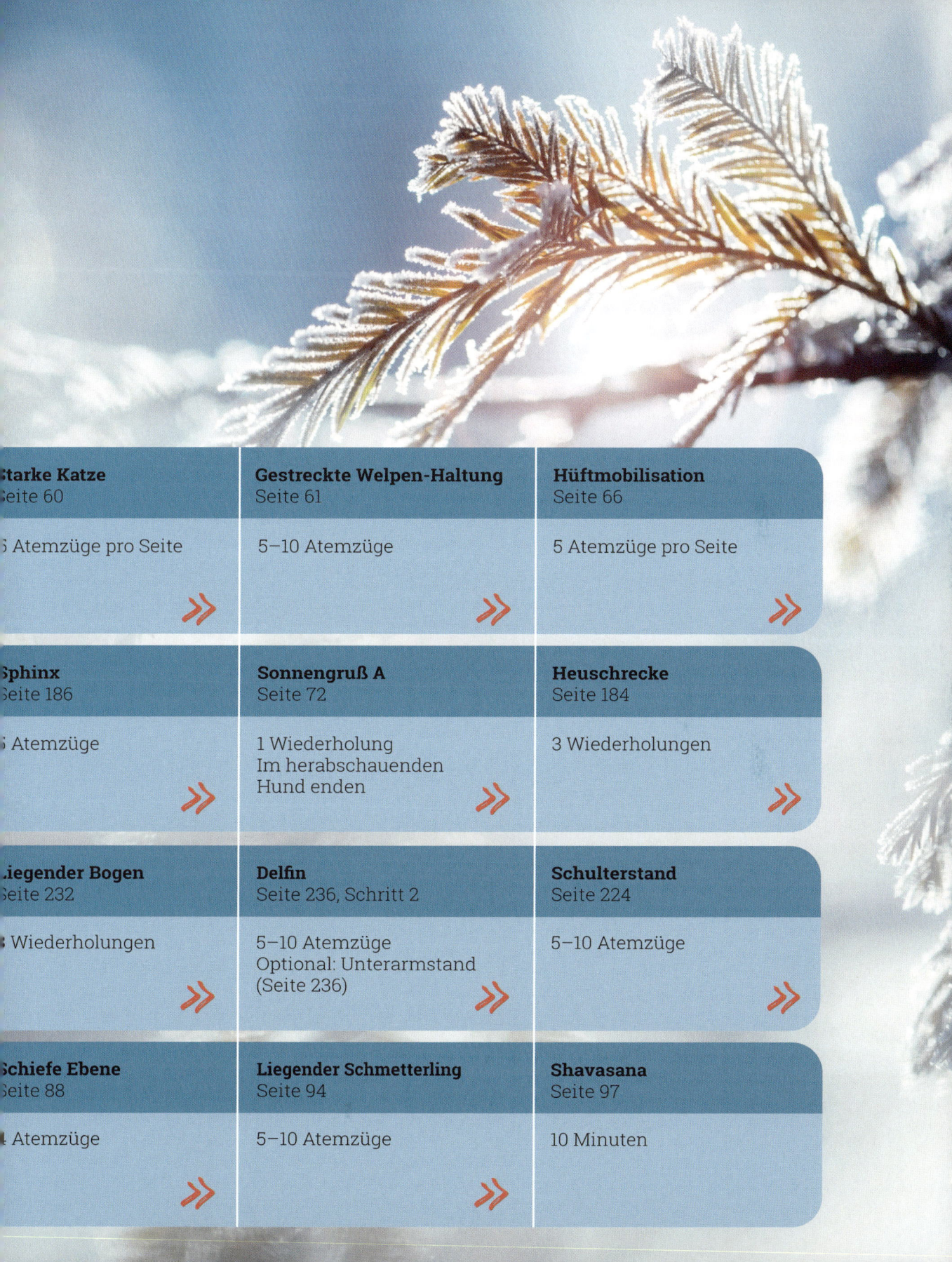

Starke Katze Seite 60	**Gestreckte Welpen-Haltung** Seite 61	**Hüftmobilisation** Seite 66
5 Atemzüge pro Seite	5–10 Atemzüge	5 Atemzüge pro Seite
Sphinx Seite 186	**Sonnengruß A** Seite 72	**Heuschrecke** Seite 184
5 Atemzüge	1 Wiederholung Im herabschauenden Hund enden	3 Wiederholungen
Liegender Bogen Seite 232	**Delfin** Seite 236, Schritt 2	**Schulterstand** Seite 224
3 Wiederholungen	5–10 Atemzüge Optional: Unterarmstand (Seite 236)	5–10 Atemzüge
Schiefe Ebene Seite 88	**Liegender Schmetterling** Seite 94	**Shavasana** Seite 97
4 Atemzüge	5–10 Atemzüge	10 Minuten

Mein Winter – meine Erfolgserlebnisse

Diese Routinen habe ich in meinen Alltag integriert

....
....
....
....
....

Diese Essgewohnheiten haben mir besonders gutgetan

....
....
....
....
....

Für diese Erkenntnis bin ich besonders dankbar

....

....

....

....

....

....

....

Das nehme ich mit ins nächste Kapitel und möchte ich weiterhin anwenden

....

....

....

....

....

....

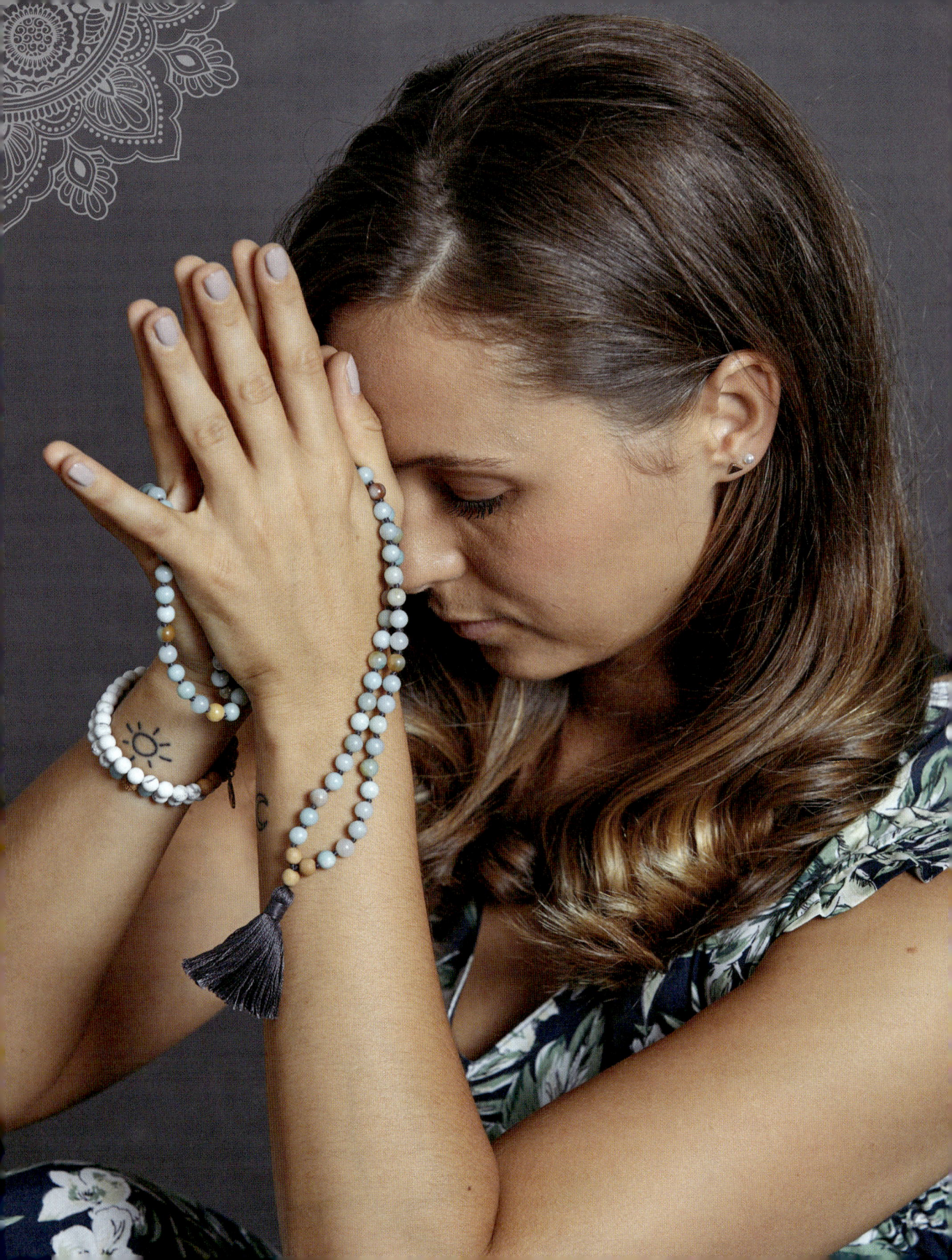

Yoga-Flows
bei konstitutionsspezifischen Krankheiten

Im Ayurveda suchen wir bei Krankheiten nach der Ursache und ordnen diese den verschiedenen Doshas zu. Meist ergibt sich aus vielen kleineren Symptomen ein großes, zusammenpassendes Bild. Mit Yoga kannst du deine Doshas so unterstützen, dass Körper, Geist und Seele in völliger Balance sind. Nicht nur physische, sondern auch mentale Erkrankungen können mit Yoga behandelt werden. Im letzten Kapitel erkläre ich dir, wie Störungen aus ayurvedischer Sicht entstehen und wie du Yoga als Therapie nutzen kannst.

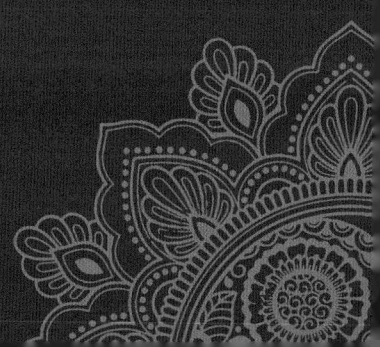

Yoga-Flows bei konstitutionsspezifischen Krankheiten

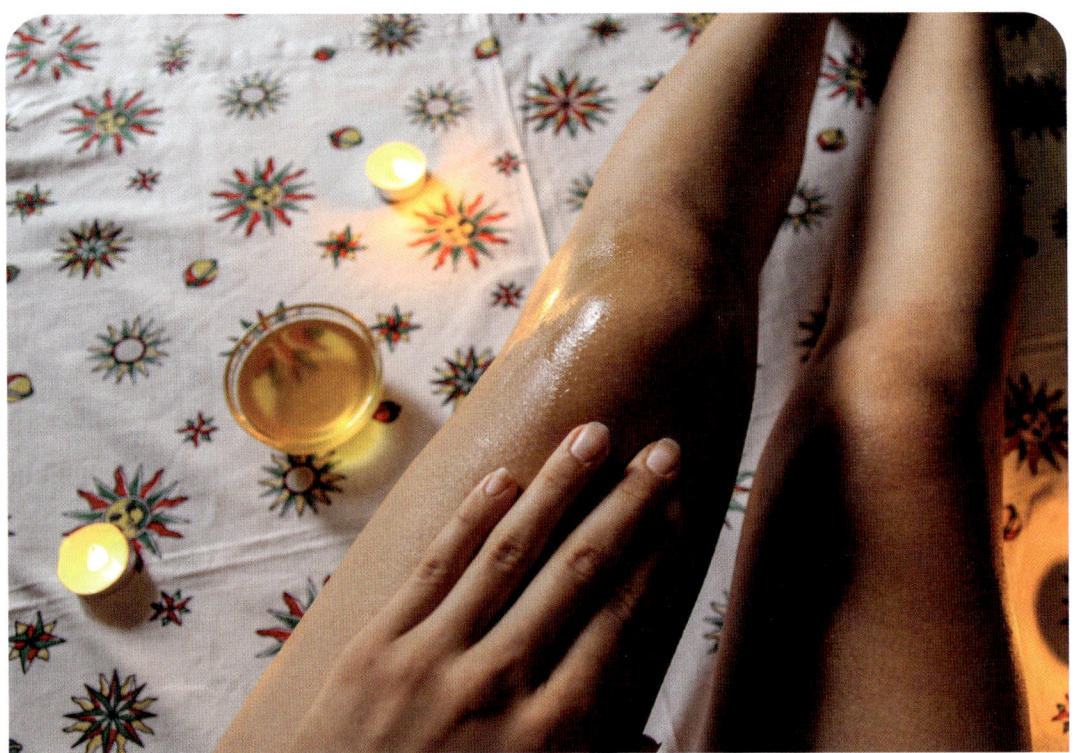

Vata-Störungen: Wenn der Gegenwind zu stark wird

Du vereinst alle drei Doshas in deinem Körper, in deiner ganz individuellen Zusammensetzung. Wenn durch Wetter, Uhrzeit, Ernährung oder Lebensgewohnheiten eines der Doshas erhöht wird, wird deine Balance beeinflusst. Und nicht nur das, sie wird sogar gestört. Das kann konstitutionsspezifische Erkrankungen zur Folge haben.

Laut Ayurveda bedeutet eine Störung, dass ein Dosha aus dem Gleichgewicht geraten ist. Wenn eine Vata-Störung vorliegt, ist das Vata-Dosha in deinem Körper erhöht. Du hast durch verschiedene äußere Einflüsse so viel von den Elementen Luft und Raum in deinem Körper angesammelt, dass dieser in Disbalance geraten ist. Diese Einflüsse

Vata-Störungen: Wenn der Gegenwind zu stark wird

können etwas Alltägliches sein wie kaltes, stürmisches Wetter oder deine Ernährung. Wenn sich im Außen etwas ändert, musst du Anpassungen vornehmen, um gesund zu bleiben.

Folgendes kann dein Vata erhöhen:

- Kaltes Essen
- Kalte Getränke
- Kaltes, windiges Wetter
- Blähende Lebensmittel
- Scharfe, herbe und bittere Lebensmittel
- Unordnung
- Fehlende Routinen
- Unregelmäßige Essenszeiten
- Schlafmangel
- Stress
- Mangelnde Kreativität in Beruf und Freizeit

Was aber sind typische Vata-Störungen? Um diese zu erkennen, musst du dich an die Eigenschaften von Vata zurückerinnern: trocken, kalt, leicht, beweglich, schnell und fein. Ein Hinweis auf eine Vata-Störung ist also zum Beispiel eine allgemeine Trockenheit. Trockene Haut, spröde und brüchige Nägel, trockene Haare oder trockene Lippen sind gut sichtbare äußere Anzeichen. Es kann allerdings auch zu Trockenheit im Verdauungstrakt kommen. Die vermehrte Luft sorgt nicht nur für einen schmerzhaften Blähbauch, sondern auch für Verstopfung. Knackende Gelenke bis zu Arthrose können ebenfalls eine Vata-Störung anzeigen.

Nimmt dein Vata überhand, kann sich die zunehmende Leichtigkeit in Form von Gewichtsverlust äußern. Ein schneller und überaktiver Geist kann zu Schlafproblemen und nervösen Zuständen führen. Erschöpfung und ein schlechtes Immunsystem sind dann oft Folgen.

Routinen und Ernährungsgewohnheiten

Routinen und regelmäßige Abläufe sind das A und O, um Vata wieder ins Gleichgewicht zu bringen. Wenn du deinen Tag mit einer Morgenroutine startest, bringt das Ruhe und Struktur in deinen gesamten Alltag. Reinigungstechniken wie Ayurveda-Wasser, Ölziehen und Zungeschaben (siehe Seite 171) sind eine Möglichkeit, deinen Morgen immer gleich zu gestalten. Du kannst aber genauso gut Yoga praktizieren, ein Buch lesen oder meditieren. Die Hauptsache ist, dass du deinen Start in den Tag möglichst entspannt gestaltest.

Neben dem entspannten Morgen solltest du dir auch eine kleine Abendroutine überlegen. Je nachdem, wie dein Tag verlaufen ist, kann er dich aufwühlen und dir Schlafprobleme bereiten. Eine entspannte Fußmassage mit Sesamöl, ein beruhigender Lavendeltee oder ein warmes Bad bei Kerzenschein – alles, was guttut, ist erlaubt. Wärme ist ein gutes Stichwort, denn Wärme reduziert überschüssiges Vata in deinem Körper. Halte dich also über den Tag warm, nicht nur mit warmer Kleidung, sondern auch mit warmen Getränken und Speisen.

Auch beim Essen solltest du eine gewisse Regelmäßigkeit entwickeln. Generell ist es zwar nicht gut zu essen, wenn du keinen Hunger verspürst, doch bei einer Vata-Störung hast du meist keinen Hunger. Du vergisst einfach zu essen, denn deine Gedanken sind überall, nur nicht bei dir. Versuche also, drei Hauptmahlzeiten in deinen Tagesablauf zu integrieren. Die Portionen dürfen so groß sein wie das, was in deine beiden Hände passt. Zwischendurch, vor allem gegen 16 Uhr, darfst du dir zusätzlich eine gesunde Süßigkeit gönnen. Zu der Zeit ist dein Vata-Höhepunkt, sodass du mit der süßen Geschmacksrichtung gut gegenregulieren kannst. Deine Mahlzeiten sollten immer warm und besonders nahrhaft sein. Sie dürfen gerne ein bisschen mehr Öl, am besten Sesamöl, enthalten. Auf sehr schwere Speisen oder Fast Food solltest du verzichten, um deine Verdauung nicht zu überfordern. Auch Bohnen, Rohkost, Kohl und Brot können dein Vata erhöhen und zu schmerzhaften Blähungen führen.

Vata-Yoga

Wenn du unter einer Vata-Störung leidest, braucht dein Körper eine beruhigende und ausgleichende Yogapraxis. Du kannst dir für deinen Flow Zeit lassen und jedes einzelne Asana genießen. Praktiziere langsam und halte die Übungen länger, um die Stabilität deines Körpers zu spüren und zu fördern. Kühle dabei jedoch nicht aus. Du kannst dich in sitzenden oder liegenden Stellungen zudecken oder sogar eine Decke auf deiner Matte ausbreiten. Starkes Schwitzen solltest du ebenso vermeiden, denn dadurch kannst du später auskühlen. Schaffe besser eine Atmosphäre, die Wärme erzeugt. Nutze indirektes, warmes Licht oder stelle ein paar Kerzen auf. Auch ätherische Öle können zum Einsatz kommen. Neben dem bekannten Lavendel sind dafür unter anderem Ylang-Ylang oder Sandelholz geeignet. Wenn du gerne Musik zu deiner Asana-Praxis verwendest, sollte sie sanft und entspannend sein. Die beste Tageszeit zum Praktizieren hängt ganz von deinem Tagesablauf ab. Hast du morgens keine Zeit, dann entspanne dich in der Vata-Zeit von 14 bis 18 Uhr. Die abendliche Kapha-Zeit schafft die nötige Ruhe für einen regenerierenden Schlaf.

Asana-Gruppen

Die richtigen Asanas beruhigen dein Gemüt und geben dir ein angenehmes Gefühl von Schwere und Ankommen. Vor allem Übungen für den unteren Rücken und deine Körpermitte führen zu tiefer Entspannung und regulieren gleichzeitig deine Verdauung. Vorbeugen oder liegende und sitzende Drehungen haben einen beruhigenden Effekt auf Körper und Geist. Drehungen im Stehen verleihen Stabilität und stärken die Konzentration. Sitzende Asanas verbinden dich mit der Erde und reduzieren hierdurch Unruhe. Durch Yoga Nidra oder Yin Yoga kannst du ganz bei dir ankommen und dich wieder mit deiner Intuition verbinden. Ich habe dir zur Übung einen beruhigenden Vata-Flow zusammengestellt. Praktiziere ihn, wenn du dich aufgewühlt oder erschöpft fühlst.

Vata-Flow

Wenn du unter einer Vata-Störung leidest, bringt dir diese Sequenz Wohlbefinden und Ruhe. Führe alle Bewegungen ganz langsam und achtsam aus und nimm dir in den Asanas so viel Zeit, wie du benötigst.

Schwachstellen: unregelmäßige Verdauung, Trockenheit, Blähungen, Arthrose, Schlafstörungen, Nervosität
Stärken: erhöhte Flexibilität, guter Zugang zu spiritueller Praxis und Heilung

Meditation im Sitzen Seite 179	**Herbst-Pranayama** Seite 183	**Sitzender Twist** Seite 65
15 Minuten	5 Wiederholungen Alternativ: Wechselatmung (Seite 223)	6 Atemzüge pro Seite
Schmetterling Seite 82	**Vorgebeugte Königstaube** Seite 190	**Knie-zur-Brust-Haltung** Seite 90
5 Minuten	3 Minuten pro Seite	5 Minuten

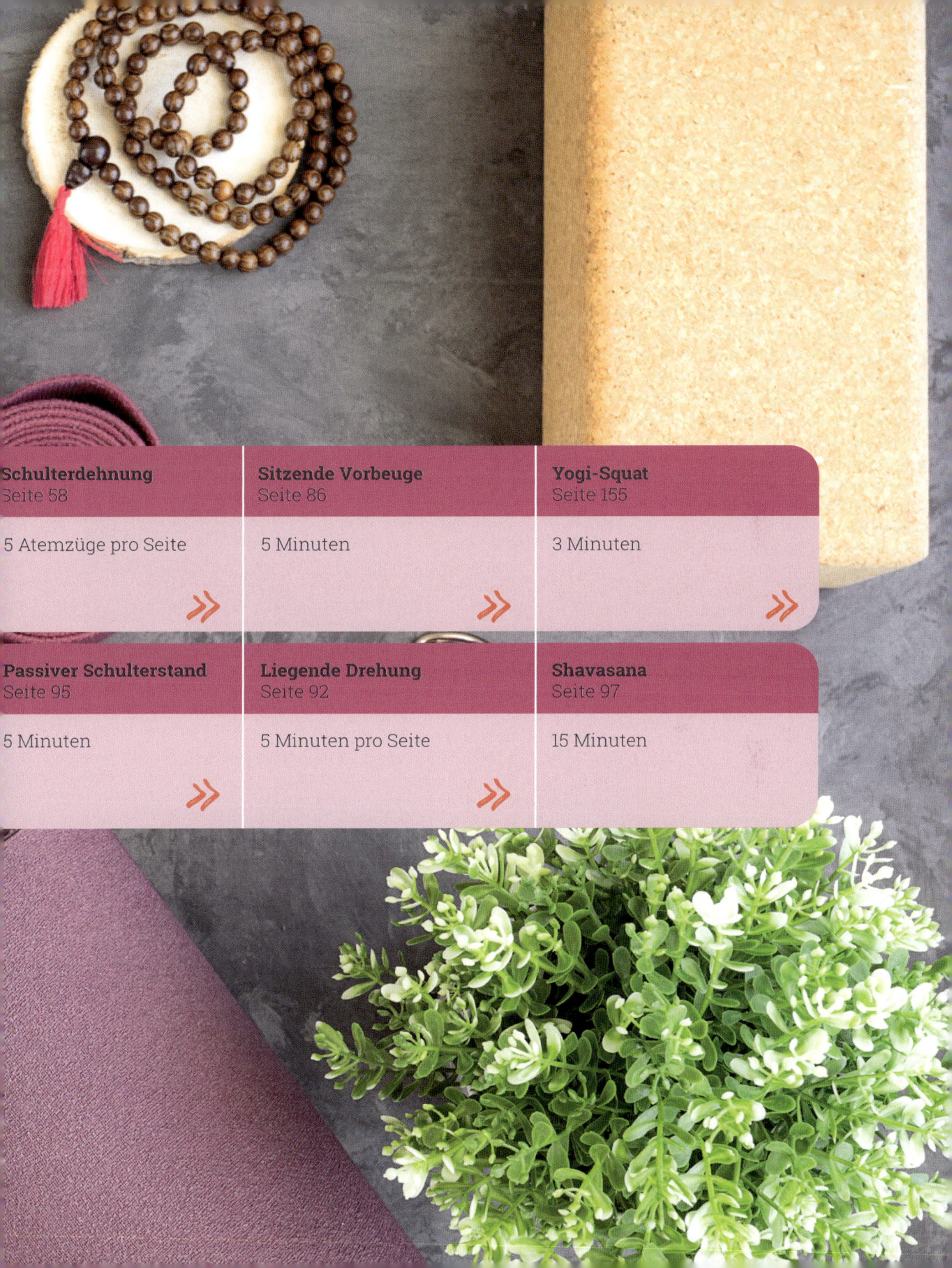

Schulterdehnung Seite 58	**Sitzende Vorbeuge** Seite 86	**Yogi-Squat** Seite 155
5 Atemzüge pro Seite	5 Minuten	3 Minuten

Passiver Schulterstand Seite 95	**Liegende Drehung** Seite 92	**Shavasana** Seite 97
5 Minuten	5 Minuten pro Seite	15 Minuten

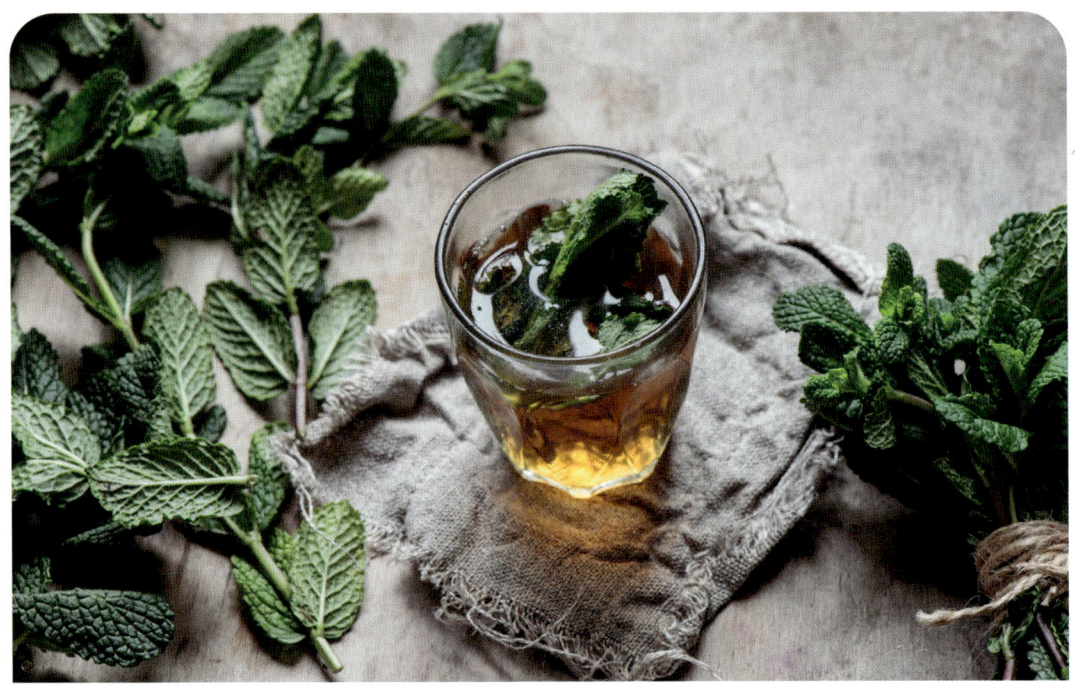

Pitta-Störungen: Wenn sich das Feuer ausbreitet

Eine Pitta-Störung besteht, wenn durch bestimmte Einflüsse dein Pitta im Körper zugenommen hat. Die Eigenschaften von Pitta sind heiß, scharf, sauer, flüssig und durchdringend. Pitta hat einen seiner Hauptsitze im Dünndarm. Wenn sich dein Pitta hier erhöht, kann dein Körper Nährstoffe und Vitamine nur unzureichend aufnehmen und verwerten. Das kann zu flüssigerem Stuhl führen. Der Nährstoffmangel lässt sich aber auch auf der Haut erkennen. Hautunreinheiten entstehen häufig durch eine Disbalance deines Pitta-Doshas. Die Zunahme der sauren Eigenschaft kann das verstärken. Wenn das heiße Element ansteigt, können auch leicht Entzündungen aller Art entstehen. Bei Arthritis, Blinddarm- und Blasenentzündungen ist das Pitta-Dosha im Spiel. Emotional äußern sich Pitta-Störungen in einem überhitzten Temperament oder Wut.

Dein inneres Feuer kann durch die verschiedensten Einflussfaktoren erhöht werden. Neben Umwelteinflüssen, wie zum Beispiel einem heißen Sommertag, können auch angestaute Emotionen zu Pitta-Störungen führen. Auch in der westlichen Medizin wissen wir um die starke Beziehung zwischen psychischen und physischen Symptomen. Mentale Disbalance kann körperlich sichtbar werden. Wenn du Gefühle wie Wut oder Zorn unterdrückst, kann sich das beispielsweise in einer Magenschleimhautentzündung äußern. Yoga kann dir helfen, dich sowohl körperlich als auch mental ins Gleichgewicht zu bringen, Emotionen auf eine gesunde Weise zuzulassen und abzubauen. Im Yoga geht es nicht darum, immer alles gut zu finden und Negatives auszublenden. Im Gegenteil, Yoga verschafft dir einen besseren Zugang zu tiefer liegenden Problemen. Durch Yoga gibst du dir die Möglichkeit, Emotionen anders zu bewerten und dich nicht mit ihnen zu identifizieren. Es geht darum anzunehmen, dass negative Gefühle da sind, dass deine Gefühle dich aber nicht ausmachen.

Folgendes kann dein Pitta erhöhen:

- Zu heißes Essen
- Sonnenbaden oder auch heiße Saunagänge
- Heißes Wetter
- Schwierige, vor allem aggressive Konfliktsituationen
- Hitzige Diskussionen
- Ehrgeiz oder Konkurrenzdenken
- Aufputschende Drogen wie Alkohol und Zigaretten
- Scharfe, saure oder salzige Mahlzeiten
- Frittierte Mahlzeiten
- Stress
- Leistungssport

Routinen und Ernährungsgewohnheiten

Wie sich eine Pitta-Störung äußert, hängt von dir selbst ab. Unterdrückst du Emotionen wie Wut, können sie sich körperlich manifestieren. Entzündungen erkennst du an den folgenden fünf Eigenschaften: Rötung, Überwärmung, Schmerz, Schwellung und eine eingeschränkte Funktion. Wenn du zum Beispiel eine Entzündung im Handgelenk hast, ist dein Gelenk gerötet, warm und geschwollen und es schmerzt. Zusätzlich

Yoga-Flows bei konstitutionsspezifischen Krankheiten

kann die Funktion des Gelenks eingeschränkt sein, sodass du es nicht mehr belasten kannst und Heben, Drehen oder Abstützen nur noch eingeschränkt möglich sind. Wenn du wütend bist, deine Ungeduld überhandnimmt oder du unter Entzündungen leidest, solltest du deine Routinen und Ernährungsgewohnheiten anpassen. Sie sollten darauf ausgelegt sein, dein Pitta zu reduzieren. Deine Routinen sollen dir jetzt Ruhe schenken und dein Gemüt abkühlen. Gönne dir einfach eine Auszeit nur für dich. Das kann ein Kurzurlaub an einen kühleren Ort oder einfach ein Spaziergang im Wald sein. Wenn du morgens über etwas mehr Zeit verfügst, kannst du dich mit einer kleinen Massage mit Kokosöl und danach einer kühlen Dusche erfrischen. Auf Kerzen und heiße Bäder solltest du verzichten, aber ätherische Öle kannst auch du verwenden. Gib einen Tropfen Zypressen-, Zitronen- oder Bergamotteöl auf den Bereich zwischen deinen Augenbrauen sowie auf dein Brustbein oder deine Schläfen. Diese Düfte helfen dir, dein Pitta wieder in Balance zu bringen. Du solltest auch deinen Schlaf richtig nutzen. Von 22 bis 2 Uhr morgens herrscht die Pitta-Zeit. Dein ohnehin schon dominierendes Pitta erfährt einen zweiten Höhepunkt. Normalerweise kannst du dich in dieser Zeit regenerieren und über den Tag angesammelte Emotionen verarbeiten. Eine zweite Verdauungsphase setzt also ein. Wenn du spät am Abend noch etwas isst, ist dein Körper jedoch mit Verstoffwechselung beschäftigt. Es bleibt nicht ausreichend Zeit, um deinen Körper in der Nacht zu heilen und von den Themen des Tages zu befreien. Das kann bei einer Pitta-Störung zum Problem werden. Iss also deine letzte Mahlzeit spätestens um 19 Uhr und gehe vor 22 Uhr schlafen.

Deine Mahlzeiten sollten möglichst regelmäßig über den Tag verteilt sein. Iss nicht zu viel und nicht zu wenig. Jede Mahlzeit sollte so nahrhaft sein, dass du bis zur nächsten kein Hungergefühl bekommst. Deine größte und wichtigste Mahlzeit ist das Mittagessen. Um diese Zeit ist dein Pitta am größten. Wenn du das Mittagessen ausfallen lässt, können sich bereits bestehende Entzündungen verschlimmern. Laut Ayurveda ist eine Mahlzeit dann perfekt, wenn sie alle sechs Geschmacksrichtungen enthält. Bei einer Pitta-Störung solltest du jedoch die Geschmacksrichtungen sauer, salzig und scharf reduzieren und süß, bitter und herb bevorzugen. Auch wenn Menschen mit einem hohen Pitta-Anteil Rohkost relativ gut vertragen, solltest du bei Verdauungsproblemen auf Rohkost und kalte Getränke verzichten. Auch schwere Nahrung wie Käse, Fleisch oder sehr fettige Speisen solltest du vermeiden. Alkohol, Kaffee und Zigaretten können dich zusätzlich aus dem Gleichgewicht bringen.

Pitta-Yoga

Wie hilft Yoga bei einem Überschuss an Pitta? Neben der Asana-Praxis können dich vor allem Meditation und Pranayama beruhigen und Hitze aus deinem Körper ableiten. Durch das Sommer-Pranayama kannst du dich innerlich abkühlen. Meditation kann dir helfen, unverdaute Emotionen zu verarbeiten. Die Asana-Praxis bringt deinen Körper ins Gleichgewicht und sorgt gleichzeitig für die muskuläre Betätigung, die ein richtiger Pitta-Typ sich wünscht. Egal, welche Sportart du ausübst, betreibe sie mit möglichst wenig Ehrgeiz. Wettbewerbsdenken erhöht dein inneres Feuer. Yoga ist zwar keine kompetitive Sportart, hat aber dennoch anregende Effekte auf deinen Körper. Vermeide hierbei starkes Schwitzen und baue immer wieder ruhige Sequenzen oder sogar Pausen in deinen Flow ein. Um Klassen, die rein auf körperliche Fitness ausgelegt sind, wie beispielsweise Power Yoga, oder um Klassen, die in erhitzten Räumen stattfinden, wie Bikram oder Hot Yoga, solltest du definitiv einen großen Bogen machen. Befreie dich auch von dem Gedanken, dass eine Yogapraxis nur dann gut sei, wenn sie mindestens eineinhalb Stunden dauert. Manchmal reichen 20 Minuten mit drei, vier sanften Asanas, um deinen Körper in Balance zu bringen.

Asana-Gruppen

Alles, was abkühlt, ist erlaubt. Das sind vor allem Drehungen, sitzende Vorbeugen oder sitzende Seitbeugen. Aber auch sanfte Umkehrhaltungen wie der Schulterstand reduzieren dein Pitta. Stellungen, die Anspannungen in der Körpermitte abbauen oder die Entgiftung der Leber ankurbeln, sind ebenfalls sehr vorteilhaft. Das sind zum Beispiel Rückbeugen in der Bauchlage wie der Bogen oder auch die Kobra. Asanas, die den gesamten Körper stark fordern, erzeugen meist viel Hitze. Deshalb solltest du auf Übungen wie den Unterarmstand, das volle Rad oder den Kopfstand verzichten, wenn du eine Pitta-Störung hast. Wenn du einfach nur viel Pitta in deiner Konstitution hast, aber nicht an einer Pitta-Störung leidest, kannst du die genannten Asanas natürlich machen. Achte nur darauf, einen kühlenden Ausgleich in deine Praxis zu integrieren. Lege deinen Fokus weniger auf körperliche Fitness, sondern mehr auf körperliche und mentale Gesundheit. Vielleicht bringt dir eine erdende, langsame Praxis mehr als zehn harte Workouts. Starte jetzt damit, um es herauszufinden.

Pitta-Flow

Entzündungen, eine Form der Pitta-Störung, können sehr schmerzhaft sein. Ruhe ist hier das Stichwort! Entzündete Gelenke solltest du nicht ständig bewegen. Bei entzündlichen Hauterkrankungen solltest du dich nicht auf die betroffene Stelle legen oder stützen. Du kannst eine langsame Vinyasa-Sequenz wählen. Ich stelle dir eine Yin-Yoga-Sequenz vor, die du auch bei einer Vata-Störung durchführen kannst.

Schwachstellen: Gelenke, Haut, Magen und Darm, Entzündungen, Wut, Ungeduld
Stärken: Muskelkraft

Meditation im Sitzen Seite 146	**Sommer-Pranayama** Seite 148	**Sitzender Twist** Seite 65
10 Minuten	5 Wiederholungen Alternativ: Wechselatmung (Seite 223)	6 Atemzüge pro Seite

Stehende gegrätschte Vorbeuge Seite 156	**Yogi-Squat** Seite 155	**Knie-zur-Brust-Haltung** Seite 90
5 Minuten	3 Minuten	5 Minuten

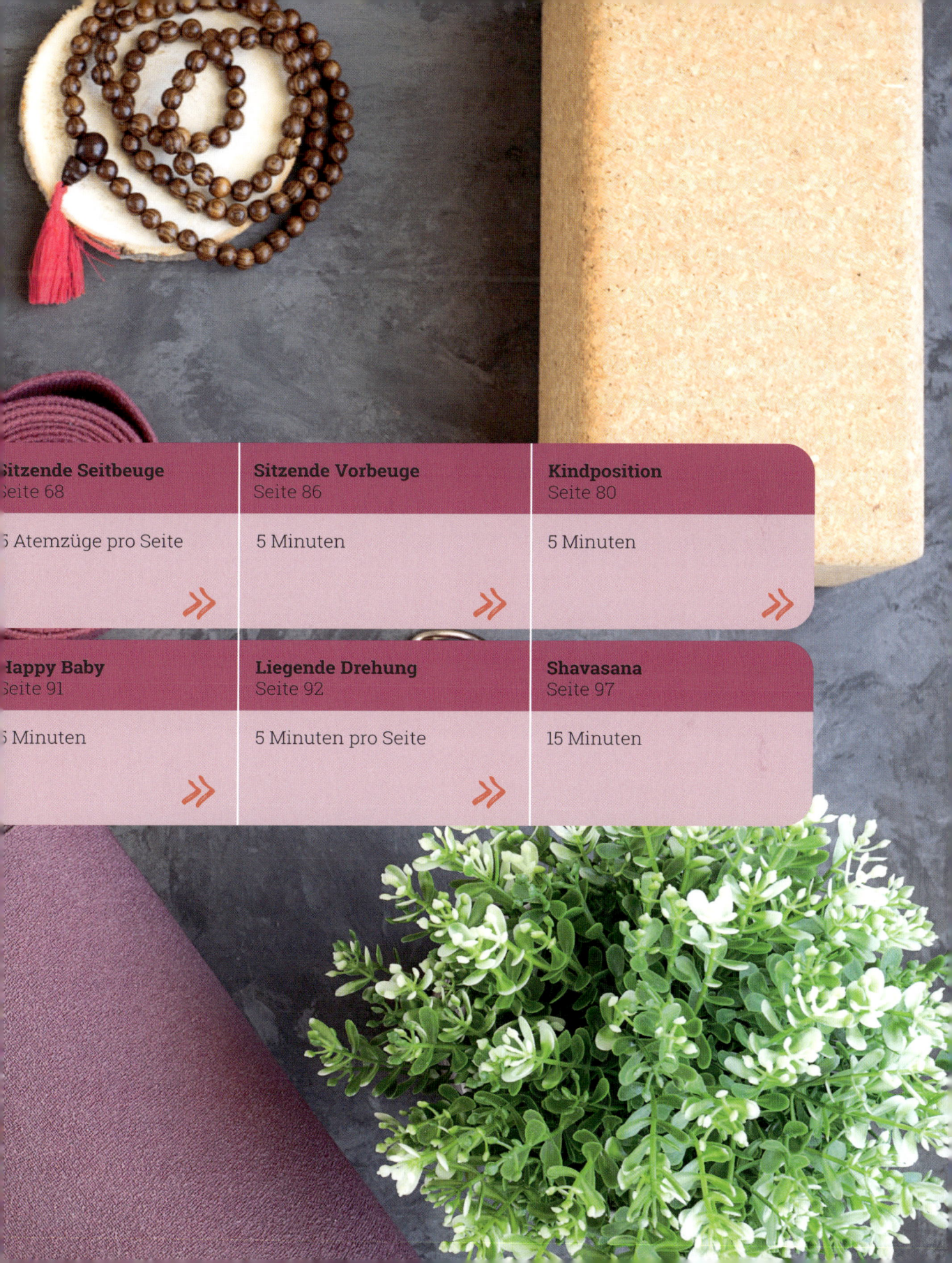

Sitzende Seitbeuge	Sitzende Vorbeuge	Kindposition
Seite 68	Seite 86	Seite 80
5 Atemzüge pro Seite	5 Minuten	5 Minuten

Happy Baby	Liegende Drehung	Shavasana
Seite 91	Seite 92	Seite 97
5 Minuten	5 Minuten pro Seite	15 Minuten

Yoga-Flows bei konstitutionsspezifischen Krankheiten

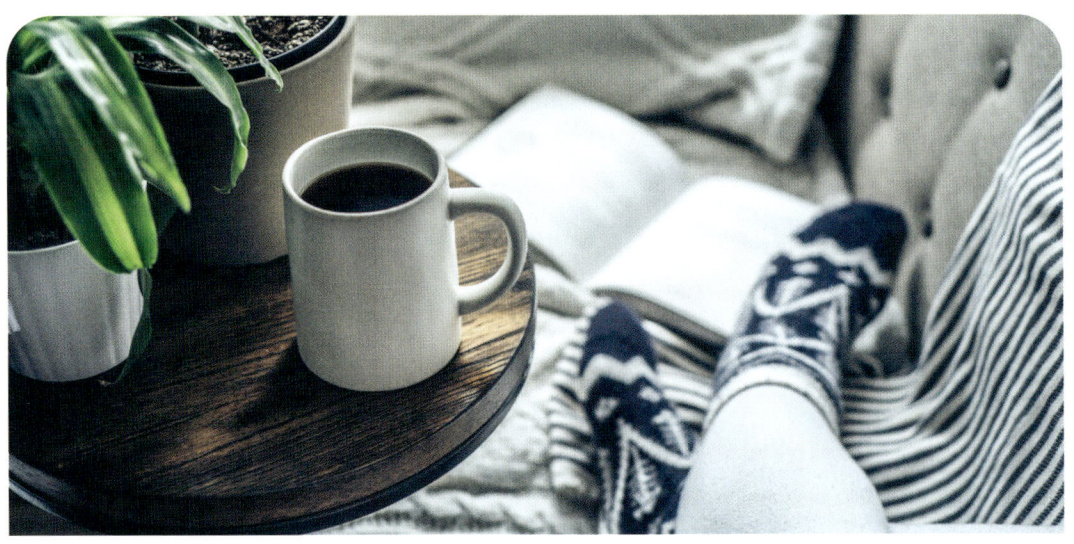

Kapha-Störungen: Wenn Trägheit zur Krankheit wird

Gegenüber Kapha bestehen ungerechtfertigterweise viele Vorurteile. Menschen mit viel Kapha in ihrer Konstitution sind nicht alle übergewichtig. Wenn wir von Struktur oder Stabilität sprechen, ist damit keine generelle Fettleibigkeit gemeint. Im Gegenteil: Meist haben gesunde Kapha-Typen eine schöne Haut, straffes Gewebe und einen hervorragenden Muskeltonus. Das, was Kapha in den Augen vieler so unattraktiv macht, ist nicht das Kapha-Dosha, sondern die Kapha-Störung. Wenn sich der Kapha-Anteil in deinem Körper erhöht, kann das unter anderem zu Gewichtszunahme oder Trägheit führen. Wie aber kommt es dazu, dass sich Kapha im Körper ansammelt?

Äußere Einflüsse können deinen Körper aus der Balance bringen. Oft ist aber bereits ein anderes Element im Körper gestört, woraus sich eine Kapha-Störung entwickelt. Auslöser kann zum Beispiel eine Vata-Störung sein: Du bist über mehrere Monate erschöpft und gestresst. Diese Erschöpfung nimmt dich so ein, dass du nicht mehr in der Lage bist, dich körperlich zu betätigen. Du liegst nach der Arbeit auf dem Sofa und isst sehr viele süße Nahrungsmittel, um dein Vata zu besänftigen. Während du versuchst, dein Vata zu reduzieren, erhöhst du mehr und mehr deinen Kapha-Anteil. Neben Gewichtszunahme können sich auch Wassereinlagerungen oder Schleimansammlungen in deinen Bronchien entwickeln. Aus der Vata-Störung wird dann eine Kapha-Störung. Eine Kapha-Störung kann auch durch Ama entstehen. Die nicht verdauten Nahrungsmittelrückstände belasten deinen Körper in vielerlei Hinsicht. Zu viel Ama kann die kleinsten Gänge deines Körpers verstopfen, sodass überschüssiger Schleim nicht mehr abtransportiert werden kann. Der Schleim sammelt sich in deinem Körper an und führt zu den typischen Kapha-Störungen. Neben den bereits genannten Beschwerden kann zu viel Kapha Erkältungen, Schnupfen oder gar Asthma verursachen. Deine Verdauung wird träge, dein Stoffwechsel langsam. Dadurch hast du Probleme beim Abnehmen, selbst wenn du wenig isst. Verstopfung oder Stoffwechselerkrankungen wie Diabetes oder ein hoher Cholesterinspiegel sind ebenfalls keine Seltenheit bei zu viel Kapha. Auch Nieren- oder Gallensteine können sich bilden. Die vermehrte Trägheit führt zur bekannten Frühjahrsmüdigkeit und kann sogar depressive Symptome hervorrufen. Deshalb ist es wichtig, dein Kapha nicht nur mittels Ernährung zu reduzieren, sondern auch mit Bewegung.

Folgendes kann dein Kapha erhöhen:

- Feuchtigkeit und Kälte
- Jede Art von Routine
- Mittagsschlaf
- Sitzende Tätigkeiten
- Süße, saure und salzige Lebensmittel
- Geistige Bequemlichkeit
- Übermäßiges Sicherheitsbestreben
- Übermäßiger Besitz
- Rauchen
- Fettige Speisen

Routinen und Ernährungsgewohnheiten

Welche Routinen benötigt Kapha? Am besten keine! Natürlich sind regelmäßige Schlafenszeiten und Mahlzeiten sowie reinigende Rituale auch bei Kapha-Störungen geeignet. Grundsätzlich gilt aber: Alles, was außerhalb deiner Komfortzone liegt, ist

Yoga-Flows bei konstitutionsspezifischen Krankheiten

gut für dich. Mache neue Pläne. Was kannst du in deinem Leben ändern, was solltest du ändern? Du liegst abends zu lange auf dem Sofa? Dann verabrede dich zum Sport. Du wolltest schon immer mal deinen Kleiderschrank aussortieren? Dann ist jetzt der Zeitpunkt gekommen. Alles, was auszumisten ist, solltest du loslassen. Damit sind auch alte Emotionen oder Situationen gemeint, an denen du festhältst. Hat sich eine Kapha-Störung erst einmal eingeschlichen, ist es sehr schwer, die Trägheit zu überwinden. Nur du hast es in der Hand, etwas an deiner Situation zu ändern. Vielleicht musst du dich manchmal einfach austricksen. Hilfreich ist auch, anderen Menschen, deren Meinung du schätzt, von deinen Plänen zu erzählen. Denn meist möchte man sich die Blöße bei Nachfragen ersparen und setzt seine Ankündigungen um.

Das Stichwort lautet also Stimulation in jeglicher Hinsicht. Jetzt gerade stimulierst du deinen Geist, indem du dieses Buch liest. Genauso kannst du deinen Körper durch Aktivitäten stimulieren. Kapha-Naturen gefällt Joggen außerordentlich gut, weil es mit Ausdauer und Geduld zu tun hat. Es ist eine gleichmäßige Aktivierung und hat einen strukturierten Ablauf. Wenn Joggen für dich das Allergrößte ist, will ich dich nicht aufhalten. Noch besser wäre bei Kapha-Störungen allerdings etwas, bei dem du immer wieder neu reagieren musst. Ein High Intensity Interval Training (hochintensives Intervalltraining) bringt dich richtig ins Schwitzen und regt deinen Stoffwechsel über einen länger anhaltenden Zeitraum an. Anfangs wird dir das vermutlich nicht gefallen. Aber wie erwähnt tut uns manchmal eben genau das gut, was uns nicht leichtfällt.

Langes Sitzen oder sogar ein Mittagsschlaf können die Kapha-Störung verschlimmern. Auch zu langes Schlafen führt dazu, dass der Stoffwechsel nicht aktiv wird. Wenn du viel Kapha in deiner Konstitution hast, solltest du maximal sechs bis sieben Stunden schlafen. Das Aufstehen wird dir vor sechs Uhr morgens, in der Vata-Zeit, deutlich leichter fallen.

Mit deiner Ernährung solltest du dein Agni so richtig anfeuern. Setze auf scharfe, bittere oder herbe Lebensmittel. Die Nahrung sollte erhitzend und dennoch leicht sein. Vermeide fettiges oder frittiertes Essen. Auch Rohkost belastet deine ohnehin schon schlechte Verdauung zusätzlich. Frische Kräuter und Gewürze wie Ingwer haben einen überaus positiven Effekt auf die Störung. Verzichte auf Brot und andere Backwaren, Fleisch und Milchprodukte. Laut Ayurveda erhöhen all diese Produkte dein Kapha.

Kapha-Yoga

Um einer Kapha-Störung entgegenzuwirken, gestalte deinen Yoga-Flow besonders aktivierend und energetisierend. Bewege deinen Körper im Fluss deiner Atmung tänzerisch, anstatt starr in den Asanas zu verweilen. Durch einen dynamischen Yoga-Flow bringst du deinen Stoffwechsel in Schwung. Du gewinnst neue Energie für den Tag und die Glückshormone werden dir durch den Alltag helfen und dein Herz erwärmen. Plane die Yogapraxis in deinen Morgen ein, damit du energiegeladen in den Tag starten kannst. Wenn du morgens viel Zeit hast, darf deine Praxis eineinhalb bis zwei Stunden dauern. Lerne, wieder kreativ zu werden, und profitiere von der neuen Flexibilität deines Körpers und deines Geistes. Gehe aber mit Geduld vor, ein Vata-Typ mit einer Kapha-Störung kann sich leicht verletzen. Die gewohnte Vata-Flexibilität ist noch nicht vorhanden und sollte Schritt für Schritt neu aufgebaut werden.

Asana-Gruppen

Wenn dein Yoga-Flow kräftigend und anregend sein soll, kommst du nicht um Asanas herum, die deine Körpermitte stärken. Dazu gehören das Boot oder Armbalancen und Umkehrhaltungen wie der Kopfstand oder der Unterarmstand. Der Sonnengruß ist für dich essenziell, weil er jeden einzelnen Muskel des Körpers aktiviert und dich vollständig erwärmt. Mit der neu gewonnenen Energie kannst du dich in ungewohnte Rückbeugen trauen. Sie reduzieren überschüssigen Schleim und helfen dadurch, die Kapha-Störung zu minimieren. Drehungen aktivieren deine Körpermitte, vitalisieren deine Wirbelsäule und regulieren deine Verdauung. Dein Agni wird gestärkt und die Entgiftung deines Körpers angekurbelt. Stehende Seitbeugen lassen deine Bauchmuskeln brennen und aktivieren gleichzeitig den Stoffwechsel. Dadurch kannst du das eine oder andere Fettpölsterchen reduzieren. Mit Balancen oder Vorbeugen kannst du dich im Loslassen üben. Halte diese Positionen jedoch nicht zu lange. Du benötigst mehr Feuer in deiner Praxis. Neben Vinyasa Yoga ist auch Bikram Yoga geeignet. Es wird bei circa 40 Grad Celsius durchgeführt und bringt dich so richtig ins Schwitzen. Daneben ist auch Ashtanga Yoga eine körperlich sehr fordernde Praxis, die du ausprobieren solltest.

Kapha-Flow

Bei einer Kapha-Störung sollte deine Sequenz besonders aktivierend sein. Es müssen nicht immer zwei Stunden Yoga sein, manchmal reichen auch 20 Minuten mit den richtigen Asanas. Deswegen gibt es jetzt einen kurzen, knackigen Flow für dich.

Schwachstellen: Körpermasse, Wassereinlagerungen, Lymphödeme, Trägheit, Schweregefühl
Stärken: Muskelkraft, Stabilität

Meditation im Sitzen Seite 109	**Frühlings-Pranayama** Seite 113	**Katze-Kuh** Seite 54
10 Minuten	4 Wiederholungen	6 Atemzüge
Ausfallschritt Seite 152	**Krieger II** Seite 122	**Gestreckter Seitwinkel** Seite 120
3 Atemzüge Rechts, hohe Variante	3 Atemzüge Rechts	10 Atemzüge Rechts
Krieger II Seite 122	**Gestreckter Seitwinkel** Seite 120	**Sonnengruß A** Seite 72
3 Atemzüge Links	10 Atemzüge Links	1 Wiederholung
Drehsitz Seite 114	**Boot** Seite 157	**Sitzende gegrätschte Vorbeuge** Seite 83
5 Atemzüge Links	3 Wiederholungen Für 5 Atemzüge halten	10 Atemzüge

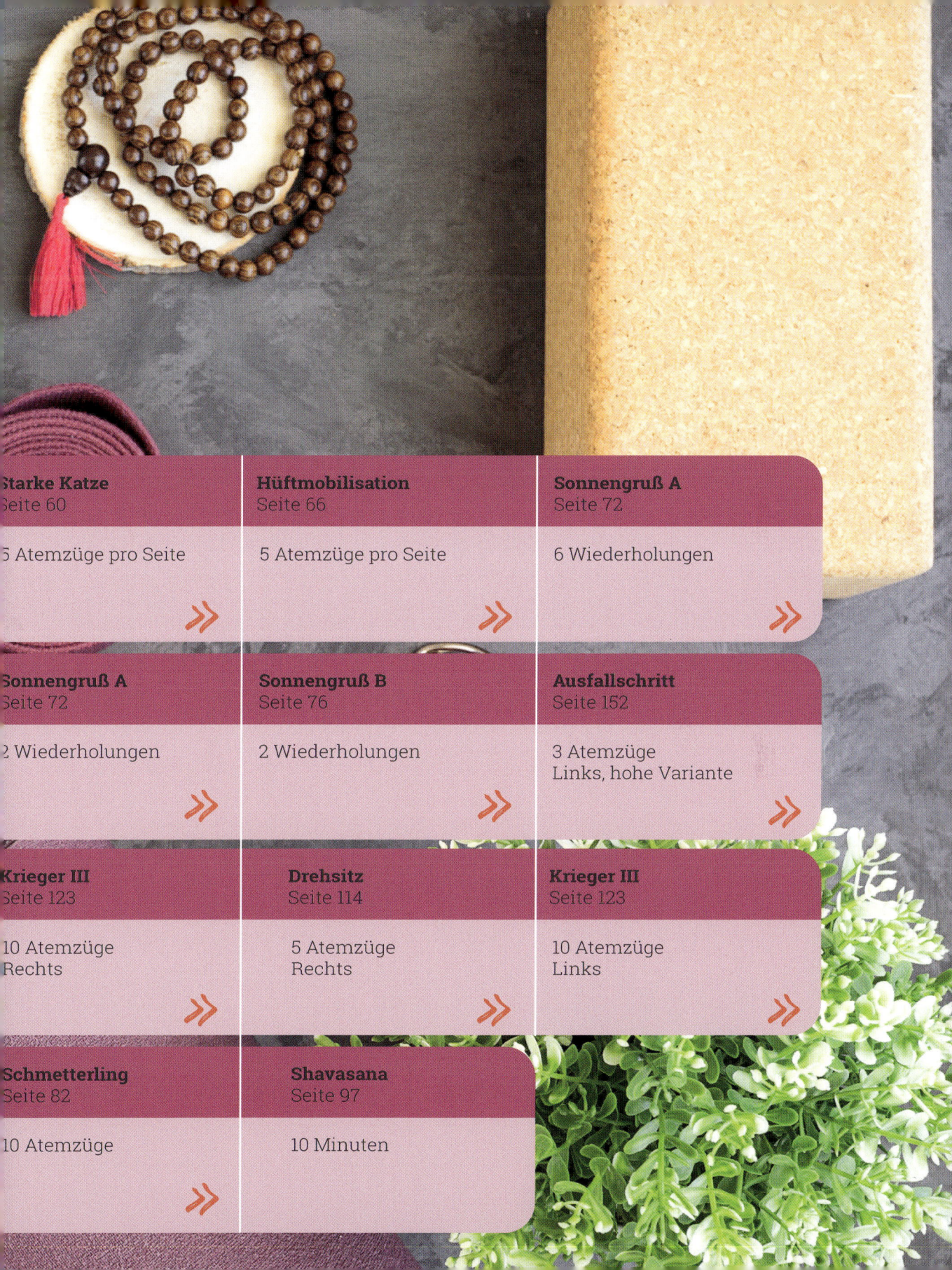

Starke Katze Seite 60	**Hüftmobilisation** Seite 66	**Sonnengruß A** Seite 72
5 Atemzüge pro Seite	5 Atemzüge pro Seite	6 Wiederholungen

Sonnengruß A Seite 72	**Sonnengruß B** Seite 76	**Ausfallschritt** Seite 152
2 Wiederholungen	2 Wiederholungen	3 Atemzüge Links, hohe Variante

Krieger III Seite 123	**Drehsitz** Seite 114	**Krieger III** Seite 123
10 Atemzüge Rechts	5 Atemzüge Rechts	10 Atemzüge Links

Schmetterling Seite 82	**Shavasana** Seite 97	
10 Atemzüge	10 Minuten	

»This is the beginning of anything you want.«

Meine Gedanken und Notizen

Übungsübersicht

Adler-Crunch 89
Ausfallschritt 152

Baum 188
Bergposition 73
Bhramari 183
Boot 157

Delfin 236
Dem Weisen Bharadvaja 194
Drehsitz 114
Dreieck 150

Fisch 228
Frosch 81

Gebundene einbeinige Vorwärtsbeuge 116
Gedrehte Vorbeuge 56
Gestreckte Welpen-Haltung 61
Gestreckter Seitwinkel 120
Göttinnenposition 149

Halbmond 126
Handgelenksmobilisation 64
Hand-Zeh-Haltung 124
Hand-zum-Fuß-Position 192
Happy Baby 91
Herabschauender Hund 73
Heuschrecke 184
Hüftmobilisation 66

Kamel 230
Kapalabhati 113
Katze-Kuh 54
Kindposition 80
Knie-zur-Brust-Haltung 90
Königstaube 190
Kopfstand 198
Kopf-zum-Knie-Stellung 84
Krähe 233
Krieger II 122
Krieger III 123

Liegende Drehung 92
Liegender Bogen 232
Liegender Schmetterling 94

Meditation 109, 146, 179, 220

Nadi Shodhana 223

Passiver Schulterstand 95
Pflug 226
Pyramide 151

Schiefe Ebene 88
Schmetterling 82
Schulterbrücke und volles Rad 234
Schulterdehnung 58
Schultermobilisation 62
Schulterstand 224
Seitlicher Ausfallschritt 154
Shavasana 97
Sitali 148
Sitkari 148
Sitzende gegrätschte Vorbeuge 83
Sitzende Seitbeuge 68
Sitzende Vorbeuge 86
Sitzender Twist 65
Sonnengruß 72ff., 76ff.
Spagat 196
Sphinx 186
Starke Katze 60
Stehende gegrätschte Vorbeuge 156
Stehende Seitbeuge 69
Sukhasana 52

Tänzer 118

Unterarmstand 236
Unterstützter Fersensitz 52

Yogi-Squat 155

Zehendehnung 70

Dankbarkeit – mehr als nur ein Wort

Für mich ist Dankbarkeit seit mehr als drei Jahren ein großes Thema. Damals lag ich am Strand auf Bali und habe ein Buch darüber gelesen, wie Dankbarkeit das Leben verändern kann. Ich habe gelernt, dass alles, was ich in meinem Leben erlebt habe, mich zu dem Menschen gemacht hat, der ich heute bin. Egal ob gut, egal ob schlecht. Ich habe gelernt, jede Erfahrung, jede Lektion zu umarmen und wertzuschätzen. Denn das Universum gibt dir immer das, was du brauchst. Und genau dadurch bin ich zu der Person geworden, die dieses Buch verfasst hat. Also möchte ich auch die nächsten Zeilen mit tiefster Dankbarkeit füllen.

Ich bin dankbar für die Liebe, die Sicherheit und die Unterstützung, die ich jederzeit von meinen Eltern, meinen Schwestern und meiner restlichen Familie erfahre. Ich bin dankbar für die tiefe Freundschaft mit Sabrina, Kim, Josi, Jule und Sonja, die ich jederzeit mit meinem Enthusiasmus und meinen verrückten Ideen anstecken darf. Ich bin dankbar für Kristina, die mich beim Shooting tiefer in jede erdenkliche Asana gebracht hat und mich mit ihren Yogaklassen immer wieder inspiriert.

Ich danke dir, Flo. Ohne dich wäre ich womöglich niemals nach Indien gereist, um meine Yogalehrerausbildung zu machen. Ohne dich wäre ich nicht die starke Frau, die ich heute sein darf. Ohne dich gäbe es dieses Buch vermutlich nicht. Danke für die Freude, die Liebe und die Unterstützung in allen Lebenslagen. Danke, dass du mir immer den Rücken stärkst. Danke, dass du immer an mich glaubst. Danke, dass wir uns beide alle Freiräume geben, die wir benötigen. Danke, dass wir anders sind. Danke, dass ich bei dir ich sein darf. Ich liebe dich.

Dankbarkeit – mehr als nur ein Wort

Ich möchte mich bei Bastian Wittig und seinem gesamten Team vom Ayurveda-Campus dafür bedanken, dass sie mir mit Ayurveda eine ganzheitliche Behandlung gezeigt haben, hinter der ich als Ärztin voll und ganz stehen kann. Ich bedanke mich bei Laura für die tägliche Motivation und Inspiration und freue mich auf weitere gemeinsame Herzensprojekte. Danke an Nicole Dechow und Alexandra van Schaik, die mich zu einer richtigen Yogini gemacht haben.

Danke an meine Sponsoren OGNX und Spirit of Eden für die wunderbaren Outifts für die Bilder in diesem Buch. Danke an meine Lektorin Katharina für die Möglichkeit, meine Leidenschaft auf Papier zu bringen.

Und zu guter Letzt: Danke an das Universum. Danke, dass ich darauf vertrauen darf, dass, egal, was passiert, es am Ende eigentlich immer ziemlich gut wird!

Über die Autorin

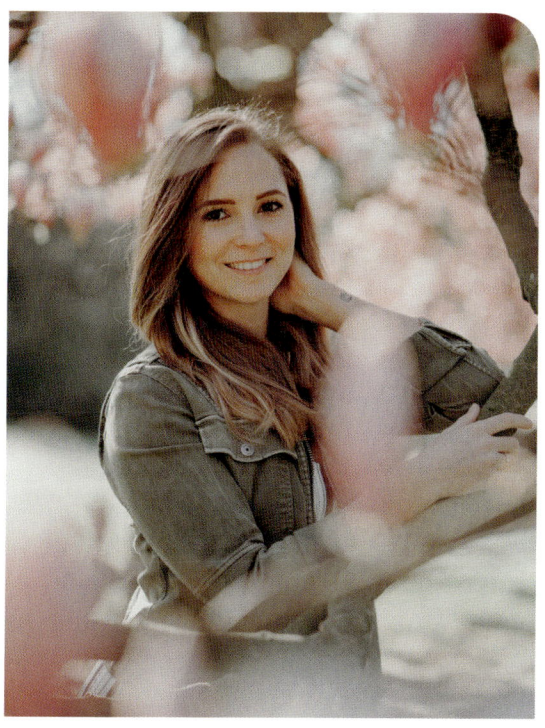

Dr. Alina Hübecker ist Ärztin, Yogalehrerin und Ayurvedatherapeutin. Um die Gesundheit ihrer Patienten dauerhaft zu erhalten, kombiniert sie Ayurveda, Yoga und westliche Medizin zu einer ganzheitlichen Therapie. Ihr integratives Behandlungskonzept vermittelt sie nicht nur in ihrer Praxis, in Kursen und Workshops, sondern auch auf ihrem Blog und auf Instagram. Mehr Infos auf ihrer Website: dralinahuebecker.com.

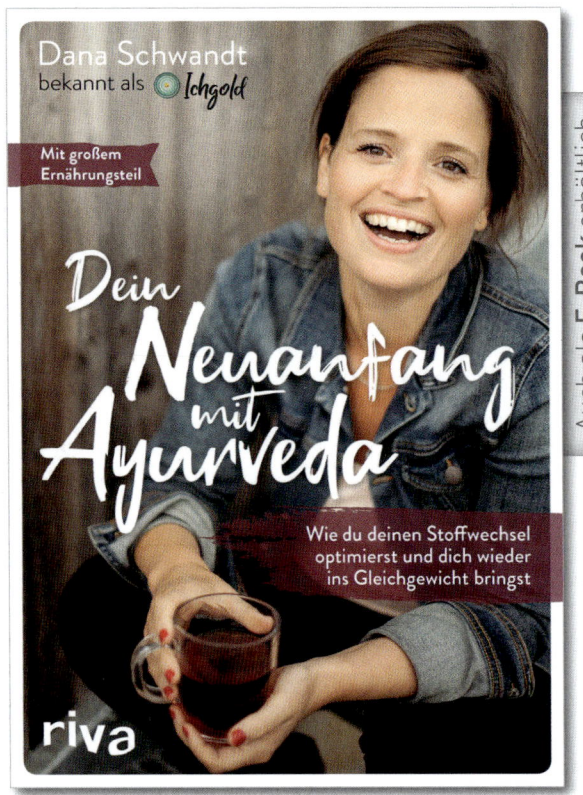

224 Seiten
17,99 € (D) | 18,50 € (A)
ISBN 978-3-7423-0872-6

Dana Schwandt
Dein Neuanfang mit Ayurveda
Wie du deinen Stoffwechsel optimierst und dich wieder ins Gleichgewicht bringst

Wie werde ich schlechte Gewohnheiten los? Wie optimiere ich meinen Stoffwechsel und beuge Krankheiten vor? Wie kann ich meine Ernährung an meinen Stoffwechseltyp anpassen? Ayurveda hilft dir dabei, dich und dein Leben wieder ins Gleichgewicht zu bringen. Wie das geht, verrät Onlinecoach, Podcasterin und Ayurveda-Expertin Dana Schwandt. Sie zeigt dir, wie du Ayurveda ganz einfach in deinen Alltag integrieren und langfristig gesund leben kannst. Neben den Grundlagen ayurvedischer Ernährung erklärt sie, wie du lernst, auf deinen Körper zu hören, die verschiedenen Doshas zu berücksichtigen und dich im Tages- und Jahreszeitenverlauf richtig zu ernähren, um mental und emotional in Bestform zu sein und zu einem entspannten Lifestyle zu finden. Tipps zur Mahlzeitenplanung sowie erprobte Küchen-Hacks unterstützen dich zusätzlich bei deinem Neuanfang mit Ayurveda.

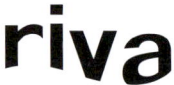